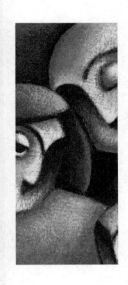

无论走得多远，
家庭总是如影随形

家庭治疗 16 讲

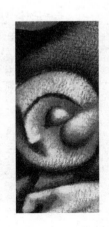

No matter how far you go,
Families always go hand in hand

华东师范大学出版社

图书在版编目（CIP）数据

无论走得多远，家庭总是如影随形：家庭治疗 16 讲/王继
堃著. —上海：华东师范大学出版社，2019
ISBN 978 - 7 - 5675 - 8798 - 4

Ⅰ.①无… Ⅱ.①王… Ⅲ.①精神疗法 Ⅳ.①R749.055

中国版本图书馆 CIP 数据核字（2019）第 023926 号

无论走得多远，家庭总是如影随形：
家庭治疗 16 讲

著　　者　王继堃
项目编辑　彭呈军
审读编辑　王丹丹
责任校对　罗　丹
装帧设计　刘怡霖

出版发行　华东师范大学出版社
社　　址　上海市中山北路 3663 号　邮编 200062
网　　址　www.ecnupress.com.cn
电　　话　021 - 60821666　行政传真 021 - 62572105
客服电话　021 - 62865537　门市（邮购）电话 021 - 62869887
地　　址　上海市中山北路 3663 号华东师范大学校内先锋路口
网　　店　http://hdsdcbs.tmall.com

印 刷 者　常熟高专印刷有限公司
开　　本　787×1092　16 开
印　　张　14.5
字　　数　228 千字
版　　次　2019 年 4 月第 1 版
印　　次　2019 年 4 月第 1 次
书　　号　ISBN 978 - 7 - 5675 - 8798 - 4/B · 1168
定　　价　48.00 元

出 版 人　王　焰

谨以此书
献给
我的外婆，
我的母亲，
和我的女儿。

推荐序一

在为继塱的上一本书写推荐序后，没想到短短数月，她居然又出版了一本书，居然又请我写序。我既为同行的成就感到惊奇和喜悦，在自愧不如之余又有点写作的不安。

首先说说惊奇和喜悦，然后再重点说说我的不安。

惊奇和喜悦，是这本书仍然保持了继塱上一本《后现代心理治疗——叙事治疗入门》的风格。她娓娓道来，每个字、每个词都是你看得懂的，每个例子都是大家非常熟悉的，有电影、有文学，有些文艺作品还引用了多次，让你觉得原来这电影还有这一层层的深意。然后见缝插针地把很多深奥的概念引入，比如系统论、家庭派遣等。偶尔，也会穿插一些新奇、优雅的论据，比如书中一开头的傅青主的病案，比如弗洛伊德的家谱图。让我们这些比较老江湖的同行，也看得津津有味。而全书的结构，又是不折不扣的入门教材的排列，从现象故事入门，一直到各种家庭流派的治疗理论和技术。比起欧美同行的教材，开头就来一段段让人头大的哲学，本书的确是开辟了一股清新风气。这本书不仅仅可以作心理咨询师的入门学习资料，也可以作为学生、心理咨询爱好者的兴趣读物。

我的不安在于，我为继塱的这本家庭治疗写序，其实是不太胜任的，因为我自从 2007 年到上海后，就没有再做家庭治疗，也没有关注家庭治疗界的发展，所以专业知识方面是不胜任的。而且我从 2008 年开始就学习荣格分析，从表面上看，荣格分析和家庭治疗是冲突的。荣格分析有个核心理念，就是鼓励和协助中年人走向自性化，自性化就是一个人要成为完整独立的个体，这个过程中，往往会和家庭发生重大冲突和决裂。当然了，不少人幻想说，一个人完全可以一边自性化，一边家庭和睦、社会和谐，两手都抓，两手都硬，打麻将四个人都赢了。但是现实是残酷的，自性化鼻祖荣格的中年危机渡过得就很惨烈。同行朋友得罪了一大半，自己连续多次发生婚外恋，婚外恋对象有好几个是病人。无论是家庭道德，还是职业道德，他都算是接近声名狼藉了。这可不是鲁迅式的"横眉冷对千夫指"就可以对付过去的。而家庭治疗或多或少的都有促进家庭和睦的愿望和动机，虽然治疗中，也有"健康离婚"这种说法，但是我也看到有家庭治疗师提出，家庭治疗师是要"劝和不劝离"的，反对把"健康离婚"列为治疗目标。

但是不做家庭治疗的荣格分析，也许在鼓励个人主义的欧美社会是行得通的，比如荣格的婚外恋，我们好多中国同行对此咬牙切齿。归根结底，是中国人身处一种家族主义的社会，家族道德基本上就是社会最高的道德标准，尤其是中年人的性道德。而我问欧美同行，乃至日本同行，他们都对荣格的婚外恋持原谅的态度，认为这是可以理解、可以宽恕的错误。相反，让他们最不满的，却是荣格曾经在纳粹组织的一个医学心理协会担任了主席职位，没有辞职。他们显然是把公民道德、普世价值的重要性放到了家族道德之上。

所以在中国，也许荣格分析是应该融合家庭治疗的，就像佛教进入中国，也为了适应中国人的家族主义文化，发生了很多改变一样。进一步说，我甚至认为，几乎所有中国人的心理治疗中，家庭治疗都应该作为一种常规设置存在，不仅仅是儿童青少年的治疗必备，成人治疗也一样。实际上，在临床实践中也基本是这个规律，症状经治疗缓解后，我的大部分中年人个案都会谈到他们的几大家庭问题：性关系、儿童养育、父母送终。任何一个都不是单一的个别治疗可以解决的。我甚至假设，好多个别治疗之所以疗程那么长，原因就在于没有融合家庭治疗。以踢足球作比喻，我们就算把一个人训练成了球星，难道球星一个人就可以踢赢世界杯？

即便回到荣格派本身考查，我们也不难发现，在其萌芽时期，荣格本人就已经强调过夫妻关系是一种原型心理的联结。[①] 后荣格学派更是对此多有论述，认为现代生活的重大挑战就在于夫妻关系本来的原型基础是家长制原型，如宙斯-赫拉的配对。但是这种男尊女卑的家庭制度，进入现代社会后已经变成了兄妹通婚的原型，也就是男女平等、互助互进，但是兄妹通婚的原型婚姻，又有乱伦禁忌，从

---

① Jung，C. G.（1931）. Marriage as a psychological relationship. *Coll*. *Wks*，17.

而造成婚姻关系紧张、无性夫妻等状态。①②③ 在家庭治疗界,也有人提出用分析心理学加强家庭治疗的深度等。

　　继堃等一批当年的心理治疗师已经逐渐成为心理治疗的主流人物,他们的出现,开始把中国的心理治疗推向另一个阶段,从依靠外援到逐渐地自主创作,无论是创作教材还是论文。当然,我们的治疗师们还很稚嫩,但是正因为稚嫩,所以更需要诸多的鼓励和扶持。弗洛伊德一开始也很稚嫩,要是在他创作初期,荣格拿着《易经》、《道德经》告诉他:"你看看你这多幼稚,人家中国人几千年前就搞懂了的……"那弗洛伊德也必将如从小被拿着和隔壁家孩子比较的儿童一样,长大后胆小怕事、循规蹈矩,有一百个创新念头后又自我打击,因为他总会发现还有第一百零一个人在第一百零一个地方超过他。这也是我们自性化过程要走出的家庭文化陷阱之一。

李孟潮

精神科医师,个人执业

2018 年 7 月 5 日

---

① Bertine, E. (1992). Close relationships: family, friendship, marriage. *Inner City Books*.

② Saayman, G. S., Faber, P. A. & Saayman, R. V. (1988). Archetypal factors. *Journal of Analytical Psychology*, 33(3), 253-276

③ Schmidt, L. (1980). The brother-sister relationship in marriage. *Journal of Analytical Psychology*, 25, 17-35.

推荐序二
用生活的素材书写家庭的故事

继塝又出新书了，在她女儿一周岁的时候。从孙女、女儿到成为母亲，她的生命历程进入了一个崭新的家庭生命周期。

在我看来，继塝在她的这本书中讲述了家庭治疗与个人生活、家庭生活的多维故事。通过不同个人及来访者的生活素材，以及更多的影视剧故事，书写了家庭治疗在促进个人成长、成熟与获得人生幸福中的不可或缺；通过理论引导、思维拓展、文学作品的叙述与分析，完成了家庭治疗的重要理论和技术与生活和家庭不同发展阶段的交融，具有独特的视角，是她专业发展阶段中的又一个里程碑。

我本人也很高兴能亲眼见证她在专业成长的道路上，集合家庭治疗精髓、总结实践经验、开展家庭治疗传播的努力和付出；非常欣喜地看到继塝能够用平实、通俗易懂、贴近生活的语言，用讲故事的方式，把家庭治疗中的理论和技术诠释得生动活泼、平易近人。

五年前，继塝作为我的家庭治疗训练督导小老师团队的成员，跟随我一起训练了很多专业的心理咨询师。在讲授家庭治疗的过程中，继塝和团队里的其他小伙伴一起深入学习、认真备课，理论联系实际，相互滋养、相互帮助，专业能力发展得很快。在初阶的课程中，小老师团队梳理了家庭治疗的重要理论和技术，结合理论并运用三人小组反馈练习，利用团体进行交流和互动，用体验的方式训练家庭治疗师；中级阶段，每次课程设计一个主题，结合家庭治疗大师的经典录像，向学员分析、讲解家庭治疗的思路，领会家庭治疗师的意图，体会从症状到关系的家庭治疗脉络，向大师学习；与此同时，她不断地见个案、接受督导，还在赵旭东老师和我督导的"一年四季"家庭治疗连续培训班中担任教学工作，在中德家庭治疗连续培训班中，从事翻译工作和训练心理咨询师，我欣喜地看到她和小伙伴们一样，在家庭治疗的专业道路上，同样是在用生活的素材书写着关于自己的生命与家庭的故事，不断成长，不断成熟，就如同她写的这本书一样。

　　人们常说，武侠小说中的那些武林高手，练的是剑，练的也是心，练的是招式，练的更是内功心法，高手往往是人剑合一。实践家庭治疗也好比是修习武功，一开始练的是招式（家庭治疗的理论和技术），同时也练内功心法（家庭治疗的态度），最后家庭治疗师在自己的现实生活中不断地实践。家庭治疗师内在心智的稳定成熟，从非语言层面也在影响来访者和来访家庭。继塑在实践家庭治疗的过程中，也在自己的家庭生活中活出了自己的平和与淡定。

　　我愿意向大家推荐继塑写的这本《无论走得多远，家庭总是如影随形：家庭治疗 16 讲》，它是一本通俗易懂的书，结构合理、条理清晰，字里行间透出作者对家庭治疗的认识和理解。书中通过理论概述和电影分析两个部分，完整地叙述了关于家庭治疗的重要理论和主要流派的特点，尤其是通过平实的语言，帮助初学者认识并掌握家庭治疗的理论基础、操作方法以及实际应用。当然，对于非专业人士来说，这也是一本用来心灵自助、认识家庭和改善家庭关系的好书。

孟馥

同济大学附属东方医院

2018 年 7 月 4 日于浦东陆家嘴

推荐序三

王继堃博士是赵旭东教授的弟子。

她很客气地说自己写了一本科普的书,想请我作序推荐。但我在通读的时候发现这本她所说的科普的书,看起来像是在讲故事的书,却是按照比较清楚的章节排列,把流派纷繁的家庭治疗领域里很多主要的学术内容,用通俗易懂的语言娓娓道来。

个人感觉,在家庭治疗领域,有做学问、做研究的学者,有专心于实务的从业者,大家都在以各种方式、通过各种渠道发出自己的声音。尽管本书所提到的一些内容是否可以有其他的理解和表述方式有待商榷,但像她这样就如做菜一样考虑荤素搭配,把她所学习到的理论体系、概念系统、实际案例与日常生活甚至影视作品,按照她个人的方式结合起来呈献给大家,确实难能可贵。

改革开放四十年,中国社会转型急遽、变化良多。我们在经济迅猛发展、国力日渐增强的同时,也看到了沧桑巨变给个人和家庭带来的深刻影响。无论是个体还是家庭,作为生命单元,都在关注着前路,考虑着该怎么走会更好。也有不少个人和家庭,在经历着探索中的彷徨、纠结和痛苦。这些都为家庭治疗作为专业流派,和从业者作为专业人员,提供了广阔的思考空间和实践天地。

从千人一面到色彩缤纷,从万众一心到多元化的价值观和生活方式,从多子多福到独生子女政策再到二孩政策全面放开,从把少数派的性取向认定为疾病到后来又将之移出疾病诊断序列,以及在现有的物质滥用与依赖诊断系列里增添"游戏障碍"。如何看待婚姻家庭中的争斗与合作,孩子的拒学和自虐,家庭传统中的性别偏好和厚此薄彼,严父慈母的理想分工模式与家庭治疗室里常见的疏离的父亲、焦虑的母亲、厌学的孩子之间的反差等等,变化与稳定,守旧与创新,孰是孰非,大家观点各不相同,也或许,本来就没有一个标准答案。

　　但愿，无论是作为专业人员、爱好者，还是作为想解决具体问题的读者，阅读本书能为你自己带来所需要的帮助。

盛晓春

哈尔滨工业大学人文学院教授

2018 年 6 月 23 日凌晨于呼伦贝尔草原

推荐序四

现代家庭治疗在国内的发展已逾二十年，起初有几本翻译的西方家庭治疗教科书或者专著出版，一时洛阳纸贵。近年来我国学者根据自己的教学和临床经验，也开始尝试进行家庭治疗方面的著述。王继堃老师写的这本家庭治疗的书，就是其中的代表作之一。

细心的读者会发现，本书的特点是大量引用中国文化里面与心理和家庭治疗相关的典故、当代流行的电视剧等文化作品，以及作者在自己工作中的实践经验和体会。此外，将西方源头上各种家庭治疗的流派和理论，加以重新梳理，深入浅出地进行介绍。

本书的另外一个特点，是在综合介绍各个家庭治疗的流派发展和现状之外，特别仔细地介绍了系统式家庭治疗和叙事家庭治疗。这不仅有助于改善国内心理治疗工作者对这两种方法了解不透的现状，也表现了作者在这方面的努力和功力。

本书作者在读博士期间和博士毕业后，协助导师赵旭东教授为系统式家庭治疗在中国的推广作了不少努力。毕业工作后同样在叙事家庭治疗方面也有所建树。我很愿意推荐此书给有志于进行家庭治疗的同道和对此感兴趣的读者，希望大家能够从中获益。

陈向一

中国心理卫生协会家庭治疗学组组长

2018 年 6 月 30 日

自序
在生活中书写家庭的故事

书稿终于完成了，它就像我的另一个孩子呱呱坠地。

在生活中，我书写着自己家庭的故事。在工作中，我书写着别人家庭的故事。在生活中成长，在工作中进步。

我的女儿今年一岁了，我的母亲在帮我照顾孩子。我的外婆于2015年6月去世，母亲拿出外婆为我的女儿做的背带裤、小衣服、小裤子、小鞋子，看到这些衣物，我感慨万千，我感到我的外婆、我的母亲、我的女儿与我在一起。

1997年，是我在电视上第一次看到赵旭东老师，他出现在崔永元主持的《实话实说》节目上，我被赵老师的个人魅力深深地吸引了。赵老师是20世纪90年代出国留学（就学于德国海德堡大学）后回国的第一位家庭治疗博士。他在1995年回国后，在昆明医学院附属第一医院精神科建立了国内最早的心理治疗室，申请到了国内第一个家庭治疗研究的国家自然科学基金。从那时起，我就立志要成为一名家庭治疗师。

2000年我大学毕业，成为一名精神科医生，接受了精神科方面系统的培训，诊治了大量的精神疾病患者。我也体会到，家庭对于精神病患者康复的重要性。2003年，我开始攻读昆明医学院附属第一医院精神科的硕士。当时，昆明医学院附属第一医院精神科一直与德国海德堡大学有着良好的合作关系，我们研究生定期接受德国的巴梦吉老师严格系统的心理治疗培训。在心理治疗的单面镜后，我们观察现场的家庭治疗，观看家庭治疗录像。

后来我来到上海，继续攻读赵旭东老师的博士。博士期间，我接受了家庭治疗、精神动力学治疗、叙事治疗等的系统培训，并且两次赴美国进修系统家庭治疗。在赵旭东老师和孟馥老师的"一年四季"家庭治疗连续督导项目中，以及在孟馥老师的家庭治疗连续督导项目中，我们一群小老师在赵老师和孟老师的督导和指导下，开展了对心理咨询师的系统培训。从家庭治疗的基础理论到技术，从经典家庭治疗录像的分析与解读，到实践家庭治疗、接受家庭治疗督导的过程中，我收获的不仅是家庭治疗的理论、技术与实践，还有家庭治疗的态度，以及个人的成长和家庭生活的幸福。

金庸先生的武侠小说《笑傲江湖》中，有一段风清扬指导令狐冲的故事。风清扬拿起地上的树枝告诉令狐冲，武林高手是人剑合一的。一开始练的是招式，配合内功心法，最后就算是用一根树枝，也可以发挥出宝剑的锋利。我的体会是，学习和实践家庭治疗同样如此。一开始的学习是武功招式（理论和技术），配合内功心法（治疗师的态度），最后治疗师呈现给来访者的是一种人剑合一的状态。赵旭东老师、孟馥老师、玛瑞亚老师、吴熙琄老师等家庭治疗领域的高手，给我的感觉就是这样一种最高境界，无声胜有声。

如今我是一位母亲，也是一名精神科医生、心理学老师、心理咨询师。我享受的角色是，陪伴女儿成长，看着她慢慢长大，我拥有了作为足够好的母亲的特质；陪伴来访者成长，给来访家庭带来扰动，相信来访者和来访家庭有自己内在的资源和潜力，可以解决自己的现实问题；指导学生学习，引导他们在成为咨询师和研究者的同时，享受生活的幸福。

本书的内容主要来自于我给学员讲授"家庭治疗入门"课程的大纲和讲座。主要分为两个部分：理论篇和电影篇。

理论篇分为家庭治疗的主要理论与主要流派介绍。在家庭治疗的理论部分，介绍了家庭治疗的主要理论，包括家庭和家庭治疗的概念、系统观、家庭治疗的简要发展历史、家谱图、家庭生命周期、依恋理论等。家庭治疗的主要流派部分，主要介绍了鲍文系统家庭治疗、系统家庭治疗、结构家庭治疗、萨提亚家庭治疗、叙事家庭治疗等的主要理论与技术。

电影篇则选取《浮城大亨》和《茉莉花开》两部电影，用家庭治疗的理论和视角解读了个人命运与家庭的关系。文学，莫过于电影。电影，是高度浓缩的生活。我喜欢看电影，也喜欢作哲学思考。将家庭的视角引入电影，让个人和家庭从中领悟到对自己生活的启示，是我的初衷。

本书适合家庭治疗实践者和爱好者学习、了解家庭治疗，也适合普通读者了解家庭，了解家庭治疗，从中吸取对于自己家庭生活的启示。

目录

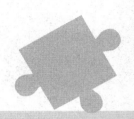

第一部分
家庭治疗的概念及主要流派

第一讲 ‖ 家庭和系统观

> 无论走到哪里，家庭总是如影随形。
>
> ——无名氏

一、家庭的概念

大家先看这样一个小例子：

有一对恩爱夫妻，偶因小事发生口角。其妻心中怏怏不乐，不吃不喝，以致卧床不起，丈夫请傅青主诊治。傅青主听完陈述后随手捡起一块小石头，嘱其加水用文火煮软做药引，煮时要不断加水且不得离开药壶，其夫盼妻病愈心切，便通宵达旦地煮起石头来，眼睛熬红了，人累瘦了，仍无倦意。其妻见此，不觉转怒为喜，主动下床代夫看火煮石，并叫丈夫去问傅青主："石头为何煮不软？"傅青主听后笑曰："你回去吧，她病已愈，石头虽然煮不软，可你对她的一片赤诚，已把她的心软化了。"

在梁羽生的小说《七剑下天山》里面，有一个人物角色就叫傅青主。我原来以为《七剑下天山》里面的人物都是虚构的，但是后来发现，历史上真的有傅青主这样一个人，而且非常的有才华。他是一个很著名的妇科大夫，留下了著名的中医著作《傅青主女科》。后来我发现，傅青主还在我国早期的一个夫妻治疗的例子中出现过，这是我偶尔在一本书上看到的记载。

在这个小例子里面，夫妻两个人吵架，妻子心中很不快乐。傅青主采用的方法是让丈夫回去煮石头。他干预的方法——表面上看，是让丈夫煮石头的这个行为，实际上是通过这个行为，让妻子发现丈夫其实是关心自己的。当妻子体会到这个层面的关心之后，她的愤怒就消失了。

通过上面的案例，我们可以看到，在夫妻沟通或者人与人沟通的过程当中，**沟通至少包含两个层面的内容：内容层面和过程层面**。所谓的内容层面就是两个人沟通，表面上你一句我一句，说的内容是要表达的东西。但实际上，在言语的背后，两个人互相之间的角色，两个人在家庭中的地位，两个人在家庭中的互动模式，是比内容层面更深层次的东西。所以，在观察一对夫妻或一家三口的家庭互动情况时，不但要看到他们表面上的语言沟通的部分，也要看到在语言沟通的背后，他们互动的关系和模式是怎样的。（这里先预设一个伏笔，后面还会讲到，在夫妻沟通和家庭互动中关于内容层面和过程层面的内容。详细理论也可参考《人类沟通的语用学》。）

不知大家有没有看过《双面胶》？这是根据女作家六六的小说改编而成的电视剧。小说里面描写了一对夫妻，妻子是上海本地人，丈夫来自外地某个山区的农村，家有姐弟两人。海清扮演的妻子在大学毕业以后，家里人介绍了好多对象她都看不上，但是看上了现在的丈夫。两个人结婚以后，小两口的生活过得还是很好的。

我们都知道，其实两个人结婚，很多时候不仅仅是两个人的事情。**两个人结婚，很多情况下是两个家庭之间很复杂的一种关系**。我们每个人从小都生活在不同的社会环境里面，不同的社会环境对我们的家庭有着很大的影响。家庭又对我们怎样看待一件事情、怎样看待婚姻、怎样处理夫妻之间的关系有很大的影响。在电视剧中，妻子的家庭是一个典型的上海家庭。她的父母亲之间的关系有着上海本地的特色：妈妈就像一个公主，爸爸在家负责烧饭做菜，对老婆特别的殷勤。而丈夫成长在偏远山区的农村家庭，他们当地的文化中，重男轻女、传宗接代的思想特别严重。因为丈夫是家中的独生子，所以公公婆婆特别希望他们能生一个孙子。

后来，公公婆婆搬到城里跟他们一起住。因为老两口的生活习惯和看待问题的方式和年轻人非常不一样，在妻子和公公婆婆之间就发生了很多的矛盾，并且导致丈夫和妻子之间的关系也开始疏远。什么叫双面胶？大家试想一下，一边是妻子，一边是爸爸妈妈，丈夫夹在中间左右为难。但当妻子和父母发生矛盾的时候，丈夫第一个反应是站在爸爸妈妈这边。这部电视剧，也反映了现实生活中很多家庭的关系或者互动的模式。

通过这个电视剧，我们先了解一下关于家庭和家庭治疗的几个概念：

核心家庭。核心家庭是两个人结合在一起成立自己的家庭，以夫妻为单位的一个家庭。当他们有了孩子，三口之家就是核心家庭。

原生家庭。原生家庭是夫妻各自的爸爸妈妈的家庭，包括兄弟姐妹和他们整个的家族。

另外一对比较重要的概念是亲子关系和夫妻关系。**在核心家庭里面，至少有两种二元关系：一种是亲子关系，一种是夫妻关系。**如果我们已经结婚成家，有了自己的孩子，那么我们和丈夫（妻子）在家庭中至少充当两种角色。一种是夫妻之间的角色，对于丈夫（妻子）来说，我们是对方的妻子（丈夫）。一种是亲子之间的角色，对于孩子来说，我们是孩子的父亲（母亲）。妈妈和孩子之间的关系，爸爸和孩子之间的关系，我们叫做亲子关系。**在一个核心家庭里面，夫妻关系和亲子关系是两种不同的关系。**在我们的传统文化和价值观里，更加强调的是亲子关系，而夫妻关系从某种角度上来讲是被忽略的。

我们的文化里有这样的说法，不孝有三，无后为大。当一对夫妻成家以后，公公婆婆或者岳父岳母（包括外面的人）很关心的事情，就是这对夫妻什么时候生孩子。生孩子好像不仅仅是夫妻之间，而是整个家庭甚至整个家族的事情。我原来认识一个人，她的老公是三代单传，所以这个女士结婚以后感觉自己有特别大的压力，很幸运的是她生了一个儿子，还是比较好的。

大学第五年的时候，我在医院里实习，在医院妇产科遇到一个孕妇来生孩子。她的身体特别不好，患有系统性红斑狼疮，是一种特别严重的疾病。本来患有这种疾病的人是不能生孩子的，但是这名女性冒着生命危险怀孕，又冒着生命危险很艰难地生下了这个孩子。当听到医生说她生了一个女儿的时候，她立刻就在产房里面放声大哭起来。她痛苦地大声叫着："为什么又是女儿？这样的话婆婆还会叫我继续生，一直到生一个儿子出来。"我当时还很年轻，这件事给我的印象特别深刻。在很多的家庭里，特别是旧社会，与其说妻子是作为丈夫的妻子，还不如说女性是作为公公婆婆的儿媳妇，承担着"生儿子"的巨大责任和任务。

封建社会实行一夫多妻制，特别是皇帝，后宫佳丽三千。好像这些女性、后妃最重要的责任就是生孩子、传宗接代。传宗接代在我们的文化里是特别重要的事，直到现在也是。在报纸上也经常会看到这样的事情：很多人可能由于种种原因没有办法怀孕生孩子，如果那个家庭特别有钱的话，他们会花几十万，用很多的钱去找代孕妈妈，即使犯法也一定要生一个儿子来继承家里面的财产。还有一个比较有意思的事情，武侠小说里有这样的情节，很多的功夫或者祖传的技艺都是传男不传女。**在我们的文化里面有很多思想观念，反映的是亲子关系比夫妻关系更重要。**但实际上，在现代社会的家庭治疗方面，非常需要强调的一点就是一个

核心家庭的核心关系是夫妻关系。

只有父母的关系好了，对孩子来说才是最大的幸福和福利。无论是我在医院里坐门诊还是做咨询，常常有成年人来做咨询，他们觉得自己的孩子有问题：有的小孩子，父母觉得他们在学校里多动，或者是孩子不愿意去上学，他们觉得孩子有问题，说孩子这样不会那样不行，然后就把孩子送到医院（或咨询机构）来，请医生（或咨询师）帮忙治疗，他们认为如果孩子的问题解决了，家就好了。

我在一些文章或者博客里面经常会提到，**做一对快乐的夫妻是给孩子最好的礼物。**假设一对夫妻因为情感有问题，两个人需要分开。有的夫妻就会觉得很为难，他们会说："我们不能分开，即使感情差到极点我们也不能离婚，为了孩子，我们坚决不离婚。"可是，**如果夫妻感情到了实在无法挽回的地步，两个人勉强在一起，对孩子来说未必是一件好事。因为夫妻关系和亲子关系是两个层面的关系。**如果夫妻关系问题很严重，走到分手的境地，比较好的一个处理方法就是（看孩子的年龄，如果孩子已经很大了）和孩子坦诚地谈一次，可以跟孩子说："虽然爸爸妈妈已经离婚了，但是我们仍然是你的爸爸妈妈，我们以后还是可以继续给你应有的关爱。"**最可怕的就是，无论夫妻离不离婚，都用孩子作挡箭牌，把孩子当作一个出气筒，或者是把孩子当作一个情感垃圾的宣泄场所。**有的夫妻离婚了，丈夫（妻子）会和孩子说，你妈妈（爸爸）如何如何，她（他）家的人怎样糟糕，最可怕的就是这种情况，会带给孩子特别不好的影响。

人的一生有两个家。一个是自己出生成长的家，也就是有父母照顾的家，叫**做原生家庭。**另外一个是你长大成人以后，重新建造的、你自己当家的一个家，叫**做再生家庭。**刚才给大家提到过，核心家庭指的是两个人结合在一起组成的家庭，如果一对夫妻有了孩子，再加上孩子就是一个**核心家庭。扩大家庭包括祖父母、外祖父母、叔伯姑姨等，此外还有家族、宗族等。**先前给海洋大学的学生讲"叙事陪伴个人成长"的课时，我问大家，有没有哪位同学有自己家庭的族谱，然后有个同学就说他家有，还有人起名字的第二个字就是家族里的字辈。比如很远很远的亲戚，如果使用的是同一个字辈的话，说明几百年前都是同一个老祖宗。然后大家看每个人各自排的这个字辈，就可以知道他是哪一辈的人，也就知道该怎样称呼。**在特别大的家族里面，根据字辈来称呼一个人，对于了解另外一个人和自己是什么样的家庭关系，是很重要的。**

二、原生家庭的影响

原生家庭对每个人都有特别重要的影响。

首先，它塑造人的个性，影响一个人的人格成长。每一个人都是从小生长在家庭里面，家庭环境对于一个人的性格和人格的塑造有着非常重要的影响。在我们出生以后，爸爸妈妈是什么样的人，对于我们未来会成长为一个什么样性格的人有着很重要的影响。

我想在这里先暂停一下。请大家先做一个小小的练习，花几分钟时间思考一下，用三个积极的形容词来描写一下你的父亲、母亲的特点，然后用三个积极的形容词描写一下你自己。作这样一个思考是很重要的一件事。有一次，我在上课的时候也让学生做这个练习。有个学生分享说，他结合了爸爸妈妈各自身上的一些性格特点，从爸爸身上好像学到了一些东西，从妈妈身上学到了一些东西。**可以看到，我们自己身上的一些性格特点，都是从父亲和母亲各自身上学到了一些东西，因为孩子的学习最初都是从模仿开始的。**

原生家庭对我们的第二个影响是影响我们管理情绪的能力。

有的家庭里面，孩子可以比较好地管理自己的情绪。但是有的小朋友在学校里，愤怒的时候马上就会很愤怒，就会爆发出来。一个人管理自己情绪的能力，也受到家庭环境的影响。爸爸妈妈管理自己情绪的能力怎么样，也会影响到孩子。

在家庭环境里面，一般来说，爸爸妈妈都是主要的养育者。如果有的伙伴小的时候是由其他的养育者养大，你们也可以写写看（就是你身边的重要他人）。一般来说，写的是 10 岁以前我们身边的重要他人。可能不仅仅是爸爸妈妈，也许还有其他人，比如爷爷奶奶、外公外婆。也可以写一写自己 10 岁以前的重要他人的一些特点对我们的影响。

第三个影响是原生家庭可以为个人以后的人际互动的模式定型。

我认识一个女孩子，她是一个坚定的不婚主义者。她说自己对婚姻不抱希望，因为从小她父母的婚姻就很糟糕，只要一看到父母争吵，她就没有一点想要结婚的想法和欲望。她说，父母亲糟糕的婚姻，对自己不想结婚的选择有着非常重要的影响。还有一种情况，有的人在自己比较小的时候，经常看到爸爸妈妈争吵，或者双亲中的一方跟自己的关系特别的糟糕，如女孩子可能和父亲的关系糟糕，或者男孩子跟母亲的关系特别糟糕。男孩子(女孩子)就会想着,等我长大以后,一定不要找一个和我的妈妈(爸爸)一样的人做妻子(丈夫),因为他们从小就饱受其害。

但是,当一个人长大以后,还是会不由自主地爱上某种特定类型的人。而这种特定类型的人,他(她)身上的很多特点,可能都和异性父母身上的特点非常相像——就是人的潜意识里会有一种趋势,会不自觉地重复自己父母或者上几代人的婚姻模式。有的人不管谈几次恋爱或者结几次婚,最后发现恋爱对象或者结婚的人,他们身上都有一些共同的特点,这个共同的特点,恰恰和自己的异性父母身上的某些特点极为相像。由于从小受家庭的影响,可能会让我们不自觉地爱上某种特定类型的对象,也会对我们以后的人际互动的模式定型。

说到人际互动的模式,简单讲一下。**亲密关系有三种:一种是和配偶的关系,一种是和父母的关系,一种是和子女的关系。**如果我们和自己的父母形成了一种特定的关系,我们在未来寻找伴侣的时候,也会不由自主地和伴侣重复上一代的模式。在养育子女的过程中,也会不由自主把这种关系继续传递到和下一代的关系中,影响下一代的婚姻模式。**一般来说,这种互动模式的遗传和重复在亲密关系里特别多。**

此外,在和自己身边的重要他人交往的过程中,有时也会把这种模式传递到和其他人的重要关系中。比如在工作上,和自己领导的关系方面。也许自己从小和母亲的关系非常的冲突,也许母亲是一个强势的人,假设上司也是一个脾气非常暴躁、非常喜欢指责批评的人,那么自己就会不由自主地和上司重复和母亲之间的那种关系。

精神分析认为,前来咨询的来访者和咨询师之间有时也会有一种移情关系。就是来访者会把自己和身边的重要他人的亲密关系重现在咨询室里面,和咨询师形成一种移情和反移情的关系。**我们从小成长的家庭环境和与重要他人之间的关系模式,会影响我们未来和身边的重要他人互动的关系模式。**

最后一个原生家庭的影响,就是一个人在家中的排行也会影响其性格特点。民间有这样一个说法:"老大憨,老二灵,老三猴儿。"还有一种说法叫"皇帝爱长子,百姓爱幺儿","长兄如父,长嫂如母"。一般来说,在家中排行老大的人,是一个比较负责任的人,他会包揽家中所有的事情,承担很多的责任,还会代替父母教育家中的弟弟妹妹。

　　我的母亲就是家中的老大，她下面有两个弟弟，她一直到现在都对她下面的两个弟弟特别的照顾。我老公在家排行老三，上面有一个哥哥，一个姐姐，我就觉得他们家的人把他照顾得挺好。相对来说，他作为老三，就不像老大那样什么事情都要包揽，每次我们过年回家的时候，都是他哥哥、姐姐轮流做饭，然后我也沾了他的光，回到公公婆婆家，我也不需要做什么事情。但是，有的时候还是要表现一下。一般来说，**老大和家庭里面最小的一个会受到一些关注，但排行在中间的那些人会比较受到忽略**。家中兄弟姐妹多的时候，排行中间的孩子，有的时候会受到父母的忽略，而这种忽略对孩子的性格，还有孩子对于自己的身份价值的认同，有的时候会有一些影响。这个就是原生家庭里面，家中的排行对我们的影响。

　　比如一对夫妻，假设是两个老大结婚了，两个人都很有责任感，两个人都要抢着做主，两个人要争夺家里的权利，有的时候可能会碰到一些问题。如果夫妻两个人都是家中最小的，然后两个人都不愿意承担责任，两个人都不愿意做事情，那这个家庭也会出现一些麻烦。相对来说，比较好的就是老大和老小的这样一种夫妻搭配，一般来说比较好，但也不是绝对的，每个家庭有每个家庭的具体情况。总的说来，一个人在家庭中的排行，对我们的性格特点以及在婚姻中的互动模式都有一定的影响。

三、系统观

　　系统观在家庭治疗里面是一个非常重要的概念。从系统的观点来看，我们看待一个人，看待一个家庭，至少可以从五个层面来看待。

　　第一个层面是个体层面。在家庭里面，家中的每个人都是一个独立的个体，有各自的生理和心理学方面的特点。

　　从个体层面来说，生理学的特点是有的孩子天生就比较好养，比如有人说，这个孩子小时候挺乖的，挺好养的。还有的人说，这孩子小时候太爱哭了，经常哭闹，好像挺难养。一般来说，这和一个人先天的生物学方面的特点有关系。如果说自己的爸爸妈妈，他们在小时候比较好养的话，那自己相对来说，在很小的时候也会比较好养一些，不会经常哭。有的孩子从小爱哭、经常要半夜三更起来换尿布等，养育起来比较困难些，心理学上称为高需求宝宝。**希波克拉底把人的气质分成四种类型：多血质、胆汁质、黏液质和抑郁质。这是先天的生物学方面的一些**

特点。还有一个人的性格，是属于心理学方面的特点。每个人都有自己的性格特点，比如有的人比较外向，有的人比较内向等。

第二个层次就是二元关系。在一个三口之家的核心家庭里面，至少有两种二元关系。一种二元关系是夫妻之间的关系，另外一种是亲子之间的关系（母亲和孩子之间的关系，或者父亲和孩子之间的关系）。**夫妻关系和亲子关系，这是两种二元关系。**但很多家庭搞不清楚这种关系，会搞得很复杂。比如母亲刚刚和父亲吵了一架，就跑去找自己的孩子倾诉，把自己的老公骂一顿，这种方法是非常不恰当的，因为孩子不是情绪的承载体。作为一个成年人，你需要自己处理自己的一些情绪。就算要倾诉的话，可以去找成年人，可以去找专业人员的帮助。最好不要去找孩子，让孩子成为你的情绪的一个出入口。因为这种情况下，家庭之中往往会形成一种三角化的关系，得不到丈夫关爱的妻子，和孩子结成同盟一起来对抗丈夫。如果孩子承载了太多夫妻之间的这种冲突，孩子就很容易发展出一些心身症状，或者心理方面的问题。

在临床上，表面上看很多孩子有心理、行为方面的问题，比如不去上学、比较焦虑、比较抑郁、有一些心身症状等等。如果回到那个家庭去观察，往往会发现是夫妻之间的关系出现了问题，或者是夫妻二人自己有心理问题。所以，在家庭治疗里面，不是家庭认为谁有病，我们也认为谁有病。在家庭治疗里面，我们认为是这个家庭，这个家庭的互动、家庭的关系出了问题，而不是说，某个人是一个病人。

第三个层次是核心家庭的三元互动关系。大家可以想象一下，你们单独和父亲在一起，或者单独和母亲在一起，或者是父亲和母亲单独在一起，或者你们三个人在一起的时候，这种感受和这种互动的关系都是不一样的。很多人搞不清楚家庭里这种多元的层次关系，导致家庭里的某个人承载了很多情绪负担，这个人往往会变成一个有症状的人。实际上最根本的是要去治疗这个家庭的互动模式。

第四个层次是扩大家庭。所谓的扩大家庭就是原生家庭，就是夫妻双方各自的爸爸妈妈、兄弟姐妹、其他的亲戚等这些人之间的关系。女作家六六写了一部小说叫《王贵与安娜》，丈夫来自农村，他现在的家在逢年过节还有很多时候会来很多亲戚。因为他们的家乡风俗是，有个人在城市里面，所有人到城市里都会去找他帮忙。他又拉不下面子，家里经常去各种各样的亲戚，就要做很多很多的事，妻子觉得很郁闷，这种情况就是核心家庭与扩大家庭之间很复杂的关系。

最后一个更大的层次就是社会文化环境。每一个人、每一个家庭都是生活在大的文化环境背景里，每一个人和每一个家庭，都受到外在的大的社会文化环境的影响。举例来说，现在教育、医疗、住房可能是压在很多人身上的三座大山。受自然环境的影响，比如雾霾也会影响很多人对于居住环境、对于自己未来发展、居住在哪个城市等各方面的选择。现在的社会，大家好像处在一种无意识的集体焦虑之中，好像各阶层无论是有钱的还是没钱的，大家都焦虑，觉得没有安全感。

为什么现在学区房闹得沸沸扬扬，学区房可以卖到这么高的价格？就是父母都在担心，说："如果孩子上不了最好的幼儿园，就上不了最好的小学，如果上不了好的小学，就上不了好的中学，那以后就上不了好的大学，未来就找不到好工作。"这种焦虑在无意识地蔓延，互相之间也在比较和影响。每个人都希望自己的孩子能够上好大学，好像只要上了好大学，就能够有好的前途，好像大家都被一股社会的洪流推着往前走。

可能大家都没有停下脚步来想一想，这个社会洪流对我的影响是什么？但是，其实每个人都受到这种外在的社会文化环境的影响。我有个同学，她女儿在上幼儿园的时候，她就特别担心，到处找人跑关系，要上最好的幼儿园。如果上不了的话，每天就很烦，觉得没有为女儿创造一个很好的条件。还有食品安全问题，比如僵尸肉、苏丹红、吊白块等，大家觉得好像吃啥都不安全。新闻报道说，有一个爸爸，在女儿刚刚出生时就自己包了一块地，自己种菜给女儿吃。当然这是非常极端的一个情况，但也表明我们生活的社会环境，我们身边发生的所有的这些事情，对我们生活的方方面面的选择，都有着很大的影响，包括对选择伴侣的影响。

不同的历史时期，什么样的伴侣才是大家公认的好伴侣，标准是不同的。在不同的历史年代，两个人结婚要符合什么样的标准，要采购什么东西，要买几大件才符合当时社会历史环境的要求，都透露着一种时代的特色。在电视剧《激情燃烧的岁月》中的那个年代，石光荣那个角色是部队里的一个将领，那时找对象是通过举办舞会，女兵和老干部一起参加，看上谁，组织就安排这两个人结婚，这种是组织安排的婚姻。60、70 年代的女性好像是选择军人，改革开放以后选择万元户，延续到 80 年代、90 年代，每个年代对选择伴侣都有不同的要求。到了 21 世纪，很火爆的生活服务类节目《非诚勿扰》中，有一个女嘉宾说了一句非常有名的话——宁可坐在宝马车里哭，也不在自行车上笑。当然这代表的是某一种择偶标准，不是指所有人，但表达的是有这样一种婚姻的期待。

现代社会的思想文化是多元的，很多电视剧都很有时代特色。如《裸婚》反映了房价上涨的环境下，青年男女结婚时，是需要什么都准备好才结婚，还是选择裸婚这样一种形式。我们每天看到的电视剧、电影、新闻等，都有着各自的时代特点。而这些东西都在潜移默化地影响着我们每个人的生活，也在影响着我们的家庭生活。

在大的文化层次上来看，中西方的家庭也是有差异的。我曾经去美国的布朗大学学习家庭治疗，我发现在美国的社会环境里面，**他们更强调的是夫妻关系，他们以核心家庭为主**。在我们国家，相对来说，更加重视的是亲子关系。我们是大家庭，像以前四世同堂、五世同堂是中国人对于家庭的一种完美生活的向往。但是在大家庭里面，也会出现很多千丝万缕、种种纠葛的关系。所以，我们在考虑家庭，无论是考虑我们自己的家庭，还是来访者家庭的时候，如果要考虑得比较全面的话，都至少要从五个层次来看待家庭。

有句话说："无论走到哪里，家庭总是如影随形。"有的人和爸爸妈妈的关系很不好，也许是因为成长在一个批评、指责比较多的环境里。有的人说，我要走得越远越好，爸爸妈妈一天到晚吵架，我实在是受不了，我不想成为他们那样的人，我想要过自己的生活，然后就离家很远，远涉重洋去国外留学。物理上的距离倒是走得很远，但是心理上的距离从来没有走得很远。像鲍文系统家庭治疗的创始人莫瑞·鲍文，也是小的时候和自己家庭的关系特别不好，然后他就离家很远。后来他发现，无论他走到哪里，家庭对他的影响都是无时不在的。当他自己学习了家庭治疗，构建了一些家庭系统的理论之后，他有了一个很大的突破：因为家族发生了一件很重要的事，需要回家去处理一些事情，在他回家处理那些事情的时候，他还处理了自己和父母亲之间一些未完成的情节，和没有解决的一些矛盾。

在家庭治疗里面，也特别强调一个人如果要成为一个很好的家庭治疗师，首先需要审视、觉察自己和家庭之间的关系。像鲍文派的系统家庭治疗师，他们就特别强调要回到原生家庭去处理一些以前和自己的爸爸妈妈没有处理的冲突。**如果冲突不处理，它其实还在那个地方。如果那个冲突没有被解决掉，也许这种冲突的关系模式，还会复制在我们的夫妻关系里，还会复制在我们的亲子关系里，还会复制在我们和自己身边的重要他人之间的关系里。**鲍文有一篇非常重要的论文，写的就是他怎样回到自己的原生家庭，处理和父母亲之间冲突的一些关系。

无论大家想成为哪个流派的咨询师，个人体验都是非常重要的。对于一个家庭治疗师来说，觉察自己和家庭的关系，处理好自己和父母亲之间的关系也是非常重要的。

第二讲 ‖ 家庭治疗的概念和发展简史

我想有个家

一个不需要华丽的地方

在我疲倦的时候

我会想到它

我想有个家

一个不需要多大的地方

在我受惊吓的时候

我才不会害怕

——歌曲《我想有个家》

一、家庭治疗的概念

家庭治疗是以家庭为单位,通过会谈、行为作业及其他非言语性技术消除心理病理现象,促进个体和家庭功能的心理治疗方法。心理治疗有很多流派,也有很多分类的方式。假如说从流派的角度来分类,最常见的几种就是**精神分析、认知行为、家庭治疗、后现代的心理治疗。后现代的心理治疗包括叙事、焦点、合作对话**等。也有人说存在人本主义,与其说存在人本是一种心理治疗流派,不如说是一种心理治疗的态度和理念。它本身没有很具体的技术,但是它的许多理念在很多流派里都可以用到。

家庭治疗是几大流派中非常重要的一种。

心理治疗还有一个分类,可以分成个体治疗、夫妻治疗、家庭治疗和团体治疗等。这是按照参加治疗的人数来划分的。例如,只有一个人参加的治疗叫个体治疗。假如是夫妻两个人或者伴侣来参加治疗的,我们叫做夫妻治疗或伴侣治疗。假设是全家人、一家三口或者很多家庭成员一起来参加的治疗,我们叫做家庭治疗。但有时,并不是全家人坐在我们面前做的治疗就叫做家庭治疗。如果做过家庭治疗就会知道，在面对两个或者两个以上的人的时候，这样的动力和面对一个人的时候是非常不一样的。

家庭治疗相比个别治疗有一定难度。因为同时要和好几个人进行互动和沟通。对新手治疗师来说，并不是说坐在你前面的是两个或两个以上的人，就叫做家庭治疗。有的时候，可能会把治疗做成分别和家庭里的每个人进行沟通，但是并没有针对他们彼此之间的关系做工作。"中德家庭班"很强调**系统式干预**的心理治疗。**如果持有一种系统式干预的方法和角度，就算是面对一个人，也不是孤立地去看待一个人的种种情况，而是带着系统的视野来看待家庭。**

上节谈到，原生家庭对个人有着特别大的影响。原生家庭的影响包括爸爸妈妈的性格特点、情绪处理及应对方式、情感模式、婚姻模式等，会影响我们的性格特点、处世方式、婚姻模式及我们在亲密关系当中的模式。**原生家庭中的排行也会影响我们的应对方式。**一般来说，家庭中的老大责任感比较强，家庭中的老小会被其他人照顾得很好。还有如独生子女现象、新增加的二胎现象等。以前网络上有一些视频，就是当老大和老二在一起的时候，两个孩子会有一些冲突表现。从排行的角度来讲，当家庭只有一个孩子时，爸爸妈妈的关注点都在这个孩子身上，但是当他有了弟弟或妹妹后，可能会觉得来自爸爸妈妈的关爱被弟弟或妹妹夺走了，所以**同胞之间的竞争也会影响孩子互相之间相处的心理和心理模式。**

如果持有一种系统式的思维，那么即便是我们在面对一个人的时候，也会去考虑他背后的家庭关系，他从小成长的家庭环境对于这个人的影响是什么。所以，家庭治疗是以家庭为对象施行的心理治疗。**它强调的是家庭关系，并且用系统的观点来治疗家庭，而且个人的改变有赖于家庭整体的改变。**我们在家庭治疗里面更多强调的是家庭关系。家庭关系至少有三种：**二元关系、三元关系和多元关系。**

二元关系就是家庭中两个人之间互相的关系。家庭里面至少有两种二元关系，但不止两种。比如家庭中夫妻互动的关系，家庭首先是由夫妻两个人组建的，两个人之间有互动。假设家庭有了孩子之后，二元关系又多了一种，就是亲子关系。亲子关系指的是母子关系或者父子关系。如果家庭里有兄弟姐妹，那么二元关系还有同胞之间的一种关系。大家可以想一想，在我们的原生家庭中，自己和爸爸、妈妈、兄弟姐妹，还有爷爷、奶奶、外公、外婆等，两两之间都会有一种关系，而这种互相之间的两两关系是不同的。

我看过一本关于家庭秘密的书，就是在家庭中两个人或者几个人之间，他们会共同守着一个秘密，然后排斥其他人。那本书举了这样一个例子：一个家庭里有三个孩子，一个哥哥，两个妹妹。爸爸妈妈从不允许三个孩子去探望他们的外婆，也不告诉孩子原因，只要一提到"外婆"两个字，气氛就特别紧张。后来，哥哥从亲戚那里了解了一些蛛丝马迹，知道他的外婆患有"双相障碍"，一会儿躁狂一会儿抑郁。在他青少年的时候，外婆因为抑郁发作自杀去世了。这件事在他们家就是特别大的一个家庭秘密，在家庭里这个秘密是不可言说的。

家庭有各种各样的秘密，如果家庭秘密没有被诉说出来，可能很多事情会在下一代或者后面几代人中，不断地重复和发生。如果未来想成为一名家庭治疗师，探索原生家庭对自己的影响是非常重要的。我在"叙事陪伴个人成长"的公开讲座中讲了一个故事，是关于艾瑞克·艾瑞克森的，他一辈子都不知道自己的亲生父亲是谁。他的母亲在很年轻的时候，她哥哥在家里开派对，他的母亲醉酒后怀孕，他们家觉得这是一件特别严重的丑事，所以就让当时还很小的女儿一个人去了国外，吃了很多苦。后来她又嫁给别人，生下艾瑞克森。

艾瑞克森是美国很著名的心理学家，他在发展心理学上提出了人的发展"八段论"，他一辈子都不知道他的亲生父亲是谁，他的母亲一直到临终都没有告诉他这件事。在他自己的家庭里面，他最小的孩子生下来是先天愚型，这个孩子很小就被送到类似福利院的机构去抚养，大概在二十岁左右就去世了。这件事在他们家也成了一个秘密，因为在当时那个年代，他们夫妻俩都是很有名的心理学家，面临着来自外界的舆论和压力。

在《家谱图》这本书里面，提到很多名人的家庭历史。我们的俗语里有很多关于家庭的说法，比如"清官难断家务事"、"家家有本难念的经"等，我觉得这些很朴素、很通俗的话，从某些角度都在提醒我们，其实每个家庭都有着一些秘密。大家如果感兴趣的话，如果想要探索自己的心灵成长，避免让家族阴影（秘密）影响自己或者下一代，那么对于自己原生家庭的探索，还有对于自己家族故事的探索是非常重要的。

刚刚的那个案例中，他的外婆因为抑郁自杀，在他们家成了一个秘密，他和他的母亲心照不宣地形成一种结盟关系，两个人的关系很亲密，共同守着一个秘密。他的两个妹妹在很长一段时间都不知道这件事。后来，哥哥患了很严重的抑郁症，因为家庭秘密对他身心的影响特别严重。再后来他求助了治疗师，直到家庭秘密在家庭里揭示出来，彼此之间对这件事情有了沟通，相当于这个人又回到自己的原生家庭，去处理自己和原生家庭的一些纠葛。

本书会有一节讲鲍文系统家庭治疗。鲍文在家庭治疗发展历史上是非常重要的人物，他的很多理论都非常重要。鲍文在成为很有名的家庭治疗师后，首先自己回到原生家庭，解决自己跟原生家庭之间很错综复杂的关系，作为一个家庭治疗师，可以说开启了历史之先河。鲍文很年轻的时候就离开了家，因为和父母之间有一些剪不断理还乱的情感纠葛，他选择了远离。其实，**无论走得多远，家庭总是如影随形**。后来他的家庭发生了一件大事，他回去处理。同时，重新处理了自己和父母之间、自己和原生家庭之间的一些关系。后来，这成为这个流派发展的历史性里程碑。大家以后想成为心理治疗师的话，无论成为哪种流派的心理治疗师，基于这种流派之上的自我体验是特别重要的。**因为归根结底，我们学习也是为了让自己过得更幸福，为了不让上几代的家庭模式继续在我们这一代或者下一代重新上演。**

在家庭治疗里面，我们不会把某个人看作是有病的人，我们会认为是整个家庭的互动、整个家庭生病了。而被认为有病的那个人，在家庭治疗里面我们叫做IP，这是英文的缩写，英文叫"identified patient"或者是"index patient"。第一个是被认定的病人，第二个是索引病人。也就是说，如果我们带着系统观的视角、带着家庭治疗的视角，无论我们面前的这个人，他是单独一个人还是整个家庭，对于他来求助的问题，我们脑子里想到的（开玩笑说）就是他的祖宗八代，虽然没有办法了解祖宗八代那么遥远的很多历史的事情，但是至少两三代、三四代以内的信息是可以搜集到的。

什么叫用系统的观点来治疗家庭？我举个简单的例子，假设一个女性患了抑郁症，有严重的抑郁情绪在影响她。可能她的背景是一个家庭主妇，自从怀孕后就全职在家照顾孩子，慢慢地和社会就有一些脱节，好像照顾孩子、照顾家庭、照顾老公就成为她唯一的职业。但是，她老公可能在各方面发展得都很好，两个人之间的互动和沟通可能会出现一些问题。因为妻子每天的工作就是照顾家庭，她看到的只有柴米油盐酱醋茶，没有跟上老公的步伐共同前进。老公在外面忙了一天回到家，很想在沙发上安静地躺一会儿，但妻子因为在家忙一整天没人说话，就很唠叨，说孩子怎么怎么不听话等等。丈夫因为比较累，妻子还唠叨，所以觉得更烦。两个人之间的关系，可能就越来越糟糕，然后开始争吵，互相之间有很多矛盾。在这种情况之下，可能就很容易变成两个人你追我逃——妻子越追丈夫越逃，丈夫越逃妻子越追。

每个人在处理情感问题上都有自己固有的模式。假设一对夫妻，妻子把丈夫看作自己的全部，然后跟丈夫讲很多自己的事情，可能因为她在自己的家庭里面学到的就是指责的模式。我们经常说一个人刀子嘴豆腐心。嘴上叨叨，却会为你做很多事情。但我们知道，人有时是听觉动物，你为别人做了很多事情，但不一定是对方想要的。比如在两个人的互动关系中，一个人特别想吃香蕉，但另外一个人非要送她苹果，说苹果有营养。因为这个人从小在家吃惯香蕉，觉得香蕉好吃，但另外一个在家吃惯苹果，他就觉得苹果好。**其实我们可以思考一下，对一个人真正的好，是把我们认为好的东西强加给别人，还是我们尊重对方的需求？我们可以好奇地去聆听、去了解对方的需求是什么，这在两个人沟通的过程中是非常重要的。**

假设在这样一对夫妻关系里面，妻子越追，丈夫就越逃。丈夫觉得妻子唠唠叨叨，那自己就什么话也不说，但这种沉默反而会激发妻子的愤怒，**因为她没有得到任何的回应，两个人的关系就形成一个循环因果的反馈的关系。**在这样的关系里，如果仅仅通过药物去改善妻子的抑郁情绪，而没有去改善他们的家庭关系，就算药物能够暂时缓解这个妻子的抑郁症状，但最根本的家庭环境、夫妻互动没有得到改善，那么这个妻子依然会继续地抑郁下去。**所以，在家庭治疗里我们强调的是家庭关系，而且是用系统的观点来治疗这个家庭。**

二、家庭治疗简要的历史演变

20 世纪 50、60 年代，是各种流派的家庭治疗风起云涌的年代。我们知道，精神分析是从弗洛伊德开始的，在 19 世纪的后半叶，弗洛伊德等一大批精神分析学家在这个领域有很多建树。家庭治疗是在 20 世纪 50、60 年代才出现的，为什么是在 20 世纪 50、60 年代家庭治疗突飞猛进呢？这和当时美国的历史环境有关。

这里我们也要注意，无论是精神分析、认知行为、家庭治疗，还是后现代的心理治疗等流派，其实都是在西方的历史和文化环境之下产生的。后来才介绍到我们国家来，其实心理治疗的各个领域，它也存在跨文化的移植、跨文化的适应过程。我们学习家庭治疗，可以带着叙事的那种好奇的思维，用叙事的多元视角来看待学习到的东西。

系统观包含五个层次：个体、二元关系、核心家庭的三元关系、与扩大家庭的关系，还有大的社会文化环境。除了从这五个层次，从系统观的层次来看待个人或者家庭以外，我们也需要带着一种文化的视角（其实文化的视角就是系统观里最宏观的层次）：家庭所处的国家、文化、历史时期都会对我们怎样看待自己、看待家庭、看待婚姻、看待亲子关系有着重要影响。

20世纪50年代，美国在那个历史阶段发生了比较重大的事件。其实在20世纪50年代之前，美国的家庭也是比较大的家庭，可能两三代人会生活在一起，男性主要在外工作，女性更多是承担家庭主妇的角色。大家也知道，在欧洲历史上曾发生过工业革命。在20世纪20、30年代，美国的社会发展造就了需要妇女出去工作的历史环境，工业革命新技术的发展影响着每个人、每个家庭的生活状态。比如年轻人不能待在自己的家乡，大量的人从农村到城市打工，很多的美国人需要到外地去谋生，寻求出路，所以家庭规模就变得越来越小。核心家庭、原生家庭的概念也是在那个时候提出来的。家庭的规模越来越小，以夫妻为核心的这样一个单位，和各自的原生家庭的联结就不是那么紧密，慢慢有一些分开的趋势。

另外，在20世纪50、60年代的时候，美国历史上发生了很多事情，包括美国黑人独立、越战爆发，还有历史上很有名的经济大萧条等，受方方面面的影响，美国也出现了很多社会问题，包括所谓的性解放、嬉皮士、毒品等。美国的很多家庭也出现了很多问题。由于社会文化环境的影响，家庭的社会问题就越来越多。家庭治疗的许多先驱，包括贝特森、鲍文、萨提亚、米纽钦等等，有的是精神科医生，有的是心理学家，有的是社会工作者。受当时历史环境的影响，家庭治疗的一些先驱，特别是贝特森，他是最早研究精神分裂症患者家庭的先驱之一，家族治疗的起源是从对精神分裂症的研究开始的。

还有一些人，也研究过精神分裂症患者的家庭，比如萨提亚。在萨提亚家庭治疗的书里也曾经提到过，对于精神分裂症患者的家庭治疗。他们当时在不同的地方，不约而同地在做同样一件事情，包括策略派的一些创始人，他们也在研究精神分裂症患者的家庭。

历史上研究精神分裂症患者家庭的一个非常有名的例子是这样的：

　　有一个精神分裂症的患者，在住院后精神症状好了很多。有一天他的母亲来看他，当他看到母亲的时候很高兴，他就张开双臂向母亲走过去，他想要拥抱母亲。可是，他母亲的身体是僵直的，她的身体表达出来的肢体信息是"我不欢迎你"的那种感觉。这个患者的手臂伸出去，不知道自己该不该上前拥抱，觉得很尴尬。这时，他的母亲说："孩子，你不要羞于表达你对我的热情。"然后，在他母亲离开的当天晚上，这个精神分裂症患者在医院里袭击了其他病人，他的精神症状又重新出现了。

在这个例子里，有一个很重要的概念叫做双重束缚。所谓的双重束缚，我在微信公众号里面写过一篇关于双重束缚的文章，大家感兴趣的话可以去看看。在**双重束缚里包含很多信息，其中一个是一个人接收到两个相互矛盾的信息。**大家可以回想一下，在刚才的例子里，母亲传递给孩子两个相互矛盾的信息：她的肢体语言表达的是"她不欢迎孩子给她的拥抱"，但她口头的语言表达的是"她希望孩子来对她表达感情"这样的一个信息。**也就是说，一个人向另外一个人同时表达出两个相互矛盾的信息。**大家注意啊，在我们的日常生活的沟通当中，经常会有**这样的事情发生。但是，如果仅仅是接收到两个相互矛盾的信息，不叫双重束缚。双重束缚还有其他的含义：当一个人同时接收到对方给出的两个相互矛盾的信息的时候，这个人没有拒绝的权利。他必须要作出一个回应，这是第二个条件。第三个条件是，这两个人是处在一种非常密切的关系里面，在这段关系里面他无可逃脱。**

这是双重束缚的三个非常重要的特点，只满足其中一个不叫双重束缚。所以双重束缚这个概念比较难以理解的部分，就在于它同时包含了好几层信息。如果搞不清楚的话，会以为一个人接收到了一对相互矛盾的信息就叫双重束缚，但这是一个错误的概念。所以，**当时家庭治疗的先驱，当他们发现了这样的例子之后，就提出了"双重束缚"这个非常重要的概念。**也就是说，当家庭里面有一个人呈现出症状时，他的症状和整个家庭的互动是有关系的。第三个条件是两个人处在一种很亲密的关系中。就是说，如果跟你讲话的人，他和你一点关系都没有，那他跟你表达了这层意思就对你没有什么影响。双重束缚一般都是发生在彼此非常亲密的关系里，你必须对对方给你的矛盾的信息作出反馈，而且你们这段关系非常紧密。

刚才给大家讲的关于双重束缚的理论，就是贝特森在1956年提出来的。贝特森是一个非常博学的人类学家，也是一个哲学家，他也研究精神分裂症的家庭，虽然他没有提出具体的家庭治疗的流派，但是他提出很多概念，对家庭治疗有特别重大的影响。

在萨提亚家庭治疗模式里，经常会讲到这样一个例子：

> 萨提亚女士是一个非常具有天赋的家庭治疗师。她是社工出身，从事社会工作的人常常接触非常基层、非常困难的个案。因为在当时那个历史时期，有大量的妇女、儿童、穷人等出现很多心理问题和家庭问题。萨提亚女士萌生出做家庭治疗这个想法的起因是，有一次她给一个年轻的女士做咨询，后来她觉得好像应该把她的母亲邀请来。因为她觉得女士的问题好像和她的母亲有点关系，她就邀请她的母亲来。当她把女士的母亲邀请来了以后，发现可能还不够。这个女士的问题和家里的其他成员也有关系，就又把她的父亲邀请来。后来发现还不够，还要把她的兄弟姐妹邀请来。就这样不断地邀请这位女士家里的其他成员过来交谈，她发现原来一个人在家里出现的问题，其实是和家庭里很多人的互动有关系。

很多萨提亚模式的老师在上课时都会讲到：

> 当萨提亚女士和一个女来访者做完咨询以后，女来访者的母亲就打电话对她说："你对我女儿做了什么？她到你这儿做了心理治疗以后就像是完全变了个人，简直把家里搞得鸡犬不宁。"然后萨提亚女士说："那好吧，下次你也到我们的治疗室来。"慢慢地就变成把他们家里所有的成员都邀请来。

这也是很有趣的一个现象。在当时，有很多家族治疗的先驱，他们不约而同地对一个人出现的症状，以及这个症状背后的家庭关系产生了兴趣，所以，后来各种流派的家庭治疗就有了很大的发展。

在家庭治疗发展的历史上，还有关于团体动力学的研究。夫妻治疗和家庭治疗也算是一个小的团体治疗。大家如果接触过团体治疗，在团体治疗里体验过的话，就会发现在团体治疗里面，人数都不会特别多。一般是8到12个人，因为在团体治疗里面，8到12个人就已经有一个很复杂的动力系统了。

在团体治疗时，可能一开始大家还不是很熟，所以这种动力还没有那么明显。但假设我们是地面团体的话，在每一次的活动中，团体的动力就会慢慢地呈现。所谓团体的动力慢慢呈现，就是假设我们这个12人的团体，每一个人无形当中会将自己在原生家庭的种种关系，投射在这个小团体里。也许在这个团体里面，可能会投射某些和自己父亲的关系,或者是和母亲的关系,或者是和兄弟姐妹的关系,也许会把这种关系投射在团体内的某个人身上。所以,在团体里面,12个人的互动就已经非常复杂了。大家想想,在团体内两两都有一种互动关系,12个人的两两互动该有多复杂,然后再加上3人、4人、5人、6人的互动。如果有机会的话,建议大家尝试一下团体治疗。

在家庭治疗的发展历史上,在一些特定的历史时期,比如美国的"儿童指导运动"时期,儿童非常需要帮助,那么在帮助儿童的过程当中,治疗师发现,原来家庭对孩子的成长有特别大的影响。还有就是婚姻咨询,比如说一对夫妻在结婚之前,教会、教堂可能会向他们提供一些婚姻(婚前)咨询的服务。好像以前比较流行的一个职业就是专门为别人提供这种婚前的咨询,两个人在结婚之前先做做咨询,更加促进彼此之间的了解,为未来在婚姻里面两个人之间互相磨合作一些帮助。我觉得这也是比较重要的。

接下来有个人要提一下,他的名字叫利兹。他最早是一个精神分析医师,也是家庭治疗创始人之一。他最早的研究也是从研究精神分裂症患者开始的。他提出了两个概念,一个是**婚姻分裂**,一个是**婚姻偏斜**。看到婚姻偏斜,我就想到历史上很有名的一个皇帝的家庭。在唐朝的历史上,武则天是一个非常强势、非常厉害的女性,她是有史以来的第一个女皇帝。她的丈夫唐高宗李治,性格比较懦弱。虽然他们是皇帝,但如果我们从家庭的角度去看,就会发现妻子和丈夫的性格特点:女性特别强势,男性特别懦弱,这样的家庭环境里,儿子未来的角色认同可能会比较倾向于认同他的父亲。所以,武则天的儿子们在性格上很像他们的父亲,而她的女儿太平公主比较像武则天。如果从普通家庭的角度来看待皇帝的家庭,也会看到很多有趣的现象,包括在现实生活当中也是,妻子比较强势、丈夫比较懦弱的婚姻模式,下一代可能也会呈现出这样一种婚姻模式。

在利兹的研究里面,他认为精神分裂症是一种缺失性的疾病,**所谓的婚姻分裂,就是指父母中的一方只关心自己的问题,不能创造一个与配偶相融和互补的角色。**父母都去贬低对方的价值,在孩子面前尤其如此。父母双方彼此之间既不珍惜,也不尊重,婚姻面临着离婚和分居的威胁。因为利兹也是从研究精神分裂症的家庭开始的,所以他提出的这两个概念,主要是从精神分裂症家庭里得出的结论。在婚姻偏斜的家庭里面,父亲或者母亲如果有严重的心理障碍,往往会主宰着这个家庭,另一方通常是依赖的、软弱的,但是父母双方都不承认自己的家庭有问题，还竭力向孩子表达家庭是正常的。这两个概念，是从研究精神分裂症患者的家庭里提出来的。那么大家可以看到，在婚姻偏斜里面，其实是由有严重心理障碍的父亲或者母亲主宰这个家。

接下来就是莫瑞·鲍文。鲍文是系统家庭治疗领域非常重要的一个创始人，他也是一个精神分析家。家庭治疗的创始人中，很多人都受过精神分析训练，有很好的精神分析的背景。他们通过对精神分裂症患者家庭的研究，在自己的案例实践当中发现、提出家庭治疗的概念。**在鲍文的系统理论中，三角关系是非常重要的一个概念。**

大家注意，三角关系和三角化是两个非常不同的概念。三角关系就是家庭里面三个人之间的关系。三角关系有健康的，也有不健康的。**不健康的三角关系就是在三个人的关系里面两个人结盟，然后排斥另外一个人。健康的三角关系**是三个人之间可以有很好的互动。鲍文提出，长期的焦虑是所有症状学的基础，解决之道是**分化**。分化的英文是"differentiation"，这里的分化和精神分析里的个体化分离，有非常相似的地方。当然，因为鲍文自己也是精神分析师，所谓的**分化，其实就是指一个人心理的、内在的成熟程度。**也就是说，我们作为父母的孩子和家庭中的下一代，我们自己的理智和情绪，特别是情绪，是不是能够把它和家庭里的其他成员独立开来。

举个简单的例子，如果说我们的分化程度不好，家庭里如果有个成员特别焦虑，他的情绪很快就会感染到我们，我们自己也会变得非常焦虑。通俗地讲，这种情况就是分化得不是很好。分化得比较好的状况是，当家庭的一个亲密成员很焦虑时，我们自己的情绪不会被完全卷入到他的焦虑情绪里，就是有自己独立的自我的部分。如果自我分化程度不是特别好，哪怕已经六七十岁，从生理的角度看，已经是一个很成熟的成年人，但是从心理的角度来讲，只要父母的一声召唤，只要父母在争吵，自己的情绪马上就会被父母的争吵、父母的焦虑所影响。这就是分化程度不是特别好的一个表现。

在鲍文的理论中，他认为分化是很重要的，也可以通过各种各样的形式来处理和解决。家庭治疗有家庭治疗的方法，叙事有叙事的方法，精神分析有精神分析的方法。其实很多流派的内在有一些相似的东西，虽然有各自不同的理论，有各自不同的技术。总体上来讲，的确是条条道路通罗马，最后都可以回归到同一个最终目标。

在家庭治疗的发展历史上，刚才也提到萨提亚，**萨提亚是一个非常具有人本主义取向的女性家庭治疗师**。她早年是社会工作者，接触了大量的很困难的案例。她的一个核心的观念，就是她非常相信来访者和来访家庭的内在资源。在萨提亚模式的家庭治疗里，萨提亚女士致力于提升家庭中每个人的自尊，改善家庭成员之间的关系。举个例子：

> 有一家三口，假设妻子表达了她很伤心的情绪。在这个时刻，萨提亚会转向丈夫，她会问丈夫："你觉得你可以为你的妻子做点什么，让她不那么伤心？"也就是说，如果妻子觉得伤心，是因为她觉得没有得到丈夫足够的关爱，那么她在治疗室会直接切入到关系层面。

家庭重塑是萨提亚家庭治疗里，在个人成长方面有很大作用的一种方式。家庭重塑一般是在团体治疗里面做个人成长的时候，如果一个人想要做自己的家庭重塑，带领者会邀请他在现场选几个人来扮演他自己和扮演他的原生家庭里的很多成员，如爸爸妈妈、兄弟姐妹等，可能还会扮演他的很多的情绪。

萨提亚模式里的面貌舞会、家庭重塑，我觉得和叙事里面的外化很像。它也会用一个人来表演很多的情绪，包括愤怒、难过、悲伤，还有一个人的内在资源，如正向、乐观等，在家庭重塑的过程当中开启一个人的成长之路。它属于体验式家庭治疗，后续我们有一讲将会讲到。

米纽钦是结构家庭治疗的创始人，他最早的著作有《贫民窟中的家庭》、《家庭与家庭治疗》。《家庭与家庭治疗》这本书详细地阐释了他在家庭治疗方面的整个访谈记录。米纽钦是结构家庭治疗的创始人，但是在他晚年的家庭治疗里也融合了很多其他家庭治疗流派的东西。虽然每个治疗流派有各自的特点，但是越来越多的家庭治疗师其实更趋向于整合符合自己的个性特点的技术。比如说，内在能够体验到很丰富的情绪的人，可能更多地会选择体验式的家庭治疗。比较喜欢进行一些主动干预的家庭治疗师，对于结构家庭治疗的技术会用得比较多一些。

意大利米兰小组的系统家庭治疗，就是对系统家庭治疗影响比较大的一个团体。系统家庭治疗中的假设、中立和循环三原则，德国的海德堡系统家庭治疗小组和现在的中德班培训，也受到米兰小组很大的影响。到了20世纪80年代以后，家庭治疗发展迅速，像叙事家庭治疗也属于后现代的心理治疗，它最重要的方面就是引入了后现代的理念和福柯的一些哲学思想，也就是通过叙事的、通过共同讲故事的方式帮助家庭改善他们的家庭关系。

第三讲 || 系统观和家庭治疗

横看成岭侧成峰，远近高低各不同。

不识庐山真面目，只缘身在此山中。

——（宋）苏轼《题西林壁》

家庭治疗有八九种主要的治疗流派，比如策略家庭治疗、结构家庭治疗、系统家庭治疗、客体关系家庭治疗、认知行为家庭治疗、体验式的家庭治疗（比如萨提亚家庭治疗），以及后现代的家庭治疗，像叙事家庭治疗。**在不同的家庭治疗流派里，他们又有一些共同的概念，就是无论哪种家庭流派都比较认可的一些最基本的理论。比如系统观、家庭生命周期、家谱图、依恋理论和三角化。这几个基本概念，是在所有家庭治疗流派里都非常重要的概念。**

在心理治疗的分类上，如果对一个人做治疗就是个体治疗，**家庭治疗是对两个或者两个以上的家庭成员做治疗，夫妻治疗也包括在家庭治疗范围里面。作为一个治疗师，用个体治疗的视角和家庭治疗的视角来理解和看待一个人的问题（症状），这两种视角是完全不一样的。**有的时候，虽然一个治疗师面对的是两个或者两个以上的家庭成员，但是做出来的不一定就是家庭治疗。有的时候，新手治疗师在面对两个或者两个以上的人的时候，也很难做到在关系层面做治疗，这种也不叫家庭治疗，也许只能称之为人数比较多的个体治疗。

接下来，采用虚拟的案例给大家解读一下家庭治疗看待一个家庭的视角。

假设一个三十岁的母亲来就诊，主诉她七岁的孩子不愿意上学。在家庭治疗里面，我们会把家庭认为有问题的那个人叫做索引病人或者是被认定的病人。例如，一个被诊断为抑郁症的患者前来就诊，如果从家庭诊断与治疗的视角来看，我们不会认为这个人就是病人，只要把他的抑郁症状治疗好，他的病就好了。如果我们从家庭的视角来看待这样一个受到抑郁症困扰的病人，我们会去了解，他的抑郁、他的病和他的家庭有什么样的关系。

假如妻子在家里得不到丈夫的关爱，也许两个人之间的感情会越来越淡，她会感到很郁闷，就可能把所有的注意力都放在孩子身上，对孩子的关心无微不至

（出于伦理方面的考虑，我给大家讲的例子都是编出来的，当然也有一些现实的基础，主要为了保护来访者的隐私）。假设这对夫妻两地分居，孩子从小就都是由妻子一个人来带。那么，妻子会遭遇很多很多的困难、伤心和痛苦的事情。因为一个女性独自把孩子带大特别的不容易。当孩子生病，当工作上遇到困难，当需要有人帮助……哪怕是情感上的鼓励或者支持，但因为丈夫生活在外地，他根本就帮不上实际的忙，很多辛苦、痛苦等等都由妻子一个人来承担。妻子就可能会有很多的怨恨、委屈和伤心，也许丈夫最多能做到的，就是在电话里给一个安慰，但是这种安慰可能是杯水车薪，也起不到什么根本的作用。作为妻子，本来应该从丈夫那里得到情感支持，但在丈夫那里得不到时，可能会转化成另外一种形式。她也许会把所有的注意力都放在孩子身上，关心孩子吃、关心孩子喝、关心孩子上学等等。打个比方，就是一种"无孔不入的关心"。同时，妻子也许也会出现一些抑郁或者焦虑的症状。

在这种情况之下，如果整个家庭的家庭关系没有做一些调整，他们依然还是两地生活，妻子应该从丈夫那里得到的——无论是情感关爱，还是现实的支持和帮助，如果还是得不到满足，就算她的抑郁情绪在短期内可以得到暂时缓解，但在根本的实际需求或者情感需求得不到满足的时候，这个妻子的抑郁和焦虑仍然会持续下去，而且最坏的也许是对于孩子的影响。

有的妻子在丈夫那里得不到足够的关爱的时候，就会对孩子有很多的控制、很多的关心，这就会影响一个年轻人走向社会这样一种独立的、分离个体化的过程。所以，如果带着家庭治疗的视角，就不会把一个人看作是一个独立的病人，只去治疗家庭中的一个病人，就是只治疗有抑郁（焦虑）情绪的这样一个人。因为，即便一个人的抑郁（焦虑）情绪有所改善，但是当他再次回到他的家庭环境中，所有的烦恼、委屈可能还是会出来。因此，**家庭治疗的视角就是，我们关心的不仅仅是一个人，而是去改善这个家庭的家庭关系，每个人都需要有所改变。**

比如**在系统家庭治疗里面，我们会用一些提问去扰动这个家庭。让每个人都意识到，其实自己对于家庭中被认定为病人的那个人的病是有作用的，每个人都需要做出一些改变和调整。**如果仅仅只是一个人去做改变和调整的话，其实有的时候还是蛮困难的。当然每个家庭的情况都很复杂，也许会有很多的情况。但是，如果我们从家庭治疗的视角看的话，我们所要做的工作就是改善他们之间的关系。

比如刚才举的例子，夫妻两地分居，妻子把所有的注意力和关注点都放在孩子身上。那么，这种时候就需要去促进夫妻之间的情感，或者说他们两地分居的情况是不是能够改善，全家人都需要做出一些改变。如果他们还有继续维持家庭的意愿，那么，他们自己也需要做出一些改变、做出一些选择，是不是全家人应该生活在一起。如果丈夫能够给妻子一些恰当的、合适的支持和帮助，那么妻子也许就会更少地关注孩子，让孩子更加的有机会成为一个独立的、社会的人。

刚才讲的案例是一个30岁的母亲来就诊，一开始她不是说自己有问题，而是说："我来咨询一下，因为我女儿今年7岁，她最近半年突然就不愿意去上学了。"**其实有的时候，第一个来做咨询，认为家庭里其他人有问题的人，有的时候往往是他自己有一些困扰，或者说是整个家庭的关系和家庭的互动有问题，但是他自己没有意识到，却觉得另外一个人是病人。**那么，这个年轻的妈妈可能会说，孩子最近半年很有问题，因为她觉得孩子很焦虑。本来孩子是和爷爷奶奶住在一起，但是最近这半年，孩子每天晚上都要跑来和妈妈睡，孩子每天去学校老是拖拖拉拉，老是在厕所大小便不出来。或者是一吃东西就吐，就是会有各种情况拖着不愿意去上学，所以妈妈很担心，就来咨询，"女儿有问题该怎么办？"那么这种时候，作为一个家庭治疗师，如果带着系统观的视角来看待这个事情的话，可能就会更多地去了解，在这个家庭里面，他们的家庭关系是怎么样的。也许接下来就会了解到，妈妈和公公婆婆之间有矛盾，也许是因为公公婆婆那边的文化观念是比较重男轻女的，媳妇生了女儿后，公公婆婆就不喜欢这个孩子。或者，这个孩子从小是被外婆带大的，但是最近半年来，这个家庭里的丈夫的工作性质决定他经常在外地出差，所以就只有妈妈一个人带孩子，由于一个人忙不过来，丈夫就把他的爸爸妈妈请来，跟他们一起生活。但是，也许之前公公婆婆和媳妇之间就有很大的矛盾，妻子的父亲和母亲又没有办法来帮忙，孩子又小，妻子又要工作，所以就只能无奈地同意。

又或者，这个丈夫比较强势，非要把自己的父母接到家里来跟他们一起生活。屋子也很小，家里可能就两个房间，爷爷奶奶来了以后就占了一个房间，他们要接送孙女上下幼儿园，所以就和孙女住在一个屋。因为妻子和公公婆婆之间有很大的矛盾，丈夫又常年在外地，当这个妻子觉得受到委屈的时候，她想和自己的老公说，但是每次一说，这个老公就批评指责她，认为是她不对。也许这个丈夫比较大男子主义，觉得妻子对他的爸爸妈妈不孝顺。妻子在这个家里面就觉得特别的孤立无援，没有人支持她。当她和公公婆婆之间发生一些矛盾的时候，丈夫没有支持她，还批评指责她。听起来这个家庭的互动、家庭的关系就比较微妙和复杂。

在现实生活当中，每个家都有自己的家庭故事，很多家庭都有自己的故事版本。但是，就像虚构的这个案例，最后我就发现，为什么这个小孩子在最近半年会出现"非要跑来和妈妈一起睡"的行为，因为爸爸常年在外地，妈妈本身出现了一些焦虑和抑郁。妻子在家里和公公婆婆有矛盾的时候，没有得到任何人的支持，丈夫还批评指责她。**孩子天生都是比较敏感的，当这个孩子体会到母亲的焦虑和抑郁的时候，就表现出种种焦虑行为，最终被母亲认为孩子比较焦虑，其实孩子也许是想要通过她的行为，给妈妈一些情感上的支持和安慰。**

但是，妈妈可能就会觉得孩子有问题：为什么孩子最近半年有很多反常的行为？当然，孩子表现出来的行为，如不愿意去上学、拖拖拉拉、一吃东西就吐、在厕所里面大小便拖很长时间不愿意去上学……其实也许不是故意的，没有谁会故意地要怎么怎么样，其实这些东西，就是透过一种心理上的敏感，孩子无意识地接纳母亲的一种情绪，然后通过自己身体上的症状表现出来。当孩子表现出一些身体和心理症状的时候，也许爸爸就会回家来，也会关心孩子，也许夫妻俩之间暂时的关系问题就出现一些改善和好转。其实，**当我们还是孩子的时候，都会对爸爸妈妈之间的关系特别敏感**，很多孩子即便现在已经成为成年人了，但如果回想起童年时看到父母亲吵架的那种恐惧，那种记忆和感受依然是很清晰地映在脑海中。所以，我自己在做心理治疗的时候，只要是关于儿童和青少年，还有一些二十出头的年轻人（特别是二十岁以下）的，在有条件的情况下，我都是做家庭治疗。因为很多儿童、青少年的心理和行为问题，和他们的家庭关系，主要是爸妈之间的关系，是非常密切的。

我给大家举个例子。假设一个家庭里有个进食障碍的孩子，那么，这个家庭**最重要的特点是控制和反控制。这种控制和反控制，很大程度上存在于亲子关系中**。比如说，家庭里的爸爸（妈妈），或者爸爸和妈妈都对自己的孩子控制得很厉害，这个爸爸（妈妈）也许自己有一些未完成的期待，所以就会把很多很多的要求和任务加在孩子身上，对孩子控制得特别严。比如对吃饭、学习、娱乐都有非常严格的控制。**一个孩子在家长的严格控制之下，必然会产生一种想要反抗的愿望**。假设孩子的年龄还比较小或者处于青少年期，他们受到了家长很严格的控制，但是又没有办法离开父母，那么他们绝对会反抗父母，很多时候就会把吃饭这件事情，用来作为一种反控制的手段。因为吃饭是孩子自己的事情，别人很难去控制。

有进食障碍的孩子，绝大多数都是女孩，男孩也会有，但比较少。在这样的家庭里面，爸爸妈妈对孩子控制得特别严，**孩子唯一可以用来反抗的方法，就是控制自己的进食**，比如吃下去以后就拼命地吐。这种呕吐也是非常具有象征意义的，表示反抗一种严格控制的父爱或者是母爱。从这一点上来看，就是亲子关系中的一种控制和反控制。

另外一种就是父母亲之间，在夫妻层面上的一种很复杂的、冲突的关系。有的可能就是毫不忌讳，夫妻之间有冲突的时候，马上就在孩子面前表现出来，然后吵架、打架都表现得很激烈。有的父母可能会比较隐忍。虽然自己有矛盾，但在孩子面前装得跟没事儿一样。然后门一关，两个人就开始有各种争吵。其实，父母在孩子面前装得也很辛苦，也觉得夫妻之间有矛盾不应该在孩子面前吵。但是，也许父母没有意识到，即便是关着门吵架，即便在孩子面前强忍自己的情绪，没有把对对方的不满情绪在孩子面前表现出来，然而每个孩子先天都是**特别敏感的，能够非常敏感地觉察到父母的情绪，他们会非常非常的担心**。也许，父母自己都不知道，他们在争吵的时候，孩子会悄悄在门外偷听，父母争吵的时候，也许是**一个孩子最大的噩梦**。

所以我经常说，给孩子最好的礼物，其实是做一对和谐快乐的夫妻。从个体层面来讲，给孩子最好的礼物——就是作为父母，各自能够有一个很好的自我成长，能够了解到自己的很多情绪，或者在婚姻关系里的很多矛盾是怎么来的。也许，这些和自己在原生家庭的很多经历有关系，也许在自己的婚姻关系里面，也继承了父母的婚姻关系模式。其实作为父母，个人成长是特别重要的。很多父母没有意识到，自己对孩子很多的看不惯，也许是在孩子身上看到了自己小时候的影子。表面看是对孩子不满，其实是对自己的不满。个人成长做得不是很好的时候，就很容易把自己没有做得很好的部分，转嫁在孩子身上。

第二个部分就是在夫妻关系层面。夫妻之间有一个很好的关系，真的是给孩子最好的礼物。因为家庭是孩子学习的第一个环境和榜样。有的孩子，也许因为从小爸妈的关系不好，而萌生出这辈子再也不想结婚的想法。一想到结婚就想到父母那种冲突的婚姻关系，自己就不想结婚，甚至结了婚也会影响孩子未来的婚姻关系。所以，父母如果真正为孩子好的话，一个是自己的个人成长非常重要，另外一个就是在自己的婚姻关系里面，能够比较好地来经营，也会给自己的孩子树立一个较好的模范和榜样。

大家可以想象一下，我们看望远镜的那种感觉，或者说我们把镜头拉远的那个感觉。看望远镜时，一开始你离画面很近，然后逐渐不断地往后退，镜头不断地拉远的时候，你看到的东西就越来越多，这个是什么意思呢？有一句古诗可以形容，就是"横看成岭侧成峰，远近高低各不同。不识庐山真面目，只缘身在此山中"。也就是说，假设我们本来就在山上，我们离这个东西很近，有时候不一定能够看到它的全貌，可能看到的只是山的一部分。但是假设我们下了山，然后离很远的距离再看庐山，那可能看到的风景就是不一样的。

假设我们在直升机上，从高空上来看庐山，再把镜头拉远，那可能看到的东西又不一样。再举一个例子就是，**如果在森林里，我们看到的是一棵一棵的树，但如果我们离那片森林很远，我们就能够看到这个森林的全景。看到森林全景的感觉就是系统观的一个视野。**也就是说，从一个很大的角度和一个很远的距离来看待一件事情，和我们离那个东西很近，就站在那个东西面前看它的那种感觉是非常不一样的。

本节讲的是系统观，那么系统观的特点是什么呢？**用一句话来说，系统大于各部分的总和，在系统里面1+1是不等于2的。**什么叫1+1不等于2？大家应该听说过，一个和尚挑水吃，两个和尚抬水吃，三个和尚没水吃。这个就是1+1不等于2。如果一个苹果加另一个苹果，那就是两个苹果。但在人与人之间的关系里面，一个人加另外一个人，不一定等于两个人。有的时候可能大于两个人，有的时候可能小于两个人。这是什么意思？假设只有一个和尚必须要喝水，他自己挑水就好，然后又来了一个人，两个人可以合作去抬水喝。那又来一个人，三个人怎么办呢？如果三个人之间没有很好地沟通和协调，也许只有一个和尚去挑水，那他是不是会觉得吃亏了？如果两个人去抬水，那另外一个人不是就闲着吗？三个人之间的互动，就会出现很复杂的情况。所以**在人的系统里面，1+1是不等于2的，它是非常灵活、非常复杂的，它是可以变化的，也是有生命力的。**

大家可以想一想，在自己的日常关系里面，或者在我们念初中、念高中或念大学时的女同学之间，你们觉得女生之间的好闺蜜，是几个人在一起关系会比较稳定？或是男生之间，几个关系比较好的人在一起会比较稳定？有一种组合是两个女孩之间关系比较好，不会受到第三人的干扰。假设两个人在关系比较好的时候又加进来一个人，第三个人是不是会有一些别的想法？比如她们是不是关系比较好？自己是不是被忽略了？假设两个人聊得热火朝天且很开心，第三人进来了。这种时候就会出现很微妙的情况，两个人聊天可能就要照顾一下第三个人，左右看看，至少眼神要关注一下。如果第三个人加进来，两个人还是继续在那儿热聊，不理第三个人，第三个人可能会觉得很尴尬。假设新加进来的第三个人，他和两人中的某个人关系特别好，那可能他们两个聊得比较开心，好像又把另外一个人放在一边。

所以，在系统里面，一个人加一个人，再加第三个人，这种互动的关系就完全不一样了。这个和我们家里为什么两个人的关系比较稳定，当加入第三个人时，这种关系可能就会变得不一样了的道理是相同的。**当然，如果两个人之间的关系出现矛盾的时候，那两个人就有可能会再找一个人来，倾诉自己的烦恼，暂时地让这个关系出现一种稳定的状态。**

系统的特点也包括**系统内的关系互动重于各组成的本质。**我们还有一句话叫三个女人一台戏，也是三个人的关系比较微妙的一个民间的描述。**在系统观的核心观点里面，还有一个概念叫做蝴蝶效应。**也就是说，一只南美洲亚马逊河流域热带雨林中的蝴蝶偶尔扇动一下翅膀，就可以在两周后引起美国德克萨斯州的一场龙卷风。原因就是蝴蝶扇动翅膀的这个运动，导致它身边的空气系统发生变化，并且产生微弱的气流，而微弱气流的产生又会引起四周空气或者其他系统产生相应的变化，由此引起的连锁反应，最终导致其他系统的极大变化。

我觉得，有个现象就很好地阐释了系统观的核心观点里面的蝴蝶效应，就是欧洲特别是德国的难民潮。之前和几个老师一起吃饭，其中有一个老师刚从德国回来，他说他在德国的时候钱包丢了，除了护照之外，钱啊、银行卡什么的全部丢掉了。大家就说是不是被难民偷盗了，因为大家看新闻的话就会发现，德国那边难民特别多。而且，叙利亚的局部战争导致了大量的难民穿过东欧的一些国家，他们的最终目的地是德国。也就是说，地球上某个局部地区发生了某个事件，虽然与有些地方的地理距离很遥远，表面上看影响不到那些地方。但实际上一段时间以后就会发现，其实距离那么远的另外一个国家的战争，经过一系列的连锁反应，最后就引起了其他国家也相应地出现了一些麻烦。所以我想，最近的这个国际局势上发生的连锁反应就是蝴蝶效应。

再比如：

> 一位女老师因为婚姻上出现一些问题，她的情绪受到了严重的影

响,这种不良的情绪不能很好地控制,所以女老师把情绪带到了工作上,甚至发泄在学生身上,她对一个犯了很小错误的学生发了很大的脾气。学生觉得心里很不平衡,就和一群朋友出去喝酒发泄,在喝酒的过程中,他们与其他人发生一些摩擦就动手打架,结果这个学生被打得很严重,送进了医院,这时影响到的就是学生的家人,学生的妈妈非常担心。同时因为孩子的事情她错过一宗很重要的生意,损失了很大一笔钱,因此公司陷入了很困难的局面。接下来,公司为了渡过难关就决定裁员,这下子影响的就是上百人的工作和家庭,然后每一个家庭又会因为这个而产生更多的影响。其实就因为老师的一个小小的举动,却引发了后来的上百个家庭的问题。这也是系统观里的一种蝴蝶效应,系统观里的一个核心观点。

系统观打破了传统的线性因果关系,让我们能够用一种循环因果关系来思考问题。举个例子:

一对夫妻争吵的时候,丈夫会说,你怎么老是发脾气啊,就是你有问题,每次都是你莫名其妙的发脾气,如果你不发脾气,我们的关系就会变好。在丈夫眼里,可能会觉得都是妻子的问题,因为他觉得妻子动不动就发脾气,但是妻子可能就会觉得很委屈。也许是因为丈夫的某些表现形式激发了妻子的愤怒,但是丈夫自己没有意识到。所以在丈夫做了某些事情的时候,就会激发妻子的愤怒,然后就爆发出来。当妻子的愤怒爆发出来以后,丈夫就觉得对方有问题。然后他们就不断地陷入这种恶性的循环因果的关系里面,互相指责。

还有就是,比如说孩子不上学,妈妈就比较担心,妈妈担心就回去跟爸爸唠叨,爸爸听到妈妈老是唠叨,爸爸就会逃开。爸爸逃开,然后夫妻之间的矛盾就更加的明显,夫妻之间的矛盾又加剧了,反过来又会加重孩子不上学的行为。所以,**一个家庭里面的关系,它是一种循环因果关系。**不是传统的 A 引起 B,B 引起 C;而是 A 引起 B,B 引起 C,C 又引起 A,然后就在这个循环里面不断地重复。**每个人都在维持着自己的一种行为模式。**

在这个循环圈里面,每一个点都可以作为打破循环的入口。我们在做家庭治疗的时候,在和家庭对话的过程当中,可以选择其中的某个点,抓住某个点以后,就在脑子里面形成自己的假设,然后通过假设形成提问,对整个家庭进行提问,在提问的过程当中扰动这个家庭，在提问当中让他们有一种多元的思考：不是老觉得只有自己是对的，而是也能够站在别人的角度去考虑，能够从一个多元的视角来看待家庭里面发生的事情。

其实在系统家庭治疗里面，家庭治疗师是非常中立的一个角色。当我们通过对话，看到家庭的这种循环因果的互动模式的时候，如果我们在对话里面发现原来可以从这个点去着手，就会形成一个假设，我们可能会考虑：哦，也许这个家庭里面是丈夫有很多的逃避，妻子的唠叨也比较多，然后妻子唠叨得多可能就会更多地去控制孩子。那么在这种时候，我们在这个循环因果的很多点上都可以做工作。比如说，可以促进夫妻之间的情感沟通，或者是探索一下夫妻双方各自的原生家庭，让他们看到自己现在的这个行为模式，可能也受到自己原生家庭的一些影响，就是在问话里面不断地形成自己的假设，然后通过问话让夫妻、让整个家庭领悟影响他们目前的这种关系的一些点，让他们自己领悟到一些东西，然后经过家庭自己的组织做出一些改变，那么这个家庭也就得到了一些改变。

在家庭治疗里，我们不是去教来访家庭该怎么做，而是当家庭能够看到自己的这个循环因果的模式的时候，引导他们主动地去做一些改变。在后现代的叙事家庭治疗里面，我们相信一个人是自己生命的专家和主人。在系统家庭治疗里面，我们也相信，家庭有自己内在的资源。当他们领悟到一些东西以后，可以自己**发生一些改变，而不是需要治疗师去帮他们来解决这个问题。心理治疗从来都不是帮助来访者解决问题，而是提升他们内在的资源，让他们自己解决自己的问题。**

第四讲 ‖ 发展心理学和依恋理论

> 要想知道斑马的黑白条纹是白皮长黑毛,还是黑皮长白毛,最简单的方法就是看一看小斑马出生时候的皮毛。
>
> ——保罗·布罗姆

本讲的主题是发展心理学和依恋理论。

家庭治疗有很多不同的流派。不管是什么样的流派,家庭治疗都有一些共同的理论基础,比如系统论、信息论、控制论等。每个具体的心理治疗流派又有其各自的特点。不管是哪种流派,发展心理学和依恋理论的一些概念在家庭治疗里面都是非常重要的。

李维榕老师是学结构家庭治疗的。在她的家庭治疗的评估里面,重点包括四个方面的基本理论:一个是系统论,一个是发展心理学的内容,一个是关于家庭结构方面的内容,还有就是依恋理论。在李维榕老师的结构家庭治疗的评估里面,她也把发展心理学和依恋理论的内容放在非常重要的评估的位置。

也就是说,作为一个家庭治疗师,当我们去评估坐在我们面前的家庭的时候,很多情况下,家庭治疗最常碰到的家庭是什么呢?就是家里面有一个儿童(或青少年),父母觉得这个孩子有问题。但是实际上,从家庭治疗的角度来讲,很多情况下是家长根本没有认识到,所谓的"他们觉得这个孩子有问题",是因为父母之间的关系出了问题。

比如说,父母有各自成长的原生家庭的背景,他们在生命的某个阶段,因为种种原因结合到一起。如果两个人没有在一起生活(很多夫妻是两地分居),通常情况下,妻子可能独自带着孩子生活,可能特别辛苦,心中会对丈夫有很多的埋怨,可能夫妻之间没有很好的沟通。当夫妻之间没有很好的沟通的时候,他们就会把所有的重点都放在孩子身上,关心孩子吃,关心孩子喝,像探照灯一样无孔不入地关心。其实这种关心,对于一个正在成长的儿童(或青少年)来说是不利的。因为,如精神分析师温尼科特所说,我们做一个"enough mother"就可以了,翻译成中文就是足够好的母亲。其实这个世界上,根本不可能存在完美的父母亲。但是一个"enough mother(father)"，足够好的母亲(父亲)对于我们自己的成长非常重要。我们自己作为父母，做一个足够好的母亲(父亲)，对孩子的陪伴和成长也是非常有帮助的。

那么到底怎样才能做一个足够好的母亲(父亲)？如何能够辨别出孩子到底什么地方出了问题？我们首先就要去了解，在孩子正常发育的那个阶段的表现是怎样的。我们只有了解到，一般的孩子(相对比较健康的孩子)在那个年龄段，他的相对健康和正常的表现是怎么样的，那么当自己的孩子出现一些好像是不正常的情况的时候，我们作为家长才能够作一个辨识。或者说我们作为一个家庭治疗师，能够去了解到，孩子到底是正常还是不正常。其实，正常还是不正常的概念也不是特别绝对的。比如说，很多的家长觉得自己的孩子有问题。但是做家庭治疗时就发现，孩子在他那个发展阶段没有什么问题，很多情况下是父母有很多的问题，比如父母自己在成长的过程当中，有很多还没有解决的一些困扰和问题，如过度焦虑、过度保护等。

我们中国人在近一百年来遭遇了很多的历史事件、很多的战争，建国以后也有很多的事件。不管我们做不做家庭治疗师，现在很流行的一句话是"我们就是自己孩子的原生家庭"。可能我们的上几代人，不断地会有创伤的代际传递，怎样把这种创伤的代际传递尽量在我们这一代消化掉，为我们的孩子创造一个比较好的成长环境，我觉得对于我们和下一代人，甚至我们和上一代人的关系都是非常重要的。所以，我们就需要了解一个人在一生当中，在不同的心理年龄和发展阶段，大概的心理发展是什么样的，这就是要讲发展心理学的内容。

近年来，大家越来越关注**依恋理论**。为什么依恋理论这么重要呢？我们和身边的人的亲密关系有三种：**我们和父母的关系，和配偶的关系，和孩子的关系。无论我们是在这三种关系里面，还是我们和身边的其他重要他人的关系(关系较亲密的朋友、领导、上司，就是经常有交集、经常相处的一些人)，其实都会不断地重复我们早年在家庭环境里所形成的那种依恋关系。**所以，了解依恋关系、依恋理论是非常重要的。

1. 发展心理学

关于心理发展，指的是在一个人一生的发展阶段里，每个阶段的发展任务和心理发展的特点。

中国有句话叫做"三岁看老"，在我们成长的过程当中，一直听到类似说"三岁看老"、"江山易改，本性难移"的话。所以要了解一个人的心理发展特点，就需要回到童年，去看一看他在这个发展阶段的经历是什么。发展心理学就是关注人从受精卵到死亡，这一生当中发生的生理和心理机能的变化。现在主要的观点认为，我们之所以会成为现在的样子，与先天的基因因素和后天所在的环境都有关系。就是我们自身和外在环境发生互动的过程，把我们塑造成了今天这样的自己，一个人的童年成长经历确实是非常重要的。

发展方面包括生理和心理发展。大家想想看，一个人以受孕时只是一个受精卵，到生下来是婴儿，再到现在，二十、三十、四十、五十、六十、七十岁……在不同的年龄阶段，从生理学方面讲，我们的身体会不断地成长，在到了一定年龄以后，各个器官也开始逐渐地走向衰老。从这个角度上来讲，人生的每一个阶段都面临着丧失，就是一个青春、生命不断逝去的过程。从孕育到开花，到结果，到最后尘归尘土归土，又重新回归这个世界，就是一个生命不断发展的历程。

如果从哲学角度来讲，在很多人物传记中可以看到：一个人白手起家，开始不断奋斗，奋斗的过程当中就有很辉煌的时候，过了辉煌可能就慢慢地走向衰落。民间可能也有这样的说法，一个人一辈子吃多少碗饭（吃多少肉）都是定量的。如果年轻的时候吃得比较多，可能一辈子的量很快就吃完了，寿命也就没有了。研究发现，肥胖、衰老和一个人的寿命有一定的关系。如果体重超过一定的范围，可能相对来说寿命就会减一些。无论是科学研究的结果，还是老百姓日常的很多话语，有的时候可以通过科学研究来证实一些民间的说法，其实是蛮有意思的。

有的人也说，一个人的福报，如果享受到一个阶段，那么生命自然也就走到了尽头。记得有段时间我的脚受伤不能走路，在家休养了两个月。那时候我天天听书，用懒人听书软件。有一次听了杜月笙的传记，我印象最深刻的是杜月笙五十多岁最辉煌的时候。因为他的出身很贫寒，只能从最底层的工作做起。由于比较能干，得到了上海滩大亨黄金荣的赏识，后来闯出自己的一番天地。中国有一个传统就是衣锦还乡，在他五十多岁时，可以说是他人生的巅峰，他举办了一系列非常隆重的衣锦还乡的活动。他回自己老家（在上海附近）大办三天活动，祭拜了祖先。当时国内最有名的人都被他请来，非常热闹，非常辉煌。当天晚上，他在船上突然有感而发，有一种隐隐的担心：人生的辉煌和巅峰，当它过去以后，似乎紧接着而来的就是往下走的一种感觉。

传记里面说，他当时有一种感觉，觉得生命要慢慢地走向一种平静和下坡了。其实每个人的生命都是这样的，年轻的时候拼命地去追求某些东西，然后在人生某个阶段，可能达到了我们自己的某些人生巅峰后，就开始慢慢地回归平静或往下走。杜月笙在晚年遭遇了很多的历史性变化，很多的生意都失败了，晚年过着一种相对贫穷的生活。

还有大家很熟悉的红顶商人胡雪岩，也是这样一种发展的历程。他在短短的 10 年间，商业生意做得非常成功，但是没有想到一夕之间所有的财富化为一空。所以，无论是从一个人的生命经历来看，还是从一个人的身体、心理发展的阶段来看，人生好像存在着一种规律。不只是人（人其实也是自然界的一部分），自然界的物体也是这样，月有阴晴圆缺，人有悲欢离合。植物从孕育、开花、结果到最后衰亡，然后又重新回归土地，不断地循环着生命的历程。

从人的发展来看，在生理和心理方面都有一个不断发展变化的过程。**从发展的阶段来看，人可以分为婴儿期、童年期、青年期、成年期和老年期。**华生是行为主义学派的鼻祖，他提出一个问题：一个人的发展到底是先天因素重要还是后天养育环境重要？或者就像我们说的"三岁看大，七岁看老"究竟对不对？其实很难去研究二者所占的比例到底是多少。**很多的研究结果比较倾向于，其实每一个人都是由先天的生物学和心理学方面的因素，和后天所成长的环境相互作用的结果。最重要的环境当然是家庭环境喽！每个人都在自己的家庭环境下成长，受到了父母很多的影响，也受到所处的时代环境的影响。**

近来我时常看《金星秀》，其中有一个环节叫"有话问金姐"（金星）。我想大家可能有所了解，她现在很红火，她是一个变性人，在二十多年前，她从一个男性变成一个女性，同时她也是比较著名的舞蹈家。看了几期《金星秀》节目以后，我比较欣赏这个人，她确实是一个非常有特色、特立独行的人。

一天晚上的"有话问金姐"时段，节目组邀请了三位老艺术家，其中一个是杨洪基。大家都知道，杨洪基是《三国演义》片尾曲的演唱者，曾经唱红大江南北，他是一位六七十岁的老艺术家，而导演让他们唱的歌，是现在非常火的、年轻的少男组合叫 TFBOYS，非常嫩的三个小年轻的歌，此举遭到网友的一通批判。我觉得不同的人可能会有不同的观点，金星的说法是，可能这是导演的安排，她觉得导演实在是太为难人了，让三个六七十岁的老年人来唱很嫩的小年轻的歌。当看到他们三人唱这个年代的歌曲时，我觉得蛮有意思。虽然老年人唱的歌好像有点不太符合他们的身份,但有时候也有不一样的感觉。

这里想给大家讲一个关于亲密关系的例子。这个例子旨在说明在我们每个人的生命当中,亲密关系对我们的重要性到底有多大。

美国有这样一个研究:测试对象分为研究组和对照组。研究组的人员构成是两个关系比较亲密的人,对照组则是由陌生人(就是和自己没有什么关系的人)组成。这个实验分别研究电击(很短暂的电击)对测试对象脚踝产生的冲击反应,在电击的过程当中,被电击的这个人的右手拉着另外一个人。研究组中一人接受电击,同时其右手拉着另外一个与其关系比较亲密的人;而对照组则是被电击对象拉着另一个陌生人。测试结果发现,虽然他们的脚踝都被电击了,相较于对照组,研究组在生理和心理上的影响相对就比较少。

这个研究结果告诉我们,亲密关系对于我们每一个人都是特别重要的。比如一些患有心理疾病,不管是达到了抑郁症的诊断标准,还是焦虑症的诊断标准的人,**其实对于抑郁症患者来说,最好的药就是他身边有一段很好的亲密关系,能够给到他很多的支持。**

亲密关系对于每个人来说都是特别重要的。特别是患抑郁症的人,很多情况下(心理上的原因)是因为自己在童年成长的过程当中,可能在父母那里没有得到过足够的关注和关爱,内在(或潜意识里)觉得自己是没有价值的,是不被关心的。所以,长大以后就倾向于用一种消极、悲观的视角来看待自己和他人。即便有的时候,别人可能是怀有一些善意,可能只是想要表达一些关心,他们也看不到。因为他们从小就已经学会带着一幅黑色眼镜去看别人,所以看不到别人对自己好的那个部分。总是倾向于去看别人做得不好的部分,看自己也是会看不太好的那个部分。

所以,做心理咨询的目的就在于,能够为来访者提供一段很稳定、很抱持、很包容的关系。在这个关系里面,心理咨询师可以陪伴来访者,不断地看到他内在的力量。另外一方面,也要看到他曾经受过的创伤,对那些创伤做一些处理。

对于一个情绪特别不好、有抑郁症的来访者,一段高质量的亲密关系对这个人就非常有帮助。如果他的亲密关系里,对方也是一个受伤者,两个人都需要被疗愈,这种关系就有点麻烦,因为两个人都是缺爱的"孩子"。虽然说生理年龄已是成年人,但是心理上都是缺爱的孩子,互相都没有给到对方想要的东西。这时候，除了要做夫妻咨询之外，可能双方各自还需要去做个人成长方面的心理咨询。这无论是对个人的成长，还是双方关系的改善都会特别有帮助。

皮亚杰是发展心理学方面一位非常重要的心理学家。他提出来的一个概念叫基模，**所谓的基模，就是我们每个人从小就已经形成了一种看待世界的标准。**比如说，我们可能对我们的世界一直有一种比较固定的看法，但突然有一天，因为上大学就来到一个新的环境，发现新环境的树与我们家乡的树有不同的特点，比如在亚热带的地方就是榕树、椰子树等等，可能在我们原来的基模里面，在我们的认知模式里面，我们会觉得这个树就应该是像榕树或者椰子树的样子，但是来到平原一看，平原地区的树怎么和我原来想象的不一样？

我们原来的脑海里面对树的概念和印象，和对新环境里树的概念和印象是不一样的。这个时候就需要调整自己的认知基模，这个基模就是树，很简单的一个名词。但是在我们不同的经验里面，对树的形象和观点是不一样的。所以，当我们来到一个新的地方，发现原来树还可以长这个样子，就需要调整我们的基模，来适应环境的变化。我们生命的经验就多了一部分，就懂得原来树除了榕树、椰子树之外，还有其他不同的品种。这里只是举个例子，其实很多事情都可以以此类推。

皮亚杰将人的心理认知发展分为 4 个阶段。

第一个阶段叫做感觉运动期。在出生以后和两岁以前，这个阶段感受到的事物是运动变化的，没有客体恒常性。**两岁以后的幼儿，认知事物的一个特点叫做客体恒常性。**所谓的客体恒常性就是，比如说桌子上放一个球，这个球让孩子先看到，然后拿一块布放在这个球上，那么，两岁以前的孩子没有客体恒常性的概念，他原来看到一个球，但是用布把球蒙上以后，他就会觉得这个球不见了。但是当两岁以后的孩子发展出这个概念，他就知道虽然球上蒙了一块布，球依然是存在的。这是在心理发展方面，两岁以后发展出来的非常重要的一个概念。举个简单的例子：我们家里有父母、配偶、孩子，假设我们每天去上班，我们虽然看不见他们，但是我们知道，他们还在我们身边。我们就不会担心如果看不到他们，他们就不存在了。

第二个阶段叫前运思期。从两岁到开始上小学。在这个年龄段，有一个很重要的特点就是，孩子看待一件事情只能从他的角度来看。比如说，孩子前面放着一个东西，那他只能从他那个角度来看到底东西是什么样的。他没有办法从其他的角度来设想,在其他角度看这个东西是长什么样子。那么,在这个阶段就还没有发展出可以从不同的角度去设想的能力。其实这个特点,在我们一生的发展当中也是特别重要的。后现代有个观点认为我们需要从多元的角度、多元的视角来看待一件事情,来思考一件事情,当然要比这个阶段的能力更为复杂一些。

第三个阶段是具体运思期。大概就是上小学的时候,儿童就会知道,比如说像能量守恒这样的概念,这里就简单介绍一下。

第四个阶段是形式运思期。大概是上初中的时候,青少年会逐渐地发展出一些抽象的概念,可以理解一些事物的象征意义,比如说鸽子代表和平等等,也会作一些假设、演绎、推理的过程。

关于心理发展的特点,不同的心理学家会给出不同的解释。也就是说,关于同一个现象,如果从不同的角度去看,就会有不同的理论来解释它。有一个美国的心理学家作了一个比喻:同样一个现象,如果从不同的角度去理解,就可以构建出不同的理论。其实不同的理论就好像一个又一个的大木桶,从它自身的角度对现象作出了一些解释。如果从后现代的角度来讲,就是作出一些建构,同样一个现象,不同的心理学家会给出不同的解释。

举个简单的例子。不知道大家有没有去过黄山,黄山松是非常有特点的一种松树,它专门长在悬崖峭壁上。而且在山顶、最高峰的地方往往也会长出很坚韧的一棵松树。不同职业的人看到黄山松,我想他们的感觉和解释是不一样的。比如植物学家会研究,从植物学的界门纲目科属种来讲,它属于哪一个品种?有什么样的特性?如果一个画家看到黄山松,就会去欣赏这个松树的美,也许他是一个抽象派或者是写实派的画家,其实不同的画家也会把松树作不同的演绎;假如一个艺术家或者哲学家看到黄山松,可能就会引发一些联想。

我记得,有个比较著名的名人写的一句话叫做"吾爱黄山松",就把黄山松拟人化了,觉得黄山松就好像一个人,具有人的非常坚韧的品质。有很多诗人赞美黄山松,觉得黄山松好像一个人一样,在悬崖峭壁还可以非常坚韧地活下去。当人看到大自然中这样一个场景的时候,确实是会非常的震撼。因为那个松树真的是长得非常奇特,根的外面根本就看不到土,都是石头,也不知道那个石头缝里面是不是有一些泥土可以让它扎根。我虽然不是诗人,但是我看到黄山松也会特别的感慨,就是从自己的角度对黄山松有一种理解。真正的客观事实就是一棵黄山松,但是不同职业的人会赋予黄山松不同的意义。

对于心理发展这个现象，不同流派的心理学家也会给出不同的解释。弗洛伊德是精神分析的创始人、鼻祖。他提出人的心理发展有以下几个阶段：**口唇期、肛门期、前生殖器期、潜伏期和生殖期**。每一个发展阶段都有它的特点。

比如在口唇期，婴幼儿出生后是要吃奶的，如果在这个阶段，他的这种欲望没有得到满足的话，他成年以后可能会发展出抽烟等一些行为。如果说是在肛门期（大约 1 到 3 岁），客观上来讲，做过父母的人也知道在这个年龄段，需要给孩子设立一些规则，就是要训练他怎样控制自己的大小便，不要尿床啊等等，教会他一些行为规范。假如父母在这个阶段，对孩子过分严苛、要求过高或经常打骂孩子，那可能孩子成年以后，会有一些行为的固着。如果从心理学的角度来分析，很多强迫症的人，追溯到其童年，可能是因为在肛门期的时候，父母的教育过分的严厉，给孩子很多的束缚。孩子的内心在后来就会发展出一些症状，过分地追求完美、总觉得自己不够好等。

前生殖器期，大家如果学过精神分析，应该会比较了解，就是前两个期都是二人世界、二人阶段，孩子和母亲之间的关系比较紧密。到了前生殖器期，是一个三人阶段的发展。这个阶段引入一个父亲，存在一个竞争的关系。对于男孩子和女孩子来说，这个阶段的发展也是有些不太一样的。对于女孩子来说，可能在这个阶段（当然这都是潜意识的）会和母亲有一种心理上的竞争。作为男孩子，他在潜意识里会和父亲有一个竞争，去竞争母亲的爱。所以，根据孩子不同的心理发展的特点，作为父母，可能就需要调整自己教育孩子的一些方式。这是弗洛伊德对于心理发展的几个阶段的解释。每一种解释，其实从某个视角来讲都有他的道理。行为主义也有它的一些心理发展观，像巴甫洛夫、斯金纳、华生，都有他们各自的理论建构。

2. 依恋理论

在心理学研究史上有个非常著名的实验叫哈罗实验，是在猴子身上做实验。哈罗给刚生下来的小猴子，用铁丝网做了个猴妈妈。有的铁丝网猴妈妈身上是没有绒布的，是很冰冷的铁丝，有的猴子妈妈身上是裹着绒布的。实验发现刚生下来的小猴子，更多的时候还是要去绒布妈妈（就是用绒布包裹的铁丝网猴子妈妈）身上。那么他就得出一个结论，**母亲温暖而柔软的身体接触是一个人舒适感和安全感的源泉**。所以，**依恋情感**（attachment）是人和人之间产生的一种非常强烈且持久的情绪连接。

依恋情感(特别是在 3 岁以前)的产生是一个人后来的心理发展、心理健康的一个很重要的阶段。曾经有心理学家做过这样一个研究。他们到孤儿院去,孤儿院有很多孩子非常缺乏身边的人的拥抱,在很多孤儿院里,婴儿就是一排的睡在那个地方,养育者就拿着奶瓶给每个婴儿喂奶。后来发现,在这种情况下长大的孩子,他们在很关键的成长时期(特别是 3 岁以前)没有得到过养育者的拥抱、拍抚、眼神的凝视等这种情感的温暖(其实小孩子能够感觉的到),很多孤儿院里成长起来的孩子,后期的心理健康就存在很大的问题。所以,一个人在成长的过程当中,特别是 3 岁以前、5 岁以前的这个依恋关系,对成长有非常重要的影响。

有个电影是王宝强和刘青云主演的。我觉得是关于依恋、后期的人格障碍和心理障碍解读的一部很好的电影。电影的大概意思是这样的:王宝强被抓,被怀疑是一桩杀人案件的嫌疑者,但又找不到任何证据,所以就只好把他放走。后来案件真相大白的时候发现,王宝强和一个女孩在一起,这个女孩的智力发育有些问题,但她在绘画方面特别有天赋。他们从小在一个孤儿院长大,在孤儿院不但没有得到过心理上的温暖和关爱,还遭遇到身体的虐待、心理的虐待,包括性虐待。在电影里面,王宝强演的角色智力有一点问题,更严重的是有人格障碍和很强烈的、很深的报复社会的心理。因为他觉得,在他的成长过程当中受到了伤害,要报复对他们造成伤害的那些人,于是,他报复了他所认为要报复的对象,从而造成了对社会不特定人群的报复行为。这个电影说明了童年创伤对心理健康的重要影响。其实他们也是挺可怜的一群人,无父无母,在孤儿院遭遇了很多童年的创伤,所以到最后发展出这样一个悲剧。那个电影里面,他们最后自焚身亡。

所以,一个人在童年(特别是 3 岁、5 岁以前)和主要的养育者之间的这种身体的亲密、关系的亲密(特别是主要的养育者能够给孩子一种无条件的接纳和无条件的关爱),对孩子未来的成长特别特别重要。很多人会说,小孩子嘛,没有关系啊,你看 3 岁以前他懂什么呀,他什么都不记得。但是,很多父母不知道,其实恰恰就是在 3 岁以前,虽然是他后来在意识层面什么都记不住的那个阶段,但那些留在他意识或者是潜意识里的印迹,对他一生的发展有非常重要的影响。赵旭东老师每次讲课的时候都会反复地强调,他特别鼓励父母亲要亲自养育孩子。无论父母亲自己怎么忙、如何的工作,尽量地不要把自己的孩子给外公外婆或者爷爷奶奶带。

现在，我们的文化里，隔代养育的情况是非常多的。**其实父母亲自己养育孩子，也许是给孩子一生最好的礼物。**因为孩子成长就是那么短短的几年。现代社会大家都很忙，但为了孩子一生的健康幸福，各位父母还是要亲自养育孩子。作为父母陪伴孩子一生的成长过程，可能是你带给孩子的最好的礼物。比起只是满足他吃、满足他喝、给他最好的物质上的需求，心理上的这种关爱和陪伴，对孩子的一生都是非常宝贵和重要的一笔财富。

依恋模式是从研究婴幼儿开始的。后来有心理学者研究成人的依恋模式，成年人的依恋模式和我们在婴幼儿期的依恋模式有着非常密切的关系。作为家庭治疗师，从依恋角度来讲，我们需要去评估，比如说夫妻俩或者一家三口，每个人的依恋模式是怎么样的。有的时候，不同依恋模式的人碰到一起，就会出现一些问题。

先给大家介绍一下主要的几种依恋类型。

关于依恋类型的研究，也有一个发展的历史过程。大体上来讲，就是分成**安全的依恋和不安全的依恋模式。不安全的依恋，**早期认为有两种，第一种是**抗拒的依恋模式，第二种是回避的依恋模式。**

安全型的依恋模式。心理发展史上有一个非常著名的实验叫陌生情境实验。研究步骤是这样的：研究对象是婴幼儿和他们的母亲。母亲带着他们的孩子到一个陌生的环境，在陌生的环境里有一个陌生人，房间里面有一些玩具，一开始母亲带着孩子进入这个房间，有另外一群人在单面镜后录像，观察这个孩子和母亲的互动。

安全型依恋的孩子是这样表现的：母亲带着孩子进入房间，和陌生人交谈，慢慢开始熟悉这个环境。当熟悉了环境以后，母亲就要出去了。这个孩子可能一开始会表现得不愿意让母亲出去，但是经过母亲的抚慰，孩子就能够接受，让妈妈出去。当妈妈回来的时候，孩子就快乐地扑上去。母子之间重新恢复比较好的关系，这是比较安全的依恋模式。即孩子在母亲要离开的时候能够接受抚慰，当母亲再次回来的时候也能够接受母亲的抚慰，情感关系恢复正常。

不安全依恋模式的孩子表现是这样的：

第一种不安全的依恋模式是抗拒型。抗拒型有的时候也叫矛盾型。当母亲要离开的时候，这个孩子表现得特别激烈，还会特别的愤怒、特别的痛苦，各种哭泣、打闹，不愿意让母亲离开。可能要花很多的时间来安抚，也可能安抚不下来，然后母亲就离开。当母亲再次回来的时候，孩子也是会表现得很激烈，母亲给他安抚，他也没能安静下来。

第二种不安全的依恋模式是回避型。母亲带着孩子进入一个陌生的情境，当母亲要离开的时候，跟孩子打招呼，孩子很淡漠，表面看上去好像没有什么反应。当母亲再次回来的时候，孩子也不会去热情地迎接，表现得非常冷淡，好像母亲在不在都和他没有什么关系。这是一种回避型的安全模式，也是属于不安全依恋模式。后来，随着时代的发展，又发现一种不安全的依恋模式，就是混乱型。

第三种不安全的依恋模式是混乱型。混乱型就是既有回避又有矛盾，没有办法归入前面任何一种模式中的，都叫做混乱型。

假设夫妻两个，每个人都有各自的依恋模式。假设妻子是矛盾型，就是很难安抚，她不相信别人对她是关爱的。丈夫给她关爱的时候，她也会比较闹腾。假设她的老公是回避型的依恋模式，那就糟糕了，矛盾肯定就很激烈。大家可以想一想，如果妻子是矛盾型依恋，她内心其实非常渴望对方的关爱。对方关爱她的时候，她又觉得不够或者不是她想要的。所以丈夫就会有左右为难的感觉，不管怎么对她，她都觉得不满意。假设她的老公就是个回避型的，本来他就觉得无所谓，他也不会去安慰别人，他也不觉得自己需要被安慰。在这样的夫妻关系里，妻子会觉得老公对她不关心，丈夫肯定会觉得妻子怎么这么烦呢？闹腾来闹腾去，安抚都安抚不下来，所以夫妻关系就会比较糟糕。

我们在自己的婚姻里，或者作为家庭治疗师，也需要这样的理论来评估，这对夫妻各自的依恋模式是怎样的？他们互动的模式是怎样的？当我们面对那个家庭的时候，脑子里面同时要有几套理论，同时对这个家庭做一个评估。比如李维榕老师在评估家庭的时候，就是刚才讲的那四个部分：发展心理学、依恋理论、系统观和家庭结构，她会同时用这四方面的理论来给家庭做评估。

我们首先要练就像鹰一样的眼睛。当我们脑子里面有理论框架的时候，当我们面对家庭的时候，我们才知道，从某一个理论来讲，这个家庭符合哪一种理论框架，给它做一个评估，看看这个家庭适不适合做家庭治疗。

有的家庭问题，可能和家庭关系没有关系，可以给他们做一些家庭教育。但有的家庭，比如说孩子厌食、孩子的心理和行为问题是和父母争吵（矛盾）有一些关系的话，就需要给他们做家庭治疗。我们脑子里面可能同时至少有四五套理论给他们做一个评估。在这个过程当中，要随着谈话的不断进行，捕捉那些信息，然后给出一些适当的干预。

叙事治疗是后现代心理治疗的一种，也是从家庭治疗发展出来的，既属于家庭治疗的一种，也属于后现代治疗的一种。在叙事治疗里有一个非常重要的技术，叫做搭脚手架（或搭鹰架），与维果茨基的最近发展区这个概念有关。**维果茨基认为，一个孩子的成长和学习，是通过社会协作的方式来实现的。**而不是说一个人孤孤单单的，他的学习能力就发展出来了。

所谓的最近发展区，就是孩子现在已经表现出来的能力和他可以达到的能力之间有一定的距离。在这种时候，怎样帮助孩子发展他的潜力（就是通过努力可以达到他发展的那个目标）？我们不能一蹴而就，不能拔苗助长，让他一下子实现那个目标，或者给他一个非常宏大的目标让他去实现，这也是不切实际的。为什么在叙事里面我们讲搭脚手架？大家可以想一想，房子是怎么盖起来的。在盖房子的时候，我们需要一砖一瓦的建造，就是第一层的砖铺好了，再铺第二层，然后第三层……无论我们是在作为父母陪伴孩子成长的过程当中，还是我们在夫妻相处的过程当中，或者是我们作为老师在教育学生的过程当中，维果茨基的最近发展区的概念都是非常有帮助的。

我举个简单的例子。比如说，孩子的学习成绩不好或者是家长对孩子的学习成绩不满意，那怎么办呢？可能很多家长会批评、指责孩子，从语言方面给孩子很多的伤害。或者有的家长干着急，孩子做作业的时候，十分钟去看一下，到睡觉时间孩子还没有睡，就更着急了，几分钟进去看一下。其实这样的做法，反而会给孩子带来很多的压力。

在家庭教育里面最重要的是，家长要去觉察自己的焦虑、紧张是怎么来的。我们要觉察自己的焦虑，是不是和个人成长不够好有关。第二个方面就是当我们能够觉察自己的焦虑，当我们自己的个人成长能够发展得比较好的时候，应该怎样陪伴孩子。假设看到孩子有几个学科的学习成绩不是特别好的时候，不是直接地就去批评、指责他，而是带着好奇去了解孩子的想法，了解孩子的需要。然后去陪伴孩子，慢慢地发现他内在的一些力量和潜力。换句话说，就是先看到孩子做得好的部分，先对他做得好的部分给予适当的鼓励和表扬。

当孩子在自己做得好的部分上，能够得到一些鼓励和表扬的时候，他对自己的看法就不一样了。当自己做得好的部分能够被家长看到、被老师看到，他对自己就有信心了。当他对自己有信心的时候，我们再陪着这个孩子，慢慢地发展他的潜力,发展在他的能力、潜力范围内可以达到、可以实现的一些目标。

每个孩子都有自己的长处和短处。可能很多时候,缺点的方面不一定都需要完全把它扭转过来。假设有一个孩子,他的动手能力很强,但先天有阅读障碍,如果父母基于自己的考虑,非要强迫孩子去读大学,对孩子来说是特别痛苦的一件事情。因为患有先天的阅读障碍,可能完成正常的学业对他来说都很困难。这种时候,如果硬要把他的先天阅读障碍扭过来,硬要发展那一部分,那就真是太痛苦了! 孩子也痛苦,家长也痛苦。但如果能够更多地去帮助孩子发展他做得好的部分(动手能力强),那他以后就可以不断地对自己增加自信。他凭借自己做得好的那个部分,也能够在这个社会当中占得一席之地。

我想起小时候,广播电视的标语——要培养"五讲四美三热爱"、"德智体美劳"全面发展的新时代人才。就觉得,好像自己方方面面都要发展得优秀才是一个好学生。其实现在想想,我觉得这样的教育理念很有问题,因为这是不太可能的事情。社会本来就有不同的分工,每个人有各自不同的优点和缺点,非要把每个人都弄得一样,这不是因材施教,而是有种把所有人都套上一个模子,用机器批量化生产的感觉。我不大认可这样一种教育方式。

我们作为家长,作为老师,需要不断地发现他们做得好的部分,当他们做得好的部分能够得到肯定、得到赞赏的时候,他们也能够更有力量去面对困难,学会为自己负责,我想这才是家长(老师)给孩子(学生)的一辈子终身受用的礼物。

第五讲 ‖ 家谱图

> 曼桢原本以为自己和姐姐是不同的，没有想到，到了最后，自己其实和姐姐走的是同样的路。
>
> ——电影《半生缘》

一、引言

本讲的主要内容是家谱图，家谱图在临床上是非常常用的一个工具。电影《茉莉花开》讲述了三代女性的命运，这三代女性的名字分别是茉、莉和花。透过家谱图，一方面可以看到家庭里呈现出来的一些模式，另外一方面，可以发现家庭的资源。也就是说，透过家谱图可以至少从两个方面来看待这个家庭，以及每一个人在家庭当中传递的模式和资源。

如果把我们的人生比作一个剧本，或者是比作一部电影的话，那么每个人的人生都会有几个比较重要的关键词。而我们对自己有很好的觉察，或者对家庭有很好的觉察的话，就需要看到，我们自己所呈现出来的很多模式，和家庭代际的传递有什么样的关系。

最近比较热播的电视剧《芈月传》里的两个女性角色，一位是楚国王后威后，另一位是威后的女儿芈姝。我们都知道，在古时候皇帝可以拥有很多的妻子，很多女性都是他的后宫妃子，在这样的体制之下，其实女性能够拥有的资源是非常少的，而资源的绝大多数都是掌握在男性手中，女性如果想要获取一些资源，就不得不和其他女性共同来竞争很少的资源，比如说可能会互相竞争生孩子。

如果有别的嫔妃怀孕，对王后或宠妃来说，可能是特别大的威胁。在这种情况之下，后宫当中的女性就会有很多勾心斗角。威后即便身为王后，作为一个妻子（女性），她从丈夫那里得到的关爱其实也是比较少的。所以，当一个女性（妻子）在丈夫那里得不到应得的关爱时，就会把很多注意力放在自己的孩子身上。其实在很多现代的家庭里也可以观察到，父母亲对孩子过度保护的背后，其实也是一种过度控制。

在电视剧《芈月传》里，身为王后的楚威后，她对自己的儿子和女儿是非常的宠爱、非常的溺爱。可以说就是完全满足他们的很多需要，帮他们解决所有的问题和困难。这种养育孩子的方式其实也传递给了她的女儿芈姝。芈姝嫁到秦国生下自己的儿子，也沿袭了母亲教育孩子的方式。

从养育方式的角度来讲，芈姝作为一个母亲，也继承了母亲教育自己的方式，这也是代际传递当中的一种。就是一个家族里的几代人有比较相似的教育方式，会把自己学到的、自己从小体验过的养育方式用在自己的孩子身上，这是其中一种重复的模式。芈姝作为母亲，她对待自己的儿子公子荡，也是会为他扫除所有的困难和障碍。其实就父母亲来说，比较好的父母亲不是帮助孩子解决他所面对的所有问题和困难，而是帮助孩子不断地发展、不断地积蓄他们自己身上的力量。因为每一个人最终都要离开父母，都要成为一个独立的人。

假设父母亲在过度保护的情况之下，把孩子面对的所有的问题和困难都解决掉的话，也就相当于剪断了可以带孩子飞起来的那一对翅膀。打个比方，如果把每个孩子都比喻成生下来就有一对翅膀的小天使，很多时候父母是一方面拿着剪刀把孩子身上的这对翅膀剪掉，另一方面又责备孩子："为什么你飞不起来？为什么你这么笨？为什么你没有力量？"电视剧《芈月传》中，我们从威后母女比较相似的养育方式上可以看出，作为一个比较好的父母亲，其实不是满足孩子所有的需要，而是需要陪伴孩子发展出他们自己的力量。

另外，还会在家庭的几代人当中不断传递下去的，是爱上同一类型的对象。大家可以想一下，我们自己谈过的恋爱当中，或者和我们关系比较亲密的一些人（如朋友、同事、上司等），他们身上是不是会有一些共同的特点？有的孩子在自己成长的过程当中，可能和父亲或者母亲有很大的冲突，或者是和父母双方都有特别大的冲突，特别渴望自己将来能够有一个很幸福快乐的家庭，可能就会想："我长大以后一定要找一个和母亲（父亲）不一样的配偶。"结了婚以后发现，其实还是找了一个和自己的母亲（父亲）比较相似的配偶，仍然在重复自己在原生家庭里和母亲（父亲）的关系。这也是代际传递里比较重要的一个方面，在精神分析里也叫做强迫性重复。就是一个人会无意识地重复很多在原生家庭里所学到的东西，包括亲密关系、和配偶的关系、养育方式、怎样对待自己的孩子等方面。

在一个孩子成长的过程当中，如果父亲（母亲）或身边特别亲密的人很早就去世，母亲（父亲）或养育者会出现一种情况，就是会过多地保护孩子。但是，在这种过度的保护背后，可能也是一种过度的控制。在我们的日常生活里，有些做父母的人会说："我牺牲这牺牲那都是为了我们家孩子，但是我们家孩子简直是太让我失望了！"大家可以想一想，像金庸的武侠小说《射雕英雄传》里的黄蓉，黄蓉的故事大家都知道，就是她的父亲黄老邪在年轻的时候非常争强好胜，有一次他无意中在老顽童那里发现了《九阴真经》，他特别希望得到这部经书。他的妻子那时候已经怀孕好几个月了，她特别聪明，为了黄老邪默写《九阴真经》，结果因为劳累过度早产，生下黄蓉后就去世了。我们可以看到，在这样的家庭里，母亲去世得很早，父亲对母亲本来就有很大的愧疚感，所以他对自己的女儿有一种过度保护的倾向，但是在这个过度保护的背后也是一种自我控制。

很多父母都会说："我为了你牺牲这牺牲那，为了你，我班都不上了，我辞职回来照顾你，你还不好好学习，我所做的一切都是为了你。"这些话语对孩子特别具有杀伤力，其实这是父母亲的一些需要没有得到满足，或者说父母自己的创伤没有得到疗愈，结果就用这样的方式传递在孩子身上，把这种创伤一代一代地传递下去，这是非常不好的一个现象。所以，在对孩子百依百顺、对孩子特别溺爱的父母身上，他们的潜意识里面、他们的背后往往有一种非常强烈的控制感。

有的父母在成长的过程当中，自己的一些愿望（理想）没有实现，也曾经有过一些创伤，自己的这些创伤没有得到疗愈。如果我们的个人成长方面没有一个很好的疗愈和发展，那我们可能就会带着自己没有疗愈的创伤去陪伴孩子，可能会把父母对待我们的很多方式传递给孩子。比如说，有的母亲可能在自己成长的过程当中，由于种种原因失去了上大学的机会，她自己没有实现这个愿望，就会希望她的女儿或儿子能够考上大学，以此来弥补她的遗憾，因此可能就会每天督促、强迫孩子好好学习。但是，对于孩子来说，他也是一个独立的人，如果父母把自己没有实现的愿望全放在孩子身上，其实他是会有反抗和逆反心理的，往往会形成一种比较冲突的亲子关系。

在学了家谱图之后，我们可以通过一种直观的画图方式来观察家庭，看看能不能在家族里面发现一些重复的模式。有的时候，在不断地搜集信息、画家谱图的过程当中，也能够让我们对这个家庭有更加清晰的概念化的理解。从家庭模式的代际传递来看，一方面要去看到这个模式。另外一方面，模式不都是坏的，其实在家庭里面还有很多的资源。比如有的人可能会说，我觉得自己一直以来都挺好学的,但是好像从来没有思考过为什么? 当我回顾我的家庭的时候,发现我的爷爷也是非常的好学。在爷爷的成长过程当中,他的家庭不是特别有钱,经济状况也不是特别好,但是爷爷特别好学。可能他还会再说,在家族里面,我的姑姑和叔叔虽然也没有上过大学,但是他们身上都有一种很好学的模式。我现在也还参加各种学习,无论是现实中的新东西还是网络上的,我身上这种特别爱学习、特别勤奋的特质,也许是受到家族里几个重要成员的影响。

一个人既能够看到自己从家族里承载过来的可能不太好的一些模式,也许是创伤的代际传递。另一方面,其实每个人、每个家庭都会有一些资源。当我们能够看到家庭里面的一些资源,那么在面对困难的时候,我们就能够发掘出从家庭里面所传递到的一些资源。这是我们面对困难和问题的时候,获得非常重要的支持的来源。

二、家谱图

下面我们来看一下家谱图。

家谱图,源于系统家庭治疗师鲍文,是他在对家庭系统进行探索和研究的过程当中发展出来的一种技术,后来麦高迪等人把它进一步完善,使之实用化。莫妮卡是鲍文的学生,她和其他作者合著的一本非常著名的书叫《家谱图》,如果大家想详细地进一步学习《家谱图》,可以买来看看。我在喜马拉雅上也读了一部分内容。

家谱图,是由一系列的符号、文字组成,能够反映家庭结构、了解家庭信息和展示家庭关系的图解。因为每个人的生命周期有不同的发展阶段,家庭的发展周期也有不同的发展阶段。当我们还是小孩子时,主要生活在我们父母的家庭里,是一个核心家庭;当我们长大成人离开家,建立自己的家庭的时候,核心家庭就变成我们和配偶,可能后来又有了孩子,就是我们和配偶、孩子组成的一个核心家庭,父母的家庭就变成我们的原生家庭。所以,绘制家谱图的时候,可以在不同的时间点,绘制不同的家谱图。

如果大家绘制自己的家谱图,一般来说是以自己为轴心,然后往上两代,包括爸爸妈妈、外公外婆和爷爷奶奶这两代人。如果是已经结婚成家的,也要包括自己的丈夫(妻子)及其爸爸妈妈、外公外婆、爷爷奶奶,至少三代人。如果已经有了孩子，关于孩子的各种信息也要把它画出来。一般来说，是以现在的时间点来呈现家谱图。如果在有必要的情况下，比如一个家庭遭遇了重大事件，对家族有特别大的影响，也可以以那个年份为时间点呈现家谱图。随着不同年份的家谱图的呈现，我们也可以从家谱图中发现很多的信息。

家谱图至少可以呈现两方面的信息：一个是关于家庭的结构。所谓家庭的结构，就是现在这个家庭里面有多少成员，每个成员的年龄、职业、性格特点是什么。第二个是家庭成员之间互相的关系。比如说，谁和谁的关系是比较紧密的，谁和谁的关系是比较冲突的，谁和谁的关系是比较疏离的。

非常紧密的家庭关系是用三条线连接，冲突的关系用波浪线。当家谱图至少呈现了三到四代人的信息的时候，就可以在图上看出家庭成员彼此之间的关系是紧密还是冲突，是纠结还是疏离，还是又冲突又紧密的很矛盾的、复杂的关系。这些关系有的时候可以在三到四代人的家谱图上呈现出来，从图上可能发现原来几代人的母女（父女）关系都是非常冲突的。这是非常有意思的一个发现。另外，还有个划分的方法，**家谱图也可以从生物学、心理学和社会学几方面提供有用的信息**。比如说，一个人在出生以后是好养还是不好养，一个人先天的气质是怎么样的，这是一些先天的生物学的信息；心理学方面的信息，是基于人的性格特点，比如外向还是内向，可以用什么样的形容词来描述这个人；社会学层面包括这个人是什么职业，他在社会上的社会关系怎么样，社会适应能力怎么样等等。

从这个角度来讲，家谱图又可以从三个方面来搜集家庭的信息。如果学好了，无论是作为个人探索自己的成长过程，还是我们面对家庭，给家庭做治疗的时候，家谱图都是非常好的一个工具。可以不断地去尝试，当你画上一千个甚至上万个家谱图的时候，你的脑子里就会积累很多很多的信息，学任何东西都是熟能生巧的。

生物学方面包括个体的生长史，是个人发育和成长的一个过程。比如，有没有生什么病？对疾病的态度是什么？曾经生过的疾病是什么？死亡的时间是什么？大家注意，每一个人其实对于疾病的态度是不一样的。我认识一个女性朋友，她的妈妈、姨妈还有外婆都得了乳腺癌。所以，在这个家族里，必然会对乳腺癌这个疾病有很深的恐惧。由于看到过其他家庭成员因为这个疾病而去世，这位女性对于身体健康的看法会对自身有很大的影响。

再比如说，在我们小时候生病的时候，爸爸妈妈是立刻把我们抱到医院去打针吃药，还是先观察一下？在情况不是特别严重的时候，比如说小感冒，是不是在家里面采取一些其他的措施？有的爸爸或妈妈可能是中医师，或者是做针灸、推拿、按摩的，他们在孩子生病了以后，首先在家里面做做推拿、按摩，可能就会稍微好一点。但是有的父母可能一看孩子生病，马上就把孩子抱到医院里面打针吃药，甚至一上来就用最好的抗生素，结果到最后都已经没有抗生素可以用。其实我们每个人，对于疾病的态度是非常不一样的。这个也受到家庭的影响。

心理学方面包括每个人的个性特征。是内向还是外向？是多血质还是胆汁质？还是抑郁质？有没有什么心理问题？有没有得过什么心理疾病？治疗的过程是怎么样的？有没有物质滥用的行为？智力发育水平怎么样？有没有得过精神疾病？关于物质滥用，有个例子。以前我和一群朋友在一块吃饭，有几个比较年长的前辈，他们说男士抽烟好像是一种缓解压力的方式，我觉得这个说法挺有意思的。从性别的层面来讲，社会可能更加不允许男性去表达自己的一些负向的情绪，于是很多时候就会抽烟、喝酒，物质滥用（烟酒其实也包括在物质滥用的范畴里）成为缓解压力的一种方式。这个和性别有一定的关系，女性就算表达了一些负向的情绪，大家可能也不会觉得怎么样。但是对于男性，可能会是另外一套评价体系。其实很多物质滥用的人都伴随着抑郁、焦虑等情况。

社会学方面包括人际关系、社会支持系统等。比如身边有没有人给他一定的支持？最近半年内有没有遭遇什么生活事件？做什么样的工作？有一天我读了一篇文章，讲的是某重点大学因病退学的一个心理系的学生。他原来读了专科，后来又考本科，再后来考进了该重点大学的心理系。后来上了两年还是三年就因病退学，退学后就开始炒期货。炒期货是个收益和风险都很高的职业，所以他就戒不下来，之后还借了好多钱去炒期货。他现在一个人流浪在街头，像乞丐一样在街上要饭。对他来说，社会支持系统是很欠缺的。那个报道中讲到，记者还去联系了他的父亲和母亲，但他的父亲和母亲很早就离异了，也没有人去管他，可能也没有办法去管吧。我觉得，光看新闻无法了解更多的信息，但这些信息还是透露出，这个家庭里的人可能各自都存在一些人格方面的障碍，或者是家庭关系也存在一些很复杂的情况。所以，一个人的社会支持系统，其实是蛮重要的。

前面我们讲过，在家谱图上至少可以呈现两方面的情况：一个是家庭的结构。

结构包括我们刚刚讲的生理学、心理学和社会学三个方面。家谱图中用方框代表男性，圆圈代表女性，我们可以在方框或者圆圈里边写上这个人的年龄。

在家庭治疗里，我们会说某一个人是被认定的病人。假设一个母亲来看病，她觉得她的孩子有问题。但作为一个家庭治疗师，我们不会认为妈妈说谁是病人，谁就是病人。最多我们会认为妈妈说孩子有病，那么孩子就是一个索引病人，或者是被认定的病人。**在家庭治疗里面更加关注的是，在这个索引病人所呈现出来的症状背后，这个家庭有着怎样的家庭动力和家庭关系。作为家庭治疗师要切记: 不要想当然地觉得家庭认为谁是病人，谁就是病人。**

一般，被认定的病人如果是男性，就会在方框里面再画一个方框。被认定的病人如果是女性，就会在圆圈里再画一个圆圈。如果这个家族里有谁是已经死亡的，那么就在方框（圆圈）里打一个叉，这个就代表死亡。在方框和圆圈之间，如果这是一对夫妻，我们画实线代表他们是正式结婚的夫妻；如果他们是同居关系的话，就是虚线；如果这对夫妻是离异的，就在实线的上面画两条斜线。在连接夫妻的实线下面，再画一条竖线连接他们的孩子。如果是儿子就是一个方框，如果是女儿就是一个圆圈。这些是结构方面的。

另一个是家庭的关系模式，通过家谱图也可以呈现出来。三条线就是过于亲密的关系；两条线就是比较亲密；如果是虚线，那就是疏离；波浪线的是冲突。大家注意，在不同的家庭治疗流派里，可能家谱图的使用会有一些相似的地方，也会有些不太一样的地方。

有一个电视剧，是根据六六的小说《王贵与安娜》改编的，这是一个现实版的家庭关系的呈现。往上追溯三代人，女方这边，家里全是高级知识分子；男方这边，全是农民、工人。在 40、50 年代，也许是特定的历史时期的原因，两个人就结合了，这种情况在现实生活当中也是挺多的。这就是一个具体的家谱图的呈现。所以，**无论我们是对自己做一些个人成长的探索，还是做家庭治疗时，去帮助来访家庭，家谱图都是一个非常好的工具。**我的习惯是，即便是面对一个人做个体咨询，我也会画家谱图，也会带着家庭的视角来看待这个人，他的这些症状、目前所存在的问题和困难，和他的家庭是不是有一些关系。

当透过家谱图来看待个案问题的时候，一方面去看，有没有传递下来一些模式，是不是在重复着家庭里面的某种模式；另外一方面，也是很重要的，是要去寻找这个家庭的资源，寻找他身上的资源。

三、例子

接下来让我们看一下弗洛伊德的家谱图。弗洛伊德的家谱图非常的复杂，我们简单了解一下就可以。

弗洛伊德和妻子玛莎有六个孩子，最小的女儿叫安娜。弗洛伊德的家族里面，他的父亲叫雅各布（1815—1896 年），艾米利娅（1895—1930）是他的母亲。弗洛伊德是他们家的第五个孩子，他有一个妹妹，也是叫安娜。这是一个很有意思的现象，弗洛伊德在他的原生家庭里面有一个妹妹叫安娜，在他自己的家庭里最小的女儿叫安娜。大家都知道的，弗洛伊德最小的女儿安娜一辈子都没有结婚，她非常忠心地陪伴在父亲身边。安娜作为弗洛伊德最小的女儿，出生以后，她没有得到父母亲太大的关注。在安娜还很小的时候，弗洛伊德组织了很有名的"星期三心理研究小组"，像阿德勒、荣格等很有名的一些朋友、弟子都会聚集在他们家讨论学术，安娜从小就喜欢参加这样的活动，经常都会跟她的父亲在一起。

在这个家族里面，弗洛伊德跟她的妹妹安娜有非常大的冲突。本来弗洛伊德和他的妻子可以早一点结婚，但是，他的妹妹安娜要结婚，而且，弗洛伊德妹妹的丈夫和他的妻子是兄妹。因为弗洛伊德的妹夫（也就是他妻子的哥哥）继承了一笔很大的遗产，影响了他们自己的婚姻，就晚了好几年。所以，弗洛伊德和妹妹安娜之间的关系就是特别的冲突。但是很有意思的是，弗洛伊德又把他自己的女儿取名叫做安娜。

在国外的家族里面，他们经常会把自己后代的名字，取自自己家族里面其他成员的名字，其实也是有一些暗含的寓意在里面。有的时候可能是关系比较亲密的成员，有的时候也许是关系比较冲突的成员，而一个人的名字，从某种程度上也会影响到从自己的家庭承载的一些东西。

跟大家简单介绍一下家谱图之后，我们进入看电影环节，我会带大家一起看电影。在看电影的过程当中，请拿出你们手头的笔，运用今天学到的家谱图的概念，给电影当中的人物画一个家谱图。大家初学的时候，首先把这个家庭里有多少成员呈现出来就好了，先不用管年份。现在不会画也没有关系，我会一边讲解一边教大家怎么画。

《茉莉花开》改编自苏童的小说《妇女生活》，是一部非常好的关于家谱图、家庭治疗理论讲解的教学电影，其中涉及很多家庭治疗方面的概念。《茉莉花开》讲述的是一个家族里三代女性的命运，三代人分别叫做茉、莉和花。这部电影，一方面可以看作一个家族三代女性的命运。从另外的角度来讲，也可以看作是一个女性的个人成长之路所呈现出来的三个阶段，可以有不同角度的呈现。这个电影，章子怡一个人演了好几代，所以也是比较挑战她的演技了。

（电影片段）

大家看，当茉离开这个旅馆的时候，好像也在和过去的自己作一个告别。这就好像是一个隐喻，她本来有一个非常美好的幻想，但现在破灭了，这种打击对她来说是特别大的。而且，她在现实生活当中根本就没有情感方面的支持。其实，**一个人一生当中会有各种各样的丧失，丧失无处不在。**包括一年又一年地过去，每到生日的时候，一方面我们又长了一岁，另一方面我们也面临着青春的丧失。我们的细胞不断地新陈代谢，然后慢慢地走向衰老。所以，丧失对我们来说其实是无处不在的。

比如说电影当中的茉，其实她生命当中有很多的丧失。她的父亲从来都没有出现过，我们不知道是怎么一回事。对她来说，父爱的缺失是她人生当中特别大的一个丧失。然后，她本来以为自己做了一个白日梦，终于找到了心目中的白马王子，结果不是。幻想破灭，这又是一个重大的丧失。其实，**当我们在面临自己人生当中的丧失的时候，很多情况下是没有办法接纳这种痛苦的，丧失对每个人来说都是特别痛苦的。**我们可能就会一辈子在心中都藏着这样一个梦，然后一直实现不了，它就一直永远放在我们的心中。像这个电影当中的茉，一直到她最后老去、死去的时候，她还拿着那瓶花露水，她还在想着没有实现的愿望。解决的办法就是要让她接纳，其实她不可能找到一个在现实生活当中非常理想化的父亲，这样一个角色对她来说是特别困难的一件事情。每个人的人生当中都会有很多丧失，**如果没有办法去接纳这种丧失、哀悼这种丧失的话，我们的生活就会一直过得很痛苦，因为，理想化的东西、完美的东西是永远不存在的。**

成长的过程、成长的意义也就在于，我们需要去接纳一些痛，需要去接纳"有些东西确实是得不到的"这样一种痛苦。就算再痛，我们也需要去感受，去进行哀悼，去接纳生命当中必有的一些丧失。或者也可以换一种可以用来满足自己这种丧失的其他方式。总之，就是要让这些丧失能够被看到、能够被哀悼，这是非常非常重要的。

（电影片段）

大家看，这里又是母女冲突的一场戏。现在，茉已经不是当年的那个心怀美好梦想、幻想、憧憬的少女了。大家发现么，她和母亲对话的方式，完全复制了母亲对待她的方式——母亲对待她都是用批评、指责、讽刺的方式。她现在完全是用母亲同样的方式来对待母亲，母女两个人就像两只刺猬，其实内心可能是想要彼此靠近取暖，但是身上的刺又让她们彼此没有办法靠近，反而互相的伤害。

当茉回到家里，就发现这个所谓的娘舅，其实也可以理解成是母亲的情人，这个情人就是在高级理发厅做理发的一个人。大家看这一段母女的对话关系，对茉来说，她现在已经是非常绝望的一种状态，因为她丧失了人生当中她以为的一种亲密关系。现在，又是一种再次的丧失——她孩子的父亲，现在又变成了这个家庭里面的一个秘密，相当于第二代女性莉是一个私生女。

看起来，现在茉和母亲，还有她的女儿之间已经呈现了一个代际传递的模式——茉和莉两代人的父亲，都是一个缺失的角色，都是这个家庭中的秘密。母女之间的交流方式，也传递到了茉和女儿之间。在孩子出生以后，孩子在旁边哭的时候，茉都不理会。她内心特别的仇恨，她其实是特别地恨那个男人，可能也恨她自己，可能也恨母亲，可能她也恨孩子，恨孩子毁了她的一个梦想。茉作为一个母亲，其实这个时候，如果给她做一个诊断，是非常典型的产后抑郁的表现。因为她自己还是一个青春少女，完全没有做好要做一个母亲的准备。她有很多创伤，自己没有办法修复，更加没有能力、没有力量给她的孩子一些温暖。

我们可以看到这个家族里的三代女性，第二代的莉其实是受到创伤最大的人，她的命运也是最惨的。原因就在于莉的出生是不被欢迎的，她的出生就是被母亲厌恶的，因为母亲一直觉得是她毁了自己的生活。而且莉出生以后，茉作为母亲，根本就连抱都不抱一下孩子，表现得非常冷漠。至少这个孩子在三岁前，我猜测，可能基本上很少被自己的母亲拥抱，根本就没有任何情感上的温暖，这可能也是莉后来出现非常严重的精神疾病的一个原因。其实像抑郁症、双相障碍等很多临床上的心理疾病，和童年受到过的创伤都有非常密切的关系。

我们看到，这个所谓的娘舅（也是母亲的情人）其实是在调戏茉，他在饭桌下面有一些调戏的动作，也有一些言语上（比如说要给她做头发）的调戏。刚才我稍微跳了一小段，因为这一段就是她母亲的情人拿着理发工具到家里面，来给茉做头发，然后对她百般地调戏和调情。因为茉本身是处在一个非常绝望的状态，所以也有一种自我毁灭的倾向。

在现实生活当中，无论是男性还是女性，在遭遇到重大心理创伤的时候，往往会有一种自我毁灭的倾向，就是俗语所说的"破罐子破摔"。 当母亲的情人调戏她的时候，她无论是出于心理上的报复、自我毁灭，还是生理上的一些反应，让她好像很麻木地就接受了这个男人对她所做的一切事情。对于女性来说，在遭遇这种心理上的重大创伤的时候，往往会出现这种自我毁灭的倾向，可能好多电影，还有现实生活当中都会发生类似的一种场景。

她对自己的这样一种自我毁灭，对于母亲来说其实是一个特别大的创伤。所以这件事情之后，母亲就跳黄浦江自杀了。因为对母亲来说，自己的情人居然和自己的女儿发生关系，而且在他们发生关系的时候，孩子就在旁边。这个孩子当时还很小，看上去可能就是两岁多的样子，这种场景对于孩子来说也是特别大的一种心理创伤。

当母亲发现他们俩有这种关系之后，其实是遭受了双重的背叛。一个是男人对她的背叛，一个是女儿的背叛。一个母亲最大的创伤，可能也莫过于来自女儿的这种自我毁灭。另外一方面，也是女儿对自己的一种背叛。所以，这个对母亲来说是特别重大的一种心理上的打击。

然后我们可以看到，茉躺在地上的时候，她还说："该打，这种男人该打！"我想对于这个男人，她心中可能有一种非常复杂的情感——她说这种男人该打，其实也是在说她自己，她恨那个抛弃她的男人。然后我们可以看到，茉的母亲跳黄浦江自杀了。母亲在跳江自杀之前，曾跟茉说那个男人拿了她一个金表和两个戒指，让她有空的时候把金表、戒指拿回来。但是茉很淡漠地说："你自己的东西，你自己去要呀。"后来母亲就跳江自杀了。我想，这件事情对她来说又成为另外一个新的创伤的来源。所以，我们看到她满腔愤怒，从一个非常天真烂漫的少女，变成遭遇重大丧失之后完全对生活失去乐趣，完全自我毁灭的一种形象。

到最后母亲也去世了，就相当于她的生活当中，只剩下了她自己和女儿。剩下的日子、所有的生活都完全只能靠她一个人来支撑着活下去。所以，这好像完全激发了她内在的一定要让自己活下去的很坚定的愿望和想法。而且，她跑去找这个男的，然后扇了他两个耳光，宣泄了她的愤怒。我想可能这种愤怒，既有对那个抛弃了她的男人的愤怒，也有她母亲对于这个背叛了她们母女两个、对她们母女两个都有非常不好的行为的一个很坏的男人的愤怒。这个场景，我觉得是非常决绝的一个场景。

虽然茉之前是一个非常天真烂漫的少女，但是在遭遇重大丧失，发现必须得靠自己才能活下去的时候，她的内在好像也有一种力量被激发出来。在这个场景里面我们可以看到，其实茉也有她的优点，她的生命力其实还是蛮强的，现在只能靠她自己了。

看到这个地方为止，虽然只是这个电影中第一代女性茉的生活片段，但实际上我们看到，在茉和她的母亲，还有她的女儿（女儿现在才两岁）这样一个三代女性的故事中，有一些家族传递着的重复的模式——母女之间互动沟通的方式，彼此伤害的方式。好像她们都是找了一个会伤害自己的男性，在她们的情感关系里面，都是不断地被坏男人所伤害。

在现实生活里，有的女性可能也是这样，好像找的都是同样的、会虐待自己、会有不好的关系的这样一种男性。如果从深层次的心理原因来看，某种程度上也是一种代际的传递，或者是一种强迫性重复。因为有的经历虽然很痛苦，但是从潜意识来讲，这是我们非常熟悉的东西。而改变是未知的，改变就意味着会有风险。所以很多时候，我们自己或者是来访者说"想要过幸福快乐的生活"，我们每个人也想过快乐幸福的生活。但其实从深层次来讲，我们也害怕改变。因为改变是未知的，会带来很多未知的东西，停留在原来的模式里虽然痛苦，但是这是熟悉的，这也就是为什么有的时候，改变一个家庭的关系可能不是一件很容易的事情。

其实每个人的个人成长都不是一个很容易、很一帆风顺、一条线往上、全是往好的方向发展的过程，可能会遭遇到一些反反复复的过程。生命总是不容易的，成长也是不容易的。但是不管怎么说，一个人如果有很强烈地想要改变自己的想法，如果我们想要为自己的孩子提供比较好的原生家庭环境，做一个好的父母亲的话，我们就要很好地觉察自己，觉察自己从我们的原生家庭里继承到了什么样的模式，然后在自我探索方面做很多、很深入的工作，我想我们就会不断地往成长的那个方向发展。

第六讲 ‖ 家庭生命周期

> 我进行家庭治疗时，常会提议父母为青年举行一次加冕礼。戴上一顶帽子，向全世界宣布，从此这孩子就要接受成人的待遇，从此对自己的所作所为负责。而父母，从此就要找别的人和事去烦心，从此放手。
>
> ——李维榕《为家庭疗伤》

那么，家庭生命周期指的是什么呢？

可以从两个方面来看，第一个层面是代际的传递。我们每一个人都是生活在自己的家庭里面，父母相处的情感模式，父母的婚姻模式，父母对我们的养育模式，可能都会传递到我们和配偶的婚姻当中，影响我们作为父母养育孩子的方式。无论是婚姻关系，还是养育孩子的方式，还是其他的方方面面，在每一个家族里都会呈现出一种代代相传的迹象，一代又一代地把很多关系模式传递下去。所以，需要了解一个家族里面，每一代人之间发生了什么样的事情，在每一代人不断地往前推进的发展过程当中，其实也是家庭生命周期的一种呈现。

从家庭的代际传递来看，在一代又一代的人往下不断发展的整个历程当中，也在呈现着家庭生命周期的变化。比如说，一个人到 20—30 岁的时候，在这个阶段需要完成的任务就是寻找伴侣，建立自己的家庭。当年轻人寻找伴侣建立了自己的家庭之后，就会进入养育孩子的阶段。在养育孩子的过程当中，在孩子到了不同年龄阶段的时候，这个家庭需要面临和解决的任务也是不一样的。比如说，刚生下来的小婴儿和 3—4 岁的孩子，还有上小学的孩子、上中学的孩子和上大学的孩子。孩子到了不同的年龄阶段，父母需要调整自己养育孩子的方式，就不可能只用一种方式来应对孩子，来处理孩子之间发生的种种事情。因为在孩子成长的过程当中，在不同的阶段需要父母不断地调整自己养育孩子的规则。这个是从代际传递的角度来讲解家庭生命周期。

美国的一个很著名的心理学家艾瑞克森提出了人格发展阶段的"八段论"。他把一个人的生命周期分成八个阶段，他认为一个人在生命当中有八个阶段，在每个阶段都有自己需要去完成和解决的目标和任务，他是从个体的角度来阐释的。但是，**我们这里所说的家庭生命周期，就不仅仅是看个体不同的生命阶段**，比如说婴儿期、幼儿期、童年期、青少年期、青年期、成年期、老年期等等这样的八个阶段。如果从家庭的角度来看，就是整个家庭的一个不断往前变化的生命周期。艾瑞克森提出来的心理发展阶段理论，主要是针对个体的发展阶段，**在不同的发展阶段，一个人需要完成不同的目标和任务**。

比如说，一个 20—30 岁的青年人，在这个年龄阶段最主要的目标和任务就是扩大自己的交往圈子，然后寻找伴侣，成立自己的家庭，从单身贵族变成二人世界。如果养育了孩子，就形成一个新的三口之家。新的三口之家中，这个孩子就会经历婴幼儿期、童年期、青少年期等等，孩子长大后又会离开家庭、组建新的家庭，就变成一个多代同堂。那么，这个现象在每个家庭里不断地循环往复，一代又一代的生命背后，都站着我们各自的很多祖先，我们的祖先也传递给我们很多东西，也许有我们想要珍视的财富，也有我们不太喜欢的东西。我们自己也把我们从家族（父母、祖先）所继承的很多东西又传递给我们的孩子。孩子又把这些东西传递给他们的孩子。人类就是这样一代一代的不断地往下繁衍、往下发展的一个过程。这是从家庭发展的角度来看家庭生命周期这样一个概念。

另外一个方面，如果从个体发展的角度来看，就是艾瑞克森的心理发展阶段理论。**艾瑞克森认为，人生发展的每个阶段都会出现一个主要的矛盾和危机。这是发展心理学里面非常重要的一个概念**。要了解家庭生命周期，首先需要了解艾瑞克森提出的个体的生命发展周期。

关于一个人的心理发展，不同的心理学家也提出不同的发展阶段。大家还比较熟悉的另外一个人就是弗洛伊德，他把人的心理发展阶段划分为口唇期、肛门期、性器期、潜伏期和生殖器期。

口唇期也就是 0—1 岁的阶段，有点和艾瑞克森划分的 0—1 岁这样一个"信任和不信任"的阶段相对应。但是每个人解释的角度是不一样的，也就是说，对于同样一个现象，不同的人、不同的心理学家会从不同的角度来对这个概念进行阐述。弗洛伊德所谓的口唇期，就是每个人出生以后，都需要有人来喂我们吃、喂我们喝，满足最基本的生存需要和安全需要，所以在 0—1 岁，我们都需要吃奶，主要养育者通过口腔来喂养我们。

1—3 岁是肛门期，相当于艾瑞克森提出来的 1—3 岁是一个"自主对羞怯"的阶段。弗洛伊德所谓的肛门期，就是在 1—3 岁这个阶段，父母会培养孩子形成一些规则，比如这个阶段的孩子最主要的一个任务是学习怎么控制自己的大小便、怎样吃饭、怎样穿衣，慢慢学会照顾自己生活的一些方面。有的父母可能会在孩子 1—3 岁的阶段过分的严厉。比如在训练孩子大小便、训练孩子吃饭的过程当中出现体罚，如果孩子某个行为、某个动作完成得不好，就会特别的严厉。如果遭遇到特别严厉的对待，就有可能影响孩子未来长大成人以后的行为，也许会和他后期出现的一些强迫症状，或者是后期发展成为强迫症有一定的关系。这个是弗洛伊德的观点。

弗洛伊德认为 3—5 岁是性器期。他认为在 3 岁前，婴儿和主要养育者之间的互动主要是一种二人互动。虽然除了妈妈之外还有其他的主要养育者，但是最主要的养育者绝大多数是妈妈，或者说只有一个最主要的养育者。到了性器期，就会引入一个第三人的阶段。男孩子和女孩子在性器期这个发展阶段还不太一样。**在性器期，男孩子和父亲有一种竞争，即竞争母亲的爱。**在那个阶段父亲是比较强大的，作为一个孩子，他是没有办法和父亲竞争的，所以他就慢慢地接受这个现实。但他可能会认为未来只要认同他的父亲，他就可以寻找一个和他的母亲比较相像的一个伴侣。这是男孩子性别认同的一个过程。**最终男孩子是要从父亲身上去认同自己的男性形象。**女孩子在潜意识里面，也存在和自己的母亲竞争父亲的关爱，最后发现受挫以后，就慢慢转向认同母亲，认同自己的女性角色。**无论是男孩儿还是女孩儿，如果在性器期遭遇到一些发展的挫折，可能就会出现性别身份认同的一些困惑和困难，也许就不会认可自己生理学上的性别。性器期以后就是潜伏期，再后就是生殖器期，从弗洛伊德的观点来看，他把个体的心理发展主要是分成这样几个阶段。**

那么从艾瑞克森的角度呢？

0—1 岁，他认为是一个人发展出"对一个人信任还是不信任"的阶段。就是说在 0—1 岁的时候，婴儿是非常弱小的，他需要身边的大人给他全然的照顾。当他感到饿、感到渴、感到冷而开始哭泣时，如果有大人能满足他的需要（无论是生理的需要，还是情感的需要），他就能够培养出一种比较安全的感觉，就是对人是信任的。但是假设一个孩子在 0—1 岁的时候，无论他怎么哭也没有人去哄他，也没有人给他吃，或者就算是有人给他吃，但是情感上也没有给到他很多的温暖。那么，这个孩子长大了以后，他可能会对人是不信任的。

1—3 岁，是所谓的"自主和羞怯"阶段，养育过孩子的人可能都会记得，在孩子

1—3岁的时候,不管是男孩还是女孩,都是比较难管理的,或者说在安全方面需要特别注意。因为在这个阶段,孩子要去不断地探索外在的世界。这个年龄段,也是孩子充分地探索外在世界的阶段。

在他探索外在世界的过程当中,可能会经常激怒父母。因为孩子拼命探索外在世界,可能会碰到一些危险。如果家里有这个年龄段的孩子,那家里的桌子如果有比较尖锐的角一定要包好,刀具等这些东西一定要收藏好,包括墙上的各种插座、插头,也是特别需要保护好。这个年龄段的孩子是不知道这些东西的危险性的,但他又特别的好奇,特别想去探索这些东西。

孩子出现各种危险行为一般都是在1—3岁。家里的阳台比较高,有的孩子可能会去爬,爬高上低的会让家长觉得特别头疼。这个时候,父母对1—3岁的孩子的养育方式就是,一方面,在面对孩子有很多危险性行为的同时要注意孩子的安全,另外一方面,某种程度上对孩子这种外在的探索给予一定的支持,当然是在保证安全的前提之下了。如果大人特别愤怒,苛责孩子或对孩子提出过分严厉的要求,就像弗洛伊德所说的肛门期,过分的严厉会让孩子对探索外在的世界产生恐惧,觉得外在的东西是不安全的,或者对自己有更加严苛的要求。

5岁前或是3岁以前的经历,对一个人的人格塑造是特别重要的,它会影响一个人未来成为什么样的人。因为在3岁以前,和身边的主要养育者形成的一种关系,可能在很长一段时间之内都会伴随着我们,就好像我们把很多东西都内化了。为什么很多人在成年以后会有强迫症状,甚至会发展成很严重的强迫症?也许是因为父母在这个阶段对孩子过分严厉、过分地指责批评,让他们处于压抑的情况之下,这些养育方式就被孩子内化在自己的思维里面。到了后期,就算别人、就算父母不过分要求他,他自己也会在潜意识里面对自己的要求特别严苛。**我们作为父母,要了解一个孩子发展的过程,还有一个家庭在不同的发展阶段,所需要完成的一些任务,就可以帮助我们更好地养育孩子。**

3—6岁,艾瑞克森认为是"主动对内疚"的阶段。这个阶段,也就是孩子上幼儿园,开始进入社会学习的阶段。在这个阶段,其实孩子没有很明显的性别区别,就是男孩女孩可能会对对方产生一种好奇。

6岁到青春期之间,大概就是上小学的阶段。小学阶段的男孩和女孩,已经开始有了性别角色。大家也可以想象,在我们上小学的时候,是不是女生的成绩普遍比男生好?男生的成绩好像就总比不上女生。其实不同性别的孩子,在不同的发展阶段，他的优势和长项是不太一样的。在小学阶段，可能女生更多的会在学业方面展现出优秀成绩，男孩子的学习成绩可能没有女孩子这么好。这个时候家长也没有必要过分的苛责，这是和孩子本身的发展阶段有一定的关系。

青春期，一般来说是14—18岁，可能每个孩子的青春期出现的阶段也不太一样。随着社会的发展，青春期的出现好像越来越早。青春期是一个人对自己的身份认同、性别认同的阶段，青少年开始想要标新立异。**同伴关系对于青春期来讲，是最重要的一种关系。**每个人都在对自己的身份认同产生很多的困惑，**在这个阶段对孩子影响最大的不是父母，也不是老师，而是身边的同伴。**其实，在孩子上初中和高中的时候，对其影响最大的是同伴。我经常在想，很多所谓的重点高中，虽然说老师的因素也在其中，但更重要的是，在重点高中里大家都是被筛选出来的、公认的好学生，可能整体的氛围比较好。在所谓的一些比较差的学校，可能各个方面大家互相有一些不太好的影响。**这个阶段，对青少年影响最大的就是他们的同伴，因为青少年特别害怕被这个群体所孤立。**

比如所谓的追星现象，还有班里出现的流行行为，如果有的同学没法融入，可能就会被同伴排斥。但是，对于青少年来说，被同伴排斥是特别不能接受的。所以，这个阶段可能也是父母比较头疼的一个阶段。因为父母突然发现，身边的孩子越来越难管，他可能开始给日记本上锁，开始不再像小时候一样跟你讲悄悄话、跟你很亲密、黏你黏得很紧，很多妈妈一开始可能会觉得挺失落的，怎么我的孩子和我不那么亲了？**这个时候，父母需要接受孩子的改变，因为这是每个人走出家门的一个非常重要的阶段、步骤。**

对于不同年龄段的孩子，父母需要调整自己的养育规则。对青春期的孩子就不能像对待婴幼儿一样，因为他已经开始独立，要成为一个独立的人。**假设一个孩子到了青春期，他还没有自己的秘密，还整天在家里黏着父母，那才是父母需要担心的事情。**

接下来就到了成年早期（18岁以后，20—30岁的一个阶段），是青年男女开始寻找各自的伴侣，然后养育孩子的一个阶段。

成年中期，是养育孩子的阶段。曾经的婴幼儿，现在也变成一个成年人后，又开始了新一轮的家庭生命周期。那么原来的父母可能已经升级做祖父母，可能也面临着对第三代人的养育等等。比如说自己的子女如今也变成了父母，双方父母可能会对孙子（孙女）或者外孙（外孙女）的养育出现一种权利的争夺。当然这种情况就很复杂了,每个家庭的情况都不一样。比如说生男孩还是生女孩？每个家庭有不同的反应和感受;要不要生二胎？现在二胎政策放开了,但有时候生二胎**也不仅仅是夫妻两个人的选择**。就二胎政策的放开,我还听到一个新闻,说是一个两岁的小女孩,听说她快要有一个妹妹的时候放声大哭,在地上打滚。这些也是新时代、新政策的变化,对每个家庭的具体的影响。

其实,当家中只有一个孩子,后来有两个孩子,再后来有三个孩子的时候,就慢慢地产生一种同胞竞争。当第二个孩子出生的时候,第一个孩子会感觉到自己的地位受到了威胁,他最担心的是因为有了新的弟弟或妹妹,父母对他的爱和关注会减少。所以要想纠正老大对老二的不接受,父母需要察觉到老大的这种丧失(完完全全的父爱、母爱的丧失),给他一些关爱,不要让他觉得,好像有了老二老三以后,爸妈就不再爱他了,这是特别重要的一点。

成年晚期就是老年期,进入老年期大概是 60 岁以后。子女早就离家,都已经有了自己的家庭。这个时候做父母的可能就重新回到二人世界,也是所谓的空巢家庭。但实际上,随着时代的发展,空巢家庭出现得越来越早。如果孩子到外地上大学,家里马上就从三口之家变成二人世界。做父母的重新回到二人世界以后,需要再次调整彼此之间的关系。那么到 60 岁以后就更是了,进入老年期其实也有一个心理的调整。这时候又重新回到二人世界,开始思考怎么样和自己的子女、孙子女保持自己比较希望或喜欢的关系。另外,在这个阶段,每个人也开始思考自己过去的人生,可能做一个整理,然后未来的人生也需要重新做一个规划。

这个就是艾瑞克森提出来的个人的发展周期。其实在个体不同的年龄段,也伴随着家庭的不同的发展周期,每个周期都有家庭各自不同的任务。但可以想象,你自己的家庭现在处在什么样的发展阶段。当然,现在的社会在很多传统的生命周期上发生了一些变化,比如说,有的夫妻不要小孩,自己主动选择不要孩子,就是所谓的丁克家庭。这样生命周期可能就少了后面很多的阶段,这也是一种生活方式。有的家庭是离异的,孩子跟父亲或母亲生活在一起,也许父亲或母亲又再婚。再或者就像电视连续剧《家有儿女》一样,父母带着自己的孩子再婚,然后又生一个孩子。这个家庭的结构就变得越来越复杂了,那么这个家庭在每个周期碰到的一些任务可能也就会更加的复杂。

比如说,同性恋也有自己的生活方式。现在的社会越来越宽容,各种各样的家庭形式都可能会出现。当然，同性恋在国外的被认可程度是非常高的，而且2000 年以后，同性恋这个诊断已经从精神障碍里移除了，说明整个社会对于一个人的性取向持越来越宽容的态度。当然，如果一个家庭遭遇了这种情况，这个家庭的生命周期可能就和传统的不一样。

李安导演的一部电影《喜宴》描述的是：父亲是国民党时期比较大的高官，他们唯一的儿子后来到美国留学，然后儿子发现自己的性取向是喜欢同性。父母要从台湾去探望他们，让他和他的伴侣特别的尴尬。父母特别渴望自己能够抱上孙子，这个儿子又觉得父母可能没有办法接受他是同性恋的事实。于是就和一个很喜欢他的女孩假结婚，结婚的那天晚上发生了关系。没有想到这个女生就怀孕了，后续发生了一系列的事情。其实这个老父亲稳操胜券，他什么都知道，他知道儿子身边的男士就是他的男性伴侣。然而，就在各种的情况之下，他也顺利地抱上了孙子，很有意思的一个电影。

李安导演的三部曲——《推手》、《喜宴》、《饮食男女》，是和家庭非常有关的电影。我们学了家庭治疗的很多理论以后，就可以带着家庭治疗的视角来看待电影，其实有的时候我们在电影里也可以看到现实的生活，现实的生活也是高度浓缩在电影里。如果我们能够带着家庭的视角来看待电影、各种影视剧，也会让我们带着更多的觉察来看待我们自己的家庭。如果说我们作为一个家庭治疗师，当我们带着这样的视角看待家庭的时候，也会带着更多的觉察。

下面就简单跟大家再说一下，家庭生命周期的六个阶段。

第一个阶段，年轻成人离开家庭。这个阶段的任务就是从原生家庭中分离出来，然后发展亲密的同伴关系，在工作和经济上可以取得一定的独立。

第二个阶段是新婚成家。这个阶段，青年男女结婚组成新家庭，建立新的婚姻系统。然后重新组织家庭和朋友的关系，以便接纳配偶。

第三个阶段是养育新人的阶段。在这个阶段，孩子就降生了。夫妻之间就需要适应父母的角色，学习为人父母，然后协调夫妻和父母两种角色。已经养育孩子的人可能会有这样的感受，就是当我们还是二人世界，和我们成为三口之家以后，夫妻关系和亲子关系绝对是两种不同的关系。有的夫妻在成为父母之后，也许会忽略夫妻层面的一些情感关系。但实际上，如果想要给孩子营造一种很好的家庭氛围的话，即便是在我们养育孩子的过程当中，夫妻二人情感关系的维系依然是非常重要的。

　　第四个阶段是子女成长阶段。孩子从婴幼儿成长为青少年，在这个阶段父母需要调整对青少年的养育方式。

　　第五个阶段是家庭空巢。孩子离家独立的生活，夫妻二人又重新变成二人世界。现在基本上孩子在念大学以后，三人家庭就又变成一个空巢家庭，因而需要有一个新的调整和适应。

　　第六个阶段是夕阳晚景。就是步入晚年的家庭生活，老夫老妻，最重要的可能就是有伴儿的这种感觉。退休了以后，可能需要重新培养自己的兴趣爱好，然后对自己的整个生命，重新作一个退休后的生活安排。

第七讲 ‖ 鲍文系统家庭治疗

> 一方面，我们希望成为分化的独立的个体——拥有自主权的人；另一方面，我们寻求与另一方的关联感和亲密感，以及对家庭或集体的归属感。
>
> ——哈丽特·勒纳《愤怒之舞》

前面介绍了**系统论**，系统论几乎是所有家庭治疗流派中很重要的、最基本的一个概念，**就是看待一个个体、看待一个家庭，需要从系统的角度来看待**。比如，要是有人认为家庭里某个成员有问题，作为一个家庭治疗师，我们就需要思考一下，真的是这一个人出了问题吗？如果家庭中的某个人被认为是有问题的人，那我们需要作一个评估，看看到底是这个人有问题，还是这个家庭系统出了问题。我们需要带着系统的思维来看一看，这个家庭当中的某一个人被认为是病人、被认为有问题的人，和这个家庭的系统有没有关系？是不是这个家庭出现了什么问题？是不是家庭成员的互动出现了问题？

之前还讲到很重要的一个概念，就是**家庭生命周期**。也就是说，每一个个体都有自己的个体生命周期，每一个人都是从婴幼儿到少年、青少年、青年、成年、中年、老年。伴随着个体的不断成长，家庭也在经历一个家庭生命周期的变化。在**不同的生命周期，每个家庭都面对着不同的生命议题**。如果是有孩子的家庭，父母需要根据孩子的年龄来调整自己的养育方式。比如说，一个进入青春期的少年。我有一个朋友的女儿十二三岁，有一次，我的朋友说，她女儿特别喜欢《致青春》这本书，可能也快要到青春期了。当时有一个电影叫《致青春》，是赵薇导演的一部电影。当时播出了电影以后，我还专门去看了一下电影改编的小说。小说里面有一些（我们可能会认为少儿不宜的）关于成年人的性的方面的描写。**青春期孩子的特点就是，对他（她）来说，影响他（她）的最重要的人不是父母，也不是老师，而是身边的同伴**。他们可能会通过各种渠道互相交流关于青春期的知识。在这个阶段，同辈之间的影响是特别大的。然后我就想到，随着时代的发展，现在的青少年进入青春期的年龄可能会越来越提前。大人所认为的那些对孩子是禁忌的东西或知识，其实他们是了解的，也许知道的远远比父母想象得要多得多。

我之前曾经跟一些高中生聊天，聊的是比较深入的一些内容。就听他们聊，他们在十六七岁的年纪，对于感情、对于谈恋爱、对于异性恋、对于同性恋等各种知识的了解，真的让我非常吃惊。他们所了解到的（因为可以获取信息的渠道特别多，父母还总觉得孩子可能不懂什么）不会跟父母交流，但是会跟同伴交流。就是说，家庭生命周期也是家庭治疗里面一个非常重要的概念。在做家庭治疗的时候，可能就会碰到孩子正处在不同阶段的家庭。所以，了解孩子在不同年龄段的一些特点，家庭处在哪一个家庭生命周期，父母对于教育孩子应该作出怎样的调整，也是非常重要的。

再举一个例子。有的爸妈可能正面临孩子近一两年高考的事情，很多父母就会比较操心，会为孩子作很多的思考，比如"要读什么学校？是去国外还是在国内读大学？"等等，会为孩子设计很多供他们选择的未来。但是实际上，在十八九岁这个年龄，正是孩子走出家门，不断拓展自己，并与原生家庭分离的一个重要阶段。实际上他们有自己的主见，如果父母还在用老的思想观念，觉得"父母就应该为孩子包办一切；我吃过的盐比你吃过的饭还多；我走过的桥比你走过的路还多"等等，还抱着"用自己的思想掌控孩子未来"的想法，肯定会碰到很多问题和困难，也会碰壁。**作为父母，在孩子不同的年龄阶段，应该用怎样的方式和孩子沟通，其实是值得思考和需要不断做出调整的。**

除此之外，在总的理论部分，我们还讲到了**依恋理论和发展心理学。发展心理学**其实和家庭生命周期也有一定的关系。也就是说，一个人在不同的年龄阶段，会有一些不同的心理特点，作为父母应该怎样去对待这个年龄阶段的孩子。**依恋理论**在家庭治疗里，越来越受到家庭治疗师的关注。为什么依恋理论如此重要？一个人在童年（在生命的早期）和主要养育者之间的一种关系，也就是在3岁以前和父母亲（主要养育者）之间的关系，它在很大程度上决定了我们成年之后，和身边亲密他人的关系，和身边重要他人的关系。简单来说，这就是依恋理论的重要性。

我在猴山观察猴子的时候发现，小猴子趴在母猴的肚子上，母猴就像人类一样抱着小猴子，看着那个场景觉得特别温馨。所以我每次去猴山观察猴子，至少都可以看半个小时甚至一个小时以上。小猴子和母亲之间的依恋关系真的特别像我们人类抱着自己的小孩子。我想，这样的小猴子从小成长的环境就是相对比较健康的。我认识一些老师在做"早期逆境对猴子成年后行为影响的实验"，就是人为地造成一些猴子的早期的养育环境的剥夺。比如说，小猴子出生以后，实验组就人为地把它和母猴分开。然后观察这些从小被剥夺了母猴拥抱的小猴子，跟那些从小能够获得母猴温暖拥抱的小猴子，在成为成年猴以后的行为方面的差异。

这和我们人类很相像。大家该知道几年前富士康的"几连跳"事件，跳楼自杀的年轻人，很多都是农村的留守儿童。留守儿童可以说是我们国家的一个"隐形炸弹"，当然可能也有很多人关注到了这样一个群体。我曾经去过一个地方，那里都是留守儿童。很多农村孩子的爸爸妈妈，在孩子很小的时候就常年到外地（城市）打工，很多孩子就变成留守儿童，留在家乡由爷爷奶奶或者外公外婆抚养，一年到头好像只有春节才能见到父母。更恶劣的情况是可能几年都见不到父母。当时去的那个农村，我发现有一些留守儿童的年纪都特别小，读小学三四年级。我当时碰到一两个已经有非常严重的抑郁症症状的孩子，觉得特别的可怜。这也是一种比较严重的社会现象。

其实这样的情况也叫做早期逆境。人类的很多疾病包括焦虑症、抑郁症甚至糖尿病（大家可能会觉得糖尿病是身体的疾病，其实糖尿病是一个心身疾病），也和人的早期逆境有关。因为我在做这方面的科研，对抑郁症和糖尿病的研究会比较多一些。最近看了很多文献，发现**无论是抑郁症还是糖尿病，都和一个人的早期逆境有关系。也就是说，在童年的时候被剥夺了主要养育者的关爱和关照。**还有就是在经济条件比较差的地方，可能饮食条件不是特别好，经常吃不饱，饥饿的感觉就会储存在大脑的杏仁核里。

为什么说糖尿病是心身疾病？虽然很多人还没有发展成糖尿病，但是有一些体重超出正常的表现。现在大家基本上都是营养过剩，过年都是吃大餐这种饮食习惯。早年的那种饥饿的感觉如果储存在大脑的杏仁核里，那么**有的时候吃东西可能也是一种缓解焦虑的方式。**有的人经常会坐着不动，这也是现代人的一个通病。大家都用电脑、用手机、玩微信，看这个看那个，坐的时候比较多，运动就会越来越少，这些生活习惯都会导致很多心身疾病的发生。

所以，**无论一个人是心理问题还是心身疾病的发生，依恋关系都有非常重要的影响。**糖尿病和家族的影响也特别的有关系。大家可以想一想自己的家庭，在自己家的餐桌上，和回到老家后一家人的饮食和生活习惯之间的关系是怎么样的？这些都和家庭环境有关系。

　　一个人成年后的饮食习惯和从小在家庭里养成的饮食习惯特别的有关系。有一天我跟老公开玩笑说，如果我从小就被喂吃草的话，我想现在吃草应该也觉得挺习惯。有的人小时候可能是吃辣的或者是吃甜的。比如我自己，我们云南那边是吃辣的，所以我头脑里的印象是无论到了哪里（虽然我在上海也这么多年了，甜一点的也能吃得惯），隔一段时间总想吃点辣的，"总想吃辣"那种记忆就始终都停留在大脑的记忆层面。其实不光是吃东西，无论是我们关于家庭的记忆，还是我们从小被养育的记忆，哪怕现在想不起来，但是这些记忆、这些和记忆相关的情绪，其实都储存在我们大脑的杏仁核里面，影响我们现在的行为。

　　先前讲到一个非常重要的概念是**家谱图**。家谱图和我们今天要讲到的鲍文系统家庭治疗的关系特别大，我特别喜欢莫瑞·鲍文的很多理论。鲍文最早提出来关于怎么用系统的概念来看待一个家庭（他的家庭治疗模式也是系统家庭治疗，但是叫鲍文系统家庭治疗）。他也是美国最早的（上个世纪 40、50 年代）把精神分裂症患者放在系统、放在家庭的角度来做研究的一位家庭治疗先驱。他最重要的一个贡献在于最早发展出了家谱图技术。虽然后来家庭治疗的流派也有很多，但是鲍文的家谱图技术涵盖了非常典型的、精华的家谱图绘制格式和内容。而且鲍文流派后来也有一些比较著名的家庭治疗师，继承了这个流派的一些重要概念，在后期把家谱图的内容作了更进一步的深入。

　　结构家庭治疗和萨提亚家庭治疗的家谱图绘制和鲍文的家谱图绘制有一些不同，但是核心的思想很相似。我觉得鲍文最大的贡献，一个是家谱图的创建，另一个是提出了八个连锁理论概念，也是我非常喜欢的。再有一点就是，鲍文可以说是在家庭治疗的所有先驱里面，最早意识到——如果要成为一个很好的家庭治疗师，就需要回到自己的原生家庭，解决自己在原生家庭里还没有得到解决的一些问题。

　　鲍文最早研究的是精神分裂症的家庭。后来，他发现精神分裂症的发病和家庭的互动模式非常有关系。在他做了一系列的研究、提出一系列的理论之后（在他中年的时候），由于他的原生家庭、他的家乡有一些事情要处理，他就回到家乡，就是在那次回家，他处理了和自己的原生家庭（也就是和父母及兄弟姐妹，还有最亲密的一些家庭成员）之间还没有解决的一些冲突和矛盾。

　　鲍文的一些英文著作并没有被翻译成中文。关于他的介绍，在《家庭治疗概论》这本书里有，此外，《家谱图》和一本叫《愤怒之舞》的书中也有介绍。这两本书我在喜马拉雅上都读了。《愤怒之舞》这本书可能容易被大家忽视，因为它看不出来和家庭、和家庭治疗有什么关系，但是这本书里有关于家庭治疗的一个非常重要的概念——三角关系，书里有非常详细的介绍。这两本书对于了解鲍文系统家庭治疗，包括怎样从系统的角度看待家庭治疗、看待一个家庭，都是非常重要的。《愤怒之舞》是哈丽特·勒纳写的，她是一位女性家庭治疗师，所以她会从女性的视角来看待一个家庭里的三角关系。

鲍文的八个连锁理论概念，是我非常喜欢的理论，我觉得他总结了很多家庭治疗里非常重要的概念。下面我们就进入鲍文家庭治疗的学习。

鲍文著有 *family therapy in clinical practice* 和 *family evaluation* 两本主要的著作（很遗憾目前都没有中文版），其中一本介绍了鲍文在早期研究的精神分裂症家庭，也就是精神分裂症患者的家庭互动的模式是怎么样的，书中也提到了他在中年以后回到自己的原生家庭，解决自己和家庭之间一些尚未解决的情感上的冲突。这本书挺厚的，也挺难读，《家庭治疗概论》里也有关于他的一些介绍，如果作为入门的话，看下《家庭治疗概论》就可以了。

鲍文系统家庭治疗的代表人物就是鲍文，菲利普是鲍文的学生，他写了几本关于三角关系的书，目前还没有中文版本。另外一个代表人物是贝蒂·卡特尔，她是一个女性的鲍文主义者，她有一本书叫《扩大的家庭生活循环：个体、家庭和社会观点》，目前也没有中文版。还有一个代表人物是《家谱图》的作者莫妮卡。卡特尔和莫妮卡合写的一些书已经翻译成中文，挺厚的。她们主要是从鲍文系统家庭治疗的角度来剖析，我们都知道系统的观点有五个层次：个体、二人关系、三元关系、和扩大家庭的关系以及大的社会文化背景。她们的书从大的社会文化背景来剖析，不同的文化背景，对于一个人、一个家庭的影响。有关鲍文系统家庭治疗的书，推荐《家谱图》和《愤怒之舞》这两本。

接下来，重点讲一下**鲍文系统家庭治疗的非常重要的 8 个概念，分别是自我分化、三角关系、核心家庭情绪过程、家庭投射过程、多代传递过程（就是我们非常熟悉的代际传递），此外还有同胞位置、情感阻断、社会的情绪过程。**

在介绍具体概念之前，我们先认识一下情绪系统和理智系统：

所谓的情绪系统就是童年记忆反馈的再现。焦虑是怎样产生的？焦虑的产生需要一些外在的感受器官，比如我们听到某个人说的话，看到某个人的表情，通过这种感受系统调动大脑皮层所储存的一些焦虑的感受和记忆。比如对某种东西很恐怖、很讨厌、很害怕，像我就特别讨厌蠕动的毛毛虫（每个人有自己特别讨厌的植物或动物）。其实那个记忆是在童年产生了以后，那种讨厌、那种恐惧就储存在大脑里。当我们成年以后，再次看到毛毛虫的时候又会重新地浮现那种记忆。

焦虑也是一样的。如果一个孩子在童年成长的过程当中，经常受到父母中某一方的指责和批评，比如觉得他不够好，他可能就会觉得特别焦虑。或者童年的时候看到爸爸妈妈经常吵架，由此产生的焦虑的记忆就会储存在大脑里。然后，当他成年以后碰到另外一个人，其行为方式和他父母亲的方式特别相像时，也会激发他很多的焦虑。

实际上，真正激发个体内在焦虑的，还是童年的记忆，这个就是情绪系统。另外一个是**理智系统。**我们都知道，人有感性的部分，也有理性的部分。大家可以思考一下，如果感性和理性加在一起算作 10 分，我们在感性和理性的部分分别占到百分之多少？可能女性的感性成分会多一些，男性的理性成分会占得更多一些。同样是女性，每个人的理性和感性成分所占的比例也不一样。

好，下面分别给大家介绍一下鲍文家庭系统的八个连锁理论概念。

自我分化。如果大家学过精神分析或者精神动力学，就知道在精神分析和精神动力学里面有另外一个概念叫做个体化，这个概念和鲍文提出来的自我分化有一些联系。所谓的自我分化，也有由低到高的程度。比如 0 是最低，10 是最高。自我分化最简单的理解，就是一个人实现个体化、心智成熟的程度。举个例子：有的人虽然已经是成年人了，但是一旦看到父母又开始争吵——这个孩子可能从小就觉得父母的争吵是自己做得不好、是自己有错，所以爸妈经常吵架——因为担心爸妈，就一直离不开家。就算离家了，也在情感上一直被父母这样的关系所牵扯。

自我分化就是一个人将理智与情感区分开来的能力，如果比较低就特别容易受到别人情绪的影响（当然是自己身边比较亲密的人）。当父母之间有些争吵的时候，一个人内在的那种焦虑会被激发出来，就又会强烈地受到他们的影响。如果一个人在童年时母亲是弱势的，父亲是强势的，当过年回家看到父母之间还是同样的模式——父亲还是比较强势，母亲还是比较弱势。当看到好像父亲在欺负母亲，母亲处在弱势的时候，自我心智成熟度比较低的人，就会立刻又回到童年的模式，去指责父亲、支持母亲，然后和母亲站在同一个阵线上共同地对抗父亲。如果是一个自我分化程度比较高的成年人，在面对父母的争吵对自己情绪的影响时，能够区分出来是别人的情绪还是自己的情绪。心智成熟度比较低的人，分不清楚当前的情绪到底是自己的情绪，还是别人的情绪，就会不由自主地去捍卫母亲的利益。

自我分化和情感三角（即三角关系）这两个概念是紧密结合在一起的。就像刚才的例子，父、母、女三个人，假设一直以来，女儿在童年时父母亲的互动模式就是父亲比较强势，母亲比较弱势，女儿从小就和母亲结成联盟。尽管女儿现在已经成年了，自己有孩子、有丈夫，但是在春节回家吃年夜饭时，发现爸妈又争吵起来了，又是童年的那个模式，然后不由分说，自己的情感就会立刻变得愤怒，和母亲的那种情感融合在一起，好像完全承载了母亲的愤怒，一起去对抗父亲。所以这两个概念有非常紧密的关系，一个自我分化程度较低的人，很自然而然地就容易在家庭里面形成相对不是特别健康的三角关系。

三角关系。在鲍文的系统家庭治疗里，有一个三角关系的概念。在米纽钦的结构家庭治疗里面，有一个三角化的概念。大家注意，这两个概念是不一样的。而且从英文来讲，他们的英文书写本来就不一样。三角化是一种病态的三角关系。但是三角关系，它有健康的三角关系，也有不健康的三角关系，不健康的三角关系才叫做三角化。所以这两个概念，大家要把它分清，不要混在一起。

核心家庭情绪。第三个理论概念是**核心家庭情绪**。每个人成年以后都会去寻找自己的伴侣，大家可以预估一下，我们和伴侣的分化程度是怎样的？**一般来说**（当然肯定有特殊情况），**每一个人会倾向于选择和自己的分化程度相当的伴侣**。比如说，一个分化程度比较低的人，也会倾向于选择一个分化程度比较低的人作伴侣。也就是说，分化程度低的人，他的内在心智成熟度是比较低的，他的个体化和独立性也是比较低的，依赖性比较强，那么他就会在潜意识里面（这些都是在潜意识里发生的）去寻找一个同样分化程度比较低的人结成伴侣。

打个比方，两个人好像都是缺爱的孩子，都是嗷嗷待哺的。一开始，两人其实是想找一个人照顾自己，但没有想到两个人都是爱的情感缺乏者，都是缺爱的人，都希望去另外一个人身上找到自己想要的爱，但是又得不到。为什么一个家庭（或家族）会出现一个精神分裂症患者，或者会出现一个比较严重的精神病患者？就是在这种自然选择之下，如果每一代人选择的伴侣都是和自己的分化程度相当的、比较低的，大家可以想象一下，两个心智不成熟的人在一起养育孩子，那么他们养育的孩子的个人分化、心智成熟的程度就更加的低。所以，鲍文的研究发现，经过若干代人的自然选择以后，就会出现一个精神分裂症的患者。也就是父母双方心智成熟度都是比较低的，养育的孩子的心智成熟度更低，孩子又选择心智成熟低的伴侣，几代人以后就会出现一个精神分裂症患者。

家庭投射过程。所谓的家庭投射过程，和刚才讲的自我分化、三角关系、核心家庭情绪都是有关系的。鲍文的这几个连锁概念其实既有区别，又有一定的联系。刚刚给大家讲说，人在选择伴侣的时候，潜意识里都会寻找和自己分化程度差不多的人。那么，若父母两个都是心智不太成熟的人，当他们在伴侣身上得不到自己想要的关爱的时候，就会把自己想要得到爱的这种需要投射在某个孩子身上。假设一对分化的都不是太好的父母养育了好几个孩子，那么，其中分化程度最低的孩子，最容易成为这个家庭的替罪羊。民间有一句话叫"龙生九子，各不相同"，传说龙有九个儿子，长相千差万别，长得都非常不一样。就拿我们自己作例子，如果我们是在一个多子女的家庭里，可以想象一下我们和兄弟姐妹的关系、我们自己的家庭关系，谁和父亲的关系比较近一些？谁和母亲的关系比较近一些？然后在兄弟姐妹之间，谁和谁的关系会更近一些？在家庭发生一些事情的时候，兄弟姐妹中，谁是最积极地去解决父母之间冲突关系的孩子？

我们都有春节回家过年的风俗，这样的风俗也是了解我们至少三代人以内，我们的原生家庭的家庭关系的机会。如果爷爷奶奶、外公外婆还在的话，就可以收集到更多的信息。其实我觉得，无论做不做家庭治疗师，了解我们在家庭里面继承到的模式，以及我们的原生家庭里有怎么样的家庭关系，对于我们自己的家庭经营，或者是作为一个家庭治疗师，去看待我们要面对的家庭，去面对他们所面临的一些问题，是很重要的。突然想到一个比方，这就好像是炼就我们的火眼金睛一样。孙悟空不是有火眼金睛嘛，它可以看出一个人是不是妖精变的，能看出妖精的真面目。

作为家庭治疗师，为什么需要学习这些理论？如果我们知道这些理论，头脑里面对这些东西就会非常的清楚，当我们面对一个家庭的时候，收集了一些信息后就会形成一些假设。如果炼就了火眼金睛，就可以判断这个家庭——如果说是从这个角度来看的话——他们的家庭关系是怎么样的。然后，在头脑里面有一个非常清晰的理论架构，那么，我们就更加能够知道下一步要怎么样做。

情绪阻断。有的年轻人可能会这么说："我和父母的关系特别糟糕，也许是因为父亲从小对我就特别的严厉，整天都是批评和指责，我很讨厌他，就想着赶紧考大学，念大学以后就可以远远地离开家，就可以不用见到讨厌的父亲——他太严厉了。"我最近听了很多蒋勋先生讲的东西，蒋勋先生在提到自己父亲的时候说，他父亲是一个非常严厉的人，是黄埔军校毕业的，后来去了台湾（当然军人的作风是特别严厉的）。他印象当中，他父亲每次没有别的话，只问他："学习怎么样？考试考第几名？"有一次他说考第二名，他的父亲说："为什么考第二名？为什么不是考第一名？"这个时候，他母亲就赶紧把他带走了。在他的印象中，父亲是非常非常严厉的一个人。

还有《红楼梦》里的贾宝玉，他的父亲贾政也是一个特别严厉、特别喜欢批评的人。在封建时代普遍的父权思想下，父亲拥有绝对的教育子女的至高权力。贾宝玉经常被他骂得狗血淋头，从来没有表扬的话，都是批评的话。我想现在社会中还是有这种类型的父亲存在。假设一个人大学毕业以后（或者上大学，或者是漂洋过海）就去很远很远的地方，但是，物理上的距离再怎么远，如果情感上的关系没有得到缓解、没有得到修复的话，永远还是在那个地方，还是会影响亲密关系。假设和父亲（母亲）之间这种纠缠的关系，没有得到情感上的处理，而仅仅只是通过离家出走，拉远物理上的距离，就想永远解决这种问题，这是不可能的。哪怕是和我们有着非常复杂的情感纠葛的父母亲已经不在人世，也并不代表彼此之间错综复杂的情感纠葛就没有了，这就是情感阻断的概念。

这种和父母亲之间爱恨纠缠的亲子关系，需要通过个人成长、通过觉察来进行很多情感上的修复。修复的方式有很多。有的人可能一见到父母亲就立刻爆发激烈的争吵，这种时候，如果没有一起去接受家庭治疗，个体就需要做很多的工作。假设个体有一个比较稳定的心理咨询师，如果碰到类似的情况，也许需要先去宣泄很多情绪。有的人可能一开始觉得，根本不可能表达自己对父母的不满。我们的文化里有一句叫"天下无不是的父母"，很多人劝孩子"你怎么这样对待你爸你妈？天下无不是的父母，你怎么就不能体谅他们？"这句"天下无不是的父母"扼杀了很多人自然的、对于父母的不满情绪。我们的文化特别反对"一个人觉得自己的父母有某些让自己觉得不是太好的部分"。但实际上，世界上没有完美的父母。父母可能都做过一些伤害孩子的事情，如果这些情绪、这些被伤害的感受没有机会说出来，这些创伤就永远不可能得到愈合和缓解。所以，如果和父母之间有很多的纠缠关系，可能需要去做一段时间的个人成长的心理咨询来慢慢修复。

多代传递过程。在讲解《茉莉花开》的时候讲到代际传递的概念。比如说，上一代的婚姻模式又传递到下一代。像《茉莉花开》这部电影里面，茉是一个从小就缺失父亲的角色，电影里完全没有交待父亲。她的女儿也是父亲缺失，因为茉和拍电影的老板在一起后又被抛弃，她怀孕以后自己生下了孩子。她自己从小是缺乏父爱的，她的女儿莉也没有父爱。莉小时候缺乏父爱，母亲又是产后抑郁的状态，她小时候的依恋关系很糟糕，所以莉在《茉莉花开》这部电影里是心理功能最差的一个人，她最后出现了很严重的精神症状，出现幻觉，觉得自己老公和养女之间有一些关系，老公因此卧轨自杀，她的女儿花也就此失去了父亲。花长大以后找了一个男朋友，她拼命地牺牲自己，为了要跟男朋友在一起。男朋友后来读了大学，然后又去日本留学，跟其他人好上了。后来她和这个男的离婚，她自己的女儿也没有父亲。在这个家族里，茉、莉、花还有花的女儿，每代人都是父亲缺失的状态。再看她们的婚姻，也有很多很相似的部分，这个就是模式。就是在家庭的代际传递里，多代传递的一个过程。每一代人都在延续着上一代人的婚姻关系（情感关系）模式。

大家也可以想想自己，无论是婚姻模式，还是教育孩子的模式，是不是从自己的家庭继承到一些东西？如果有的话，为了给我们的子孙后代提供一个比较好的养育环境，我们的个人成长就需要从自我开始做起。无论我们做不做心理咨询这个行业，学点心理学、学点家庭治疗方面的东西，也是为我们的子女和后代，为他们的未来提供更好的原生家庭的环境。让一些创伤在我们这一代得到修复和中止，不再继续传递下去。这些东西，如果不去仔细深究的话，可能不会发现。但是只要仔细深究，就会有惊人的发现，家族里几代人的命运是何其相似，无论是《茉莉花开》，还是《女儿红》，都体现得非常的淋漓尽致。

另外一个概念是手足位置。有一段时间独生子女比较多，现在国家有新的政策，放开了二胎，很多家庭面临很多新的挑战。比如说独生子女已经尽情享受了作为唯一的孩子的待遇，他会怎样面对父母希望要二胎的选择，孩子也面临很多复杂的、现实的一些问题。现在有个电视剧叫《二胎时代》，还没有看过，不知拍得怎么样。好多电视剧也是紧扣时代的脉搏，和我们的家庭、婚姻、亲子关系息息相关。**手足位置简单来说，就是每个人在家中的排行，会影响每个人的个性特点**。我们家那边也有这样的说法："老大憨，老二灵，老三猴儿。"大家可以想一下自己在家庭中的排行，独生子女有独生子女的特点，如果是多子女家庭，老大会更多地继承父母对他的一些期待(不过也不一定)，老二可能更多地发展自己想要做的事情。老三呢，民间说："皇帝爱长子，百姓爱幺儿。"但每个家庭情况不同，所以在家中的排行会影响我们的个性特点，也会影响我们的婚姻模式。

大家想想，如果两个老大或者两个老小结婚，两个老大都争着当家做主(当然也有配合得好的)，这个就比较麻烦。而两个独生子女组成的家庭是典型的"421"家庭，上海的很多种家庭(80后)都是由两个独生子女组成，生了孩子以后都是父母管，自己都还是孩子，还没玩够，就更加不知道应该怎样养育下一代。所以一个人在家中的排行也会影响婚姻关系。

最后一个概念是**社会情感过程**。这个比较好理解，就是整个大的社会文化环境也会影响家庭的功能。简单地来说，就是系统里面的第五个层次——大的社会文化环境。比如说我们国家最典型的对于生育与人口控制的政策，国家出台独生子女政策，然后大批的独生子女出现，现在又放开二胎。大的社会文化环境、大的社会决策影响小家庭可以生几个孩子，以及影响家庭的功能。过年的时候，微信圈里传得挺热的一篇文章说，一个城市的女孩去江西男朋友家，才吃了一顿饭就吓跑掉了。后来有很多人写文章来分析这个现象，有人认为这是一种亚文化休克，就是在不同的社会文化环境之下成长的人，突然到另外一个环境就特别的不适应。这些都是社会文化环境影响了择偶，影响了婚姻关系，影响了情感关系的现象。

第八讲 ‖ 系统家庭治疗(上)

> 作为父母,应该更多地去陪伴孩子一起度过快乐的时光。
>
> ——赵旭东

　　家庭治疗有很多流派。除了有一些共同的理论基础之外,每个流派各有自己比较独特的理论、观点和技术。我讲的系统家庭治疗,是在德国海德堡小组和米兰小组的基础之上发展出来的,同时也借鉴了大家都非常熟悉的中德家庭治疗培训班的一些理论。就德国海德堡小组的系统家庭治疗(或者中德家庭治疗培训班的家庭治疗培训的内容)而言,它也有一个发展的历史渊源。也就是说,**最早的意大利的米兰 4 人小组,发展出了系统家庭治疗的三项原则:假设、循环和中立。**

　　意大利的米兰小组是系统家庭治疗最早的一个发源。后来,米兰小组的 4 个人分裂成两派,两个人一组——他们在具体的治疗方法上出现了一些差异。德国的海德堡小组在米兰小组的基础上,融合了很多其他流派的理论。米兰小组是最早的系统家庭治疗的发源,他们有一本《米兰系统式家庭治疗》的书,里面包含比较经典的米兰小组系统家庭治疗的一些理论和技术,现在已经有中文版的书。

　　大家非常熟悉的中德家庭治疗培训班,是在米兰小组的基础之上,融合了其他流派的一些比较重要的观点设立的。系统家庭治疗最早的哲学观是第二建构论,后来又受到后现代主义思潮的影响,融合了叙事疗法的一些特点。实际上,**中德家庭治疗培训班的内容,整合了多种系统家庭治疗干预的方式——它融合了结构家庭治疗关于家庭系统、亚系统、结构的层级等概念,融合了萨提亚家庭治疗的一些体验性内容和概念,也融合了叙事治疗里像生命线等等的治疗方法。**我所讲的系统家庭治疗,主要也是建立在这样的基础之上。

　　以上是系统家庭治疗的发展背景,接下来是具体内容的介绍。

一、系统家庭治疗的三项原则: 假设、循环和中立

1. 假设

假设就是关于家庭关系的各种可能性。这个怎么理解？我举个例子来说。比如，作为治疗师，经常会碰到一个来访家庭(或来访者)问，有没有一个人的家庭治疗？当面对一个来访者的时候，我们可以用家庭的理念和这样一种理论的建构开展系统式的干预。如果面对一个家庭，我们同样也可以用系统式的干预来治疗一个家庭。也就是说，当我们面对一个单独的来访者的时候，如果我们看待他的症状、他的问题是从系统的视角、是从家庭做视角，并且对他进行治疗的话，也可以称之为一种系统式的干预。

一个来访者(或来访家庭)到我们面前的时候，他可能会提供一些信息。也许他会说，他觉得家里谁是病人，或者说他想求助的问题是什么。假设一个母亲来咨询，也许最早的主诉是她觉得 5 岁的孩子有心理问题，她觉得孩子很焦虑——这个时候，作为一个家庭治疗师，我们就要有一些好奇，要有一些假设。在这个假设的基础之上进行提问，提问以后再收集更多的信息。收集更多的信息之后，再核查我们的理论假设，这就是一个不断循环的过程。

还是刚才那个例子。一个母亲说她 5 岁的孩子有心理问题、很焦虑，我们的脑子里要有个认识——当这个母亲说孩子有问题时，我们不会就着来访者的思路——不是来访者觉得谁有问题谁就有问题，而是来访者觉得有问题的那个人，我们称他为索引病人，或者是被认定的病人。在家庭治疗的概念里，不会认为家庭里哪一个人是有问题的，而是去探究这个所谓的有问题的人，背后的家庭关系是怎么样的。可能一开始家庭成员会把矛头指向某一个人，认为那个人是有病的人，那个人需要治疗。后来可能就会发现，其实需要治疗的是一个家庭的家庭关系，而不是其中的某一个人。

当收集到家庭的一些信息的时候，我们会给这个家庭作一些假设。还是刚才的例子：母亲说她 5 岁的女儿不上学，她觉得女儿有心理问题，女儿焦虑。这时候我们就会假设这个 5 岁的孩子出现的母亲所谓的心理行为问题(不上幼儿园，焦虑)，会不会是她背后的家庭关系出了什么问题？还有什么原因让这个小孩子不愿意去幼儿园？是不是在幼儿园这个系统里发生了什么事情？这个孩子在幼儿

园和老师的关系怎么样？和同学的关系怎么样？

　　如果有这些假设，就可以进一步收集更多的信息。比如问这个母亲关于家庭里的一些家庭关系，家里有几口人？具体情况是怎样的？也许这个母亲会说丈夫常年在外地工作，经常是她一个人在家。假设我们又问："孩子出现的所谓的问题和症状有多长时间了？"可能这个母亲会说："出现了半年。"我们就会紧接着去问、去了解半年前，这个家庭有没有发生什么事情。这个母亲可能会说："因为孩子上幼儿园，没有人照顾，所以请公公婆婆搬来一起住。"我们就会好奇：这个妻子，她和公公婆婆的关系怎么样？会不会影响孩子的心理行为？

　　接下来根据收集的信息就会发现，原来这个妻子和公公婆婆的关系非常糟糕，可能在结婚前就不受公婆的欢迎。实在是没有办法，老两口必须要住到家里来帮助照顾孙女。当妻子和公公婆婆发生矛盾以后，可能就会跟丈夫打电话抱怨。这个时候，丈夫可能就会站在他父母的立场责备妻子说："你怎么这么不孝顺啊？你怎么这个样子啊？老人年纪都很大了，你要让着他们"，等等。当妻子觉得自己各方面都得不到丈夫（情感和心理上）支持的时候，就会很郁闷、心情低落、不开心，这种不开心可能会被孩子觉察到。当孩子觉察到母亲的情绪时，潜意识里可能就会出现一些外在的心理行为问题，比如不去上学，潜意识里好像要和母亲在一起。

　　刚才举的这个例子，就是当我们面对一个个体来访者的时候，怎样带着家庭的视角使用假设的原则。**当收集到一些信息的时候，我们会对这个家庭的家庭关系作一些假设，根据这些假设再修正自己的提问，通过提问了解更多的信息，然后再进一步了解这个家庭的内部关系。**

　　2. 循环

　　"公说公有理，婆说婆有理。"民间有俗语说："清官难断家务事。"每个人都有自己的立场，家庭中的成员对待同样一件事情，由于自己的经历、个性及方方面面的不同，因而有不同的理解。

　　最近热播的电视剧《女医·明妃传》里的允贤和后来当了皇帝的祁钰，他们俩一开始是非常相爱的。但在家庭关系里面，婆婆对儿媳妇特别不满意。在婆婆看来，自己的儿子好像是站在儿媳妇那边，她心里觉得特别气愤。如果抛开表面的宫廷的角色（皇帝、太后等等），抛开各种官衔、各种身份，这看上去就是一个很典型的家庭关系。

　　如果我们把她放在现代的环境里，可能这个婆婆的丈夫死得比较早，然后把所有心思都放在了儿子身上。这个婆婆作为母亲，自己也有很多没有实现的愿望。或者说她把自己没有实现的愿望、把自己的需求建立在对儿子的期待和要求上——因为这个母亲的身份原本是皇帝的一个妃子，她特别渴望自己的儿子能够当皇帝，自己能够做太后，然后就可以住在仁寿宫。

特别是最后两集，大家可以看一下她们之间的对话，就是非常典型的、就像现代家庭的几代人之间的婆媳关系。当这个婆婆对儿媳妇有很大的意见的时候，她其实是把自己的很多期望都寄托在儿子身上，而不是真正地为儿子未来的前途和幸福着想。儿子的身体非常不好，所以他想退位（他好像想通了一些事情）。母亲冲过来，不是首先关心儿子的身体，而是说："你不能退位啊，如果你退位我就不能住在仁寿宫了。"大家可以看他们之间的对话，说得非常的直白。这个电视剧里面的母亲是非常自私的。她自己没有实现的愿望，她自己想要当太后，她就把所有的希望和寄托都放在儿子身上，然后还说："我都是为你好啊，你怎么能不当皇帝？都是那个贱妇。"她说允贤是贱妇，好像是允贤教唆她的儿子退位。在这个家庭关系里面，母亲把儿子当做自己实现愿望的工具，是非常可悲的想法。最后的结局就非常惨，儿子都已经病成那个样子了，母亲最关心的还是她能不能有太后的地位，能不能住在太后才能住的仁寿宫。

在现代社会，很多家庭也有这样的情况。其实在很多的家庭里面，父亲也好，母亲也好，夫妻也好，子女也好，每一个人既是家庭的人，也是社会的人。在西方社会，可能会过分强调个人主义，强调一个人 18 岁以后就要离开家庭，成为一个完全独立的人。我想，在中国的文化环境之下，我们不可能完全地照搬西方，就是一个人要完全的分化和独立，完全地脱离自己的原生家庭。对于在中国文化环境下的两代人之间的关系，盛晓春老师说过，**我们要营造一种有关联的个体化的关系。所谓的有关联的个体化，就是每一个人都是作为一个独立的个体存在，但是在走向独立的同时，也要和自己的原生家庭保持一定的联结和联系，保持一种平衡。**

无论是家庭治疗的流派，还是其他心理治疗的流派，应用到中国的文化环境下，其实都是跨文化的移植，不可能完全地把国外的东西照搬过来，因而，我也非常赞成有关联的个体化的概念。

那么，两代人之间怎样营造一种有关联的个体化的关系呢？最理想的距离是什么呢？赵旭东老师说两代人之间最理想的距离是"一碗汤的距离"。什么叫一碗汤的距离？就是两代人都各自住在自己的房子里，又相隔一段距离。这个距离的远近程度，就是做好了一碗汤，然后把这碗汤端到自己的子女家里的时候还不会凉。当然，这是非常理想化的一种状态。在现实社会里，由于种种的原因，我们可能没有办法做到这一点，我们不可能这么精确地做到这样一种距离和一种关系。但是我想，它里面的这种内涵，其实是非常值得我们深思的：怎么样能和原生家庭保持一定的联系，又能够在和原生家庭保持联系的基础之上，保持个人的独立性。

个人的独立性也是非常重要的。前段时间听蒋勋先生的讲座，我觉得他虽然是在讲美学，但是其中也涉及很多对于家庭和家庭关系的看法。我记得他讲过一段话，他觉得每一个人首先要实现自我，实现自我的独立，在自我独立的基础上才能和别人建立一种比较健康的亲密关系。他举了一个例子：他说他的母亲，对他们这些孩子非常宠爱，但是他觉得这种关心和这种亲密有点太过，在他上中学的时候——青春期的青少年，渴望拥有自己独立的空间，会建立自己的同伴关系，逐渐减少和父母亲的交流——也就是他青春期的时候，他关上房门，就只想自己一个人安安静静、孤独地待在自己的世界的时候，母亲就一会儿敲敲门问他吃不吃水果，一会又敲敲门问他要不要这个那个。他说他能够体会到母亲对他的关心，但是这种无孔不入的关心好像也是一种压榨，对个人空间的一种压榨。我觉得非常有趣，虽然他是一个美学工作者，但是在他的演讲里面，有很多关于个体的独立和家庭之间的关系的内容，这和家庭治疗里所倡导的亲子之间的亲密关系，有点殊途同归的感觉。

循环的原则是指，每个人在家庭里面都有自己看待问题的视角和看待问题的观点。在《女医·明妃传》里，允贤、祁钰和太后三个人之间，大家觉得谁有错吗？谁不对吗？谁很坏吗？如果只是带着单纯的、对一个人好与坏（对与错）的观点去看待一件事情，我觉得是不全面的。这种观点太绝对了，其实事情不是这个样子的。我们要看到太后（也是现代社会里的很多婆婆）对自己儿子的那种控制，对自己儿子的那种个人空间的压榨，把自己所有的期待都放在孩子身上等行为背后的原因，要能够更深入地去看待这件事情。假设用一种后现代的思维和视角，我们就会思考这个婆婆的这些行为是怎么来的？她受到社会环境怎样的影响？她为什么会做出这样的行为和举动？也许她的这些行为和举动的背后有其原因，也许她的痛苦，也是她的儿子和媳妇所不能理解的。

这样的例子，现代社会里可能太多了。太多的子女和父母之间，有的时候很难沟通，没有办法沟通。也许，每个人都更多的是站在自己的立场思考问题，缺乏站在别人的角度看待别人为什么会做出这样的事情的能力。所以，基于**系统家庭治疗这样一个循环的原则**，在这个循环原则的基础上发展出来的用于系统家庭治疗的、非常重要的一种问话的方法就是循环提问。

在做循环提问的时候，我们作为治疗师所秉持的一种态度，是中立的态度。在家庭治疗的不同流派里面，在咨询师的位置上，可能不同的流派是有所区别的。我会把循环和中立集中在一起来讲，因为它们是紧密相连的，这三项原则都是紧密相连的。

3. 中立

中立的原则，指的是咨询师对待来访家庭的每个家庭成员的态度，是一个非常中立的态度。还有一种说法叫做多边结盟，所谓的多边结盟就是系统家庭治疗里面的一种技术。**做系统家庭治疗的时候，咨询师是作为一个中立的角色，并通过提问的方法，询问每个家庭成员对于他观察到的其他家庭成员之间关系的看法，以及其他的家庭成员会怎样来做这件事情。**

关于循环提问，我还会花另外的时间跟大家讲，因为循环是系统家庭治疗里非常重要的一个原则。同时，在循环这个原则的基础之上，也发展出了系统家庭治疗里面非常重要的提问方式，就是循环提问。

循环提问，也叫循环催眠。先举一个简单的例子，比如说，一个三口之家（丈夫、妻子和孩子）的家庭主诉的问题是"孩子多动，在学校里多动，在家里多动，不愿意去上学"。面对一家三口的时候，我们可能会问妈妈："你猜一猜，你的丈夫怎么看待孩子不上学这件事情？他的态度是什么？"

假设在现实生活里面，我问大家一个类似的问题，比如说我可能会问你："你觉得你的同事 XXX 为什么要做这件事情？你观察到的办公室里另外两个人的互动是怎么样的？"我想，你回答这个问题可能没有什么太大的顾忌。因为我问的不是关于你自己的事情，是涉及另外两个人的关系或者是另外的人，是对他人行为（言语）观察的回答。

大家注意，这种提问方式可以绕过精神分析里所谓的阻抗，不会引起一个人的抵触。假设一个三口之家，爸爸妈妈认为"孩子有多动症，孩子不愿去上学、有问题"。如果我们直接问孩子的母亲："你怎么看待孩子不上学这个问题？"然后问父亲："你怎么看待孩子不上学这个问题？"再问孩子："你怎么看待自己不上学这个问题？"我想，这些人给我们的回答是经过思考的、经过加工的。在精神分析、在精神动力学里面，当我们面对一个个体，向他提问的时候会遇到阻抗，当然在个别治疗里面，这种阻抗其实也是帮助我们面对来访者，帮助他面对要解决的问题。分析阻抗也是推进咨询进程的一种方式。

但是在系统家庭治疗里，我们可以透过循环提问的方式，去问一个人对另外两个人关系的看法，这样就可以绕过一个人的阻抗。因为让他描述别人发生的事情，好像看上去和他没关系，他就会变得比较轻松。很多人来接受家庭治疗的时候，可能会抱着一种很紧张的态度。特别是被家里人都认为有问题的人，会想"惨了惨了，是不是又去听什么心理课啊"，就像在学校里被老师批评、在家里被家长批评的那种感觉，就会很恐惧。在系统家庭治疗里，咨询师是一个中立的角色，他不会和来访家庭中的某一个人结成联盟。表面看上去，好像他和每个人都建立关系了，但是这个关系不偏不倚。

如果想深入地学习家庭治疗，最好有一些个体治疗的基础。因为当一下子面临两个人或者三个人，当他们在咨询室突然吵架、发生冲突（七嘴八舌地争论、互相攻击）的时候，新手咨询师会觉得好可怕（恐惧）呀！如果有一些个体治疗的经验，可能会更好一些。

做家庭治疗的时候，特别是在系统家庭治疗里，要做到的一种效果是什么呢？**就是当这些家庭成员离开咨询室的时候，不会觉得好像咨询师和谁的关系比较好，也不会觉得咨询师和家庭里的哪个成员的关系好像很不好，这样才能说明这个咨询师（治疗师）的中立的角色、中立的位置做得比较好。**

新手的家庭治疗师经常会碰到一个困惑，比如说，有一个三口之家（父亲、母亲和儿子），儿子是十八九岁的年轻人，正处在反抗父母的阶段。假设咨询师也是一个年轻人，二十出头，他也刚刚离开自己的家庭，恰好也和自己的父母有一些冲突。当然对于年轻人来说，渴望离开家庭、有自己的独立的生活，这种想法是非常正常的。如果新手治疗师处理不好自己的这种自我觉察，可能会不由自主地在情感上和心理上比较同情这个年轻人。然后可能就会说："唉呀，这个母亲怎么这么喜欢控制啊？"或者说："这个父亲怎么这么爱指责啊？"也许是因为这个咨询师自己有一个比较控制的母亲或者比较喜欢指责的父亲。所以，**在家庭治疗师的训练过程里面，需要有个人体验的部分。**这些情况在初期是不可避免的，所以我们需要督导，需要有接受个人体验的经历。最重要的是——就好像在咨询室里，有另外一双眼睛在看着自己。当自己觉察到"哦，我是不是有些同情这个儿子？"也许是由于自己的家庭情况和他比较像——有这个自我觉察。

假设一个和父母亲年龄差不多的咨询师，一个中年的女性咨询师，恰好自己也有这么一个叛逆期的儿子，她和自己的儿子在现实生活中也有冲突。当看到这个来咨询的家庭，孩子和母亲之间也有这样的冲突的时候，好像就会不由自主地同情这个母亲，觉得"这个儿子怎么这样呀？"这也是需要我们自我觉察的部分，就是系统家庭治疗三原则里的中立。**咨询师在和每一个家庭成员的关系上都需要做到中立**，但其实是不容易做到的。所以，我们在做系统家庭治疗的时候，真的需要学习很多，还要有很多的实践，要不断地尝试、练习。当我们在面对一个家庭的时候，要知道怎么样和他们建立一个比较中立的关系，而不会让这个家庭在离开以后觉得我们好像比较偏重谁。**在系统家庭治疗里面，中立角色的把握是非常重要的。**

以上这些就是系统家庭治疗的三项原则。

有的人在初学心理咨询的时候会有一种误区，觉得我们做咨询、做家庭治疗，是去帮家庭解决某个问题，或者说在做个体治疗的时候，有一种非常强烈地想去改变别人、去帮助别人的愿望。但实际上，**在系统家庭治疗里面，目标是促成改变而非发现真相和帮助解决问题。**

日本有一个电影叫《罗生门》，是黑泽明导演的。讲述的是一个女性和她的丈夫，还有一个强盗，这三个人对发生的同样一件事情有不同的描述。其实在家庭里面，我们不是说要去发现所谓的真相，每个人都有自己对一件事情的看法，所以我们的目标不是去发现谁对谁错。系统家庭治疗更多的是在提问的过程当中，向家庭成员呈现出他们之前没有了解到的、别人对这件事情的意见和看法——就是通过一种提问的方式，让家庭成员能够了解其他人对这件事情的看法是怎样的。当家庭成员听到其他人对这件事情的看法和自己不一样的时候，他就会用一种多元的视角来看待这件事情。也就是说，一个家庭里面发生的事情，没有所谓的真相，每个人都有自己的真相。

在系统家庭治疗师的这个角色里面，我们通过提问的方式呈现给家庭成员，他们对同样一件事情的不同看法的时候，其实家庭自己有潜力来解决他们自己的问题。我们作为咨询师也好，治疗师也好，无论是做个别咨询，还是做家庭治疗，**都不是去帮对方解决问题**，而是在个别咨询里，帮助他提升个人的觉察，提升他对自己的自信心，让他对自己有更深入的认识，然后自己知道怎样去做；在家庭治疗里，当家庭成员能够了解到其他人对一件事情的看法的时候，其实很多时候，家庭是有很多的弹性和韧力的，当他们自身的弹性和能量被挖掘出来以后，他们可以自己来解决自己的问题。

假设一个咨询师，有很强烈地想要帮助来访者改变别人、改变家庭的愿望的时候，特别需要好好地做一下自我体验，去反思、觉察"为什么我这么渴望帮助别人？为什么我这么渴望把他拉出泥潭、帮他解决问题？"有这样一句话，就是咨询师和来访者（或来访家庭）的界限搞得不清楚的一种状态，叫做奋不顾身跳进粪坑。有的咨询师可能没有做过很好的自我体验，他会有很强烈的愿望，想要去帮助对方解决问题。但实际上，最需要做的是对自我的一种觉察，看看为什么自己有这么强烈的想要帮助别人改变的愿望。**其实，很多人如果没有做过很好的自我体验，有很强烈的愿望要去帮助别人的时候，可能是自己内在的某些情结没有得到解决。**所以，在系统家庭治疗里，我们的角色要做到中立。

结构家庭治疗、策略家庭治疗，还有萨提亚家庭治疗，在这些家庭治疗的流派里，治疗师的角色是比较积极的。比如说在结构家庭治疗里面，有一个概念叫三角化。如果夫妻之间的情感关系不好的话，其中弱势的一方会和孩子结成一个联盟来共同对抗所谓的强势的一方。所以结构家庭治疗干预的目标是促进夫妻关系，让亲子之间的代际关系的界限比较清楚，它有比较明确的干预方式。大家如果看过李维榕老师演示的结构家庭治疗的方法，就会发现其中有很多的积极干预的部分。

在系统家庭治疗里面，治疗师的角色是中立的。我们不是帮助他们解决问题，而是提供一种观点，让家庭成员能够重新思考他们的生活。提供一种观点，有的时候也是透过循环提问的方式，让家庭成员能够听到其他人对同样一件事情的看法，促进他们作更多的思考。**咨询师要有一种好奇心，对每个家庭成员对待一件事情的看法感兴趣，这为家庭寻求改变增加了选择和可能性。**

我们在前面也讲过，循环的这种因果观，就是在系统家庭治疗里，我们不是认为 A 引起 B，B 引起 C（线性因果关系），要解决 C 就要解决 B 和 A。循环因果的关系就是 A 引起 B，B 引起 C，C 又引起 A，A 又引起 B。就是在这样的过程里不断循环发生的关系，好像有点像鸡生蛋、蛋生鸡的感觉，找不到来源在哪里。而一般人很容易觉得"谁是问题，谁就是罪魁祸首"。比如很多家长把孩子送来做咨询，跟咨询师说："我孩子有问题，我孩子不上学，你给他治疗治疗。"然后家长就走了。

但实际上，很多家长不知道，从家庭治疗的视角来看，一个孩子不上学，一个青少年有心理行为问题，可能和背后的家庭关系、家庭互动是非常有关系的。如果父母不做出一些改变，只一味地要求孩子改变，也是挺难的。在循环因果观的基础之上，就是在这个循环因果的过程当中，每一个环节都有改变的可能性。不是说孩子是问题，把孩子治疗好了就好。实际上，在这个家庭里，可能每个人都需要做出改变。

家庭治疗之所以发展出来，也是因为早期研究精神分裂症的一批专业人士发现：精神分裂症患者在治好以后，当精神分裂症患者的家人来到医院和病人进行沟通，或者是当他们再回到家里，再回到那个环境里面，他们的症状又会复发。这引发了很多早期的家庭治疗师的思考：不是去解决循环因果链上的一环，而是在每一环上都有改变的可能性，家庭里的每一个成员都需要发生一些改变。所以，系统家庭治疗不判断、不责备，只是倾听。那么大家就要问了，怎么样才能达到治疗的目的？就是谈话、提问。在系统家庭治疗里面，用干预式的谈话是系统家庭治疗的治疗方法。

在系统家庭治疗里，也发展出很多的提问方式。治疗师的每一个问题，都是带有某种意图或源于某种假设。我们在学习咨询的最早期，比较好的一种学习方式，有的书也会列出来，就是把咨询师和来访者的话列成两行，再在咨询师的话的旁边列出第三行，第三行写的是咨询师在提问这句话的时候，他背后的意图是什么？他背后的假设是什么？他为什么要提这句话？

所谓外行看热闹，内行看门道。所谓的内行，可能看的就是这个咨询师说这句话背后的意图是什么？他的假设是什么？他为什么问这句话？在最初学习心理治疗的时候，大量的模仿也是需要的。很多人在早期学习的时候，也会大量地背一些家庭治疗大师做家庭治疗的逐字稿，经典的问句把它背下来，在做咨询的时候就把那句话用出来。当然，这可能会显得比较机械化，但是也有一定的帮助，所谓熟能生巧。越到后面，我们越要了解治疗师在说这句话的背后，他的用意是什么？他为什么问这句话？当我们了解了这句话背后的意图的时候，我们在面对家庭治疗时，才可以根据具体的来访家庭作出自己的问话和判断。

所谓的患者，我们在家庭治疗里面讲的是索引病人，他呈现的问题是家庭成员之间相互作用的结果，家庭关系才是我们需要干预的部分。所以在系统家庭治疗里面，我们是以整个家庭系统为对象，通过会谈和行为作业来传递信息，影响家庭的结构交流和认知的特点，改善人际关系。

　　在系统家庭治疗里，还有一个非常重要的概念叫做**资源取向**。跟资源取向相对应的是**缺陷取向**，一些看待事情和看待问题的方法就是缺陷取向的，像传统的各种诊断标准、精神疾病的诊断标准就是很典型的**缺陷取向**，比如这个人符合这样的症状标准、严重程度标准，所以他就是一个病人。

　　假设在一个家庭里面，孩子多动、不愿上学，资源取向是让我们去理解，在这个孩子所谓的多动和不上学的背后，他的意图是什么？他为什么会这样做？他这样做是不是也有他的道理和想法？就是从不同的角度来看待同一件事情。资源取向和叙事治疗的方法有些相像，但又有所不同。资源取向是治疗师会主动提供一些参考，但在叙事里就是问来访者"他觉得怎么样？他有什么看法？"总的来说，资源取向是从比较积极的、乐观的角度来看待这个家庭里面，家庭成员认为某个成员是病态的这样一种现象。那么，当我们采用资源取向的观点，来看待这个被认为是家庭里的有病的人的时候，先把这个人被贴上的患者的标签放到一边，就可以促进这个人和来访家庭的每个成员的自主性，他们就可以自主地解决家庭里面的问题。

第九讲 ‖ 系统家庭治疗（下）

所谓"循环提问"的方法，是系统式治疗师或咨询师的工具箱里最重要的工具之一。

——弗里茨·西蒙《循环提问》

循环提问，在系统家庭治疗里是非常重要的一个提问形式。

关于循环提问，也有同名的一本书（大家如果对系统家庭治疗感兴趣，也可以购买这本书，详细地看一下）。在《循环提问》这本书里，有非常完整的对来访者或来访家庭提问的呈现。

循环在系统家庭治疗里面，是很重要的一个基础的理论和概念。也就是说，我们可以用循环的观点理解在一个家庭里面发生的一些事情。比如说，传统的线性观点认为，在家庭里面是 A 引起了 B，B 引起了 C，如果要解决 C 的问题，就要解决 A 或者 B 的问题。但是从系统家庭治疗看待问题的观点来看，一个家庭的某个成员被认为出现了一些问题，其实他是处在一个循环往复的圈子里。比如说孩子不上学，妈妈可能就会向自己的丈夫唠叨，丈夫可能就会觉得挺烦的，然后他就想逃避、想要退缩。当他退缩、回避的时候，妈妈觉得没有得到丈夫的支持，就会更加唠叨，夫妻之间的矛盾和冲突可能就会升级。夫妻之间的矛盾升级以后，孩子也许就更加不想去上学。所以，表面上看这个家庭的问题是孩子不上学，实际上是整个家庭的互动出现了问题。这就是**系统家庭治疗里，把一个现象**（一个问题）**看作是以循环因果的方式发生**。

在现实生活里，其实有很多家长看待问题还是一种线性因果的方式。比如说，爸爸妈妈觉得"孩子不去上学"是孩子的问题，就把孩子带来做心理治疗。让心理治疗师把孩子不上学的问题解决掉，好像这样家庭的问题就解决了。但实际上，孩子不上学可能只是这个家庭出现问题的一个表现，如果这个家庭的互动和家庭关系没有发生一些变化，也许最根本的问题就解决不了。所以，循环在系统家庭治疗里面是一个非常重要的概念。在面对一个家庭的时候，循环的观点也有助于我们向他们提问。

　　和循环相伴随的是假设和中立，中立主要是代表治疗师的角色。也就是说，和结构家庭治疗、萨提亚家庭治疗相比较，**系统家庭治疗师的角色和定位是最中立的**。在结构家庭治疗里，如果说孩子不上学，那么就要促进夫妻之间关系的改变，在治疗当中可能会通过语言的形式，让夫妻之间有更多的沟通，干预会比较明显；而在系统家庭治疗里，系统家庭治疗师经常会使用循环提问的方式，就是问其中一个家庭成员，他观察到的家庭里面另外两个人的关系是怎么样的，或者会让他猜"当对方看到孩子不上学的时候，对方会怎么想？"比如说问妈妈："你猜猜，你的丈夫，他对孩子不上学这件事情怎么看？"或者说问爸爸："你觉得妈妈对孩子不上学这件事情是怎么看的？"循环提问不是去直接问一个人"你对这件事情的看法怎么样？你的行为是怎么样的？你是怎么想的？"而是问他，他观察（或猜测）到的家庭的其他成员是怎么想的。

　　循环提问是系统家庭治疗里面非常重要的一个提问方式。但是我们要理解，在具体的问话背后，既有我们的假设，也要知道为什么要做这样一个循环提问。很多新手治疗师在面对一个家庭的时候，不知道应该怎样向家庭成员提问。其实循环提问是非常好用的方式，而且不太会引起家庭成员的反感。因为让他们回答的问题是让他们去想：其他人对于这件事情是怎么看的。循环提问的时候，每个家庭成员都在听。比如说，你问一个人"另外一个人他会怎么想？"他一边回答，被评论的那个人也在听，他也在想："哦，别人原来是这么看我的想法的。"在以这样的方式提问的过程当中，每个家庭成员都呈现出"其他人的想法是怎么样的，其他人怎么看待这件事情"的看法。在不同的情境下，不同的家庭成员对于同样的现象有不同的看法。

　　最早的意大利的米兰小组，他们就发现，如果用循环提问的方式，家庭就没有必要每个星期都来咨询。因为在一次家庭治疗之后，可能会给他们布置一些家庭作业，这个家庭需要完成这些家庭作业。如果他们在完成这些家庭作业的时候，达到了对他们原来的那个固化的思想产生了扰动的效果，也许就没有必要每个星期见一次，可以一个月以后再来。

　　一开始他们在开创系统家庭治疗的时候，一方面是因为有的家庭住得比较远，没有办法一个星期来一次，他们就让那些家庭一个月来一次。后来发现，这种方式有这种方式的好处。因为最典型的系统家庭治疗模式，每一次可能不仅仅是60分钟，也许是90分钟，也许是120分钟。最早期的系统家庭治疗是两个家庭治疗师和家庭一起谈，最好是一位男性和一位女性治疗师，因为在第二控制论的指导思想之下，家庭治疗师不可能只作一个单纯的观察者。

最早期、最典型的家庭治疗师是一男一女，类似于家庭里面的父亲和母亲的角色，他们共同坐在治疗室面对整个家庭的时候，其实这个系统也在和家庭形成一个新的系统，也会对这个家庭产生扰动。在治疗了差不多40分钟以后，治疗师会跟家庭说："我们有一个团队和一个小组，他们坐在单向玻璃后面观察你们。我们现在要出去听一听他们的意见和想法，然后我们再讨论一下，看看他们对你们有什么样的观察和建议。"所谓的单面镜，就是来访者和来访家庭坐在一个治疗室里边，室内有一个单向玻璃，里面的人看不到外面，但是外面观察的人可以看到治疗师和家庭成员的对话方式。**单向玻璃的形式在家庭治疗里是非常有用的一种训练模式。**因为学习者可以透过单向玻璃观察治疗师和来访家庭成员之间的互动。我在美国学习家庭治疗的时候，他们也是这样培训治疗师的，观察小组就坐在镜子后面。

在40分钟以后，治疗师就和单向玻璃后面的同事进行讨论，听一听他们的观点。因为当治疗师坐在治疗室和来访家庭互动时也形成了一个系统，在外面观察的同事就可以给治疗师关于家庭互动的一些反馈。可能会提出一些建议，主要是关于对家庭做评估以及对他们的干预方式。大概10到15分钟之后，治疗师再次回到治疗室，给家庭成员作一个反馈：主要是反馈坐在单向玻璃后面的同事对他们这个家庭的观点和看法，以及给这个家庭的建议。

赵旭东老师还在昆明的时候，我们的家庭治疗学习方式也是这样的，就是透过单向玻璃观察，给治疗师一些反馈，然后治疗师再回治疗室给来访家庭作一些反馈。这种方式也叫**反馈小组。**现在，好多家庭治疗流派也会采用这样的方式，但是用反馈小组的方式也会有一些不同。比如说，最近几年中德家庭培训班的训练模式里面，采用的反馈小组的方式就是在家庭进行治疗之前，询问现场的学员有没有愿意报名做反馈小组的（因为每次都会有一个现场的案例）。人数是3到5个人，最多不超过5个，一般是3个。当然所有伦理方面的事情都要跟家庭成员讲，让他们知情同意，确保他们愿意有这么一个反馈小组。然后就会有3个反馈小组的成员，坐在治疗师和来访家庭形成的圈的外面那个圈里，作为一个相对独立的观察者，整个过程他们都不发言。在治疗的后期，如果治疗是60分钟，大概会在40到45分钟的时候，征求家庭成员的意见，让现场的反馈小组给这个家庭一些他们的观察结果和反馈。

在后现代的叙事家庭治疗里面，反馈小组的形式也用得特别多。叙事家庭治疗的创始人迈克·怀特，他早年也学过系统家庭治疗、结构家庭治疗等，也许是在系统家庭治疗的反馈小组的基础之上，发展出了叙事家庭治疗里的"见证"技术。叙事家庭治疗里的"见证"技术，我觉得某种程度上也是从系统家庭治疗发展而来的。因为从时间上来讲，怀特曾经跟米兰小组的 4 个家庭治疗师学习过（跟过他们的工作坊）。当然叙事治疗里的"见证"技术比较复杂，它有两种，我们讲到叙事家庭治疗的时候再具体讲。

反馈小组的运用大概就是两种方式，一种是在单向玻璃后，一种是现场反馈。系统家庭治疗特别是现在的中德班融合了很多的流派，当然是以系统家庭治疗为主，也结合了其他流派的一些有用的观点，比如结构家庭治疗里的界限、子系统，萨提亚家庭治疗里面的影响力车轮及一些具体的治疗方法，也有叙事治疗里的生命线等等。所以中德班其实是一个综合了很多流派的、非常整合的系统家庭治疗干预的培训。

现在很少有人会说，我就是哪种家庭治疗流派的。实际上，一部分人是以自己觉得最喜欢、最舒服、也最适合自己个人特点的家庭治疗方式为主，然后再整合其他有用的东西。整合当然是一个到后期形成自己的个人风格的过程，比如我基本上也是中德班的模式，但是叙事治疗也特别喜欢。而中德家庭班也有后现代哲学观的指导，所以我自己觉得非常舒服的方式就是系统家庭治疗，也有很多后现代的理念，当然哲学观是以叙事和后现代为主。

家庭治疗有很多的流派，大家如果要成为一个家庭治疗师，可以看看自己比较认同哪种流派的哲学观，比较喜欢哪种流派的治疗师的立场。是喜欢比较有干预性的，还是喜欢像系统家庭治疗这样比较中立的？还是后现代叙事家庭治疗，这种和来访者共同书写他们的家庭故事的一种立场？大家可以根据具体情况作出自己的选择。

其实每个人都在走向自我整合。即便是结构家庭治疗的鼻祖米纽钦，他早年是非常结构派的一个人，但是后期他的很多作品已经不是单纯的、非常典型的结构派家庭治疗，也融合了一些其他家庭治疗流派的东西。所以，我想这是家庭治疗师成长的一个历程，在这个过程里面，会有很多整合的部分。

我们在学习的早期，家庭治疗里一些共有的基本观点或工具，像家谱图、家庭生命周期、系统观等等，这些概念肯定是都要掌握的。每个流派都有各自的特点，有时间的情况下，自己感兴趣的可以参加一下系统的培训。没有时间的情况下，就精挑细选自己最喜欢的那个流派进行学习。早期可以先以某一种流派为主，比较精通以后再融会贯通，可以结合其他流派的一些东西，慢慢形成自己的风格。我自己的发展和成长，也是这样的过程。但每个人的情况不同，大家可以根据自己的现实情况来决定。

在现实生活里，语言和非语言都是一种沟通。就是用同样的语言说出来的话，如果表情、行为、动作不一样，也会达到不一样的沟通效果。

有个小故事讲的是夫妻两个人的交流沟通。这是现实生活当中的一种沟通方式，情景是这样的：

> 妻子打电话给丈夫说："你晚上买几个饼回来吧。"丈夫下班后买了10个饼，俩人就发生了争执。
>
> 妻子："你怎么买这么多饼？"
>
> 丈夫："你不是让我买饼吗？"
>
> 妻子："买这么多，而且都不是我爱吃的，说明你一点都不关心我。"
>
> 丈夫："不就是饼嘛，能吃不就行了？就是因为关心你才买这么多，明天早饭都不用做了。"

我们看这两个人的沟通：他们发生了争执，是因为他们在沟通的过程当中，信息的传递出现了差异。妻子让丈夫买饼，但她有自己的想法，她希望丈夫能够知道自己怎么想的——她觉得不需要买很多，只买今天晚上吃的就可以，而且丈夫应该知道她喜欢吃什么，所以丈夫应该买她喜欢吃的饼。但是丈夫接收到信息后，他所做的行为就是买了10个饼，这10个饼根本就没有妻子爱吃的，因为他没有考虑那么多。他的想法就是：反正都是饼，可以吃就行了，而且买那么多，明天早上也可以吃啊。这两个人发生争吵，就是因为他们的想法出现了差异。

贝特森说，信息就是产生差异的差异。这两个差异大家要注意，这在家庭治疗里是非常重要的一个概念，有助于理解循环提问。第一个差异是，两个人发生了争执，发生争执是因为他们对同样一件事情的看法有差异。第二个差异就是，为什么他们会产生第一个差异？那是因为他们各自对于这件事情的理解不一样。为什么他们对这件事情的理解会不一样？可能是因为双方各自生活、成长的原生家庭的背景不一样，对同样一件事情的理解不一样，对于亲密关系、对于沟通方式的理解不一样，所以就产生了第一个差异。系统家庭治疗的米兰小组，他们也深受贝特森的这些关于怎样理解信息、关于二级控制论的思想做影响。所以，了解这部分背景对于我们学习系统家庭治疗是非常有帮助的。

那么在这个小故事里面，**什么是产生差异的差异**？妻子觉得："如果你爱我，你就会知道我想要的。我认为你会买我爱吃的饼，你所做的应该满足我的需求。"丈夫的想法是："我是爱你的呀，我是用我认为我爱你的方式在爱你，我觉得只要是饼可以吃就行了，而且买得多，明天你就不用做早饭。"这个产生差异的差异，就和他们各自的原生家庭有关系。妻子从她自己的原生家庭学到的模式是，比如说在她自己的家庭里面，母亲总是能知道她想要什么，并且都及时给予满足。也许妻子在家里是独生女，基本上属于饭来张口衣来伸手，早上起床牙膏已经挤好，洗脸水也已经准备好，她就会觉得一切都是理所当然的。别人如果爱自己，就应该像妈妈关心自己一样关心她，这是妻子在自己的原生家庭所学到的。那么在丈夫的成长背景里，他学到的模式就是用自己认为关心对方的方式去关心对方。所以两个人就在具体的现实问题上出现了差异，而这个差异背后的差异，是我们在家庭治疗里也需要了解的，这一点和结构家庭治疗有点相似。我们在下一讲中讲结构家庭治疗的时候，也会讲到结构家庭治疗的家庭评估四步模式。在第三步里，就会探讨重要家庭成员的过去对现在的影响，比如这一对夫妻，他们在各自的原生家庭里学到了什么样的互动模式，然后影响了他们在自己形成的家庭里面的夫妻互动模式。所以，不同的家庭治疗流派，其实我觉得也是从不同的角度看待同一件事情，然后从不同的角度对一个家庭进行干预，也可以说是异曲同工。不管是哪个流派的家庭治疗，最终都是有自己的效果。各种不同的家庭治疗流派，也相当于是从不同的角度来理解家庭发生的同一件事情，然后从各自不同的角度对这个家庭进行干预。

现实生活当中，经常会发生这样的事情：一个人需要的是胡萝卜，但是另外一个人送来的总是一车苹果。因为另外一个人觉得："我都是为你好啊，苹果很有营养啊，每天吃一个苹果就不会生病。"比如说有一个妻子，她喜欢浪漫，她希望丈夫对她的关爱是两个人可以去西餐厅吃一顿烛光晚餐。但对丈夫来说，可能会觉得："吃什么烛光晚餐啊，多浪费啊，我还不如买一棵大白菜给你或者买什么具体的、现实的东西。"妻子觉得烛光晚餐才浪漫，但丈夫觉得烛光晚餐很浪费。所以在家庭治疗里面，我们要了解在两个人沟通的差异背后的差异是什么？在循环提问里，也是通过不断地提问来了解产生表面差异的背后的那个差异是什么？

假设第一次访谈，一个家庭坐在我们面前，我们可能会问：

"你们今天来这个地方，对今天这一个小时的谈话有一些什么样的期待？"

在不同流派的家庭治疗里，这句话基本上是比较常用的。李维榕老师最常用的第一句话都是：

"你们今天来到这个地方，对这一个小时的期待是什么？"

大概意思是这样的，可以有你自己不同的表述方式。而且治疗师会采用比较开放性的方式提问，不是针对某一个家庭成员进行提问，也不会一开始就问他们所带来的问题是什么。因为在治疗的最开初，建立关系是最重要的。通过这种开放式的问题，了解来访家庭的期待。**这个开放式的问题问出去以后，谁先回答？每个人回答的内容是什么？每个人回答问题时的表情、动作是什么？其中一个人讲话，另外两个人的动作、表情是什么？都会给我们提供很多这个家庭互动模式的线索。**

家庭治疗师有时候也很像侦探，通过察言观色，看来访家庭在咨询室的一些表现——每个人的神情、表情、动作，这些都是非常有价值的信息。比如说，一家人来到咨询室，他们坐的位置是怎样的？假设是一家三口，孩子坐在哪里？他（她）是和母亲靠得比较近，还是和父亲靠得比较近？夫妻俩各自坐在什么位置？他们的身体动作是怎么样的？比如有的家庭进入治疗室以后，母亲和儿子坐得比较近，丈夫坐在妻子旁边，儿子坐在母亲旁边。或者有的是儿子坐在中间，儿子和母亲靠得比较近，和父亲靠得比较远。有的家庭治疗师比较喜欢的一个方式，就是让孩子坐到旁边，让丈夫和妻子坐得稍微靠近一点。结构家庭治疗常用这样的方式，就是要体现一个家庭的代际之间的界限，我们在讲结构家庭治疗的时候还会详细地讲。

再比如说，我们问了一个开放式的问题："你们今天来到这里，对今天这一个小时的谈话有什么样的期待？"这个时候要看谁先回答，在其中一个人回答了以后，还要再问另外两个人，他们对于今天来到咨询室的期待是什么？这里就是一个寻找差异的问话方式。我们要注意观察行为、关系在家庭成员感知和解释同一件事情上的不同，可能母亲就会说："我们家小孩不上学，还有问题。"然后开始呱啦呱啦地讲很多，她的丈夫基本上没有插话的机会，一直是妻子在讲，孩子也很垂头丧气地坐在一边。这个时候我们脑子里面可能就会有一个假设：哦，原来这个家庭里面，妻子是属于比较强势的一方，也许和孩子的关系比较紧密。这个丈夫看上去比较疏远，他们夫妻之间也许是比较疏离的关系。我们可能会适当地让丈夫也加入对话，问他对于今天来到这个地方的想法是什么样的？了解他们每个人对于今天来这里的期待是什么？

系统家庭治疗师的角色是中立的，也是一个扰动者，通过提问的方式进行扰动。**任何的心理治疗一般不会直接给对方建议**，在系统家庭治疗里体现得更明显。我们是通过提问、扰动来促进家庭的自我组织，这又涉及家庭治疗的另一个概念，叫做内稳态，即家庭的内稳态。

内稳态，最早是生物学上的一个概念。举个例子，比如说我们都会肚子饿，肚子饿代表血液里的血糖降低，血糖降低就会有信号反馈到大脑，然后大脑就发出指令，肚子饿了就有食欲，然后就需要吃东西，东西吃下去以后，胃的毛细血管就吸收了，并转化成糖分，进入到血管里面后，就又恢复了原来的平衡，那么肚子就不饿了。随着能量的消耗，血糖又降低，然后又开始新一轮的平衡。我们的人体就是这样一架很精密的仪器，通过这种不断反馈的方式，我们的身体就达到一种内稳态。

家庭也是如此。比如在做家庭治疗的时候，治疗师经常（第一次做咨询肯定要问的）会问的一句话就是："为什么是这个时候来咨询？""为什么是这个时候"这一点非常重要，家庭也是一个系统，它也需要达到内稳态。**家庭为什么在这个时候来咨询，很多时候也许是因为（不管是家庭内部还是家庭外部）出现了某个事件，打破了这个家庭的平衡**，所以这个家庭就没有办法保持它原来的平衡了。没有办法保持原来的平衡的时候，这个系统里就会有一个人要生病，生病以后来重新维持这个家庭系统的稳定。

这个怎么理解呢？我举个例子，比如说一个家庭里的母亲，当家庭主妇好多年了，她没有自己的工作，没有自己的朋友，没有自己的社交圈子。多年以来，照顾孩子是她唯一的工作。假设孩子马上要去上大学，妻子潜意识里突然觉得自己好像要失业了，她可能就会变得比较焦虑，也许孩子也会出现一些心理行为方面的问题。很多时候孩子离不开家，不一定是孩子离不开家，也许是母亲（或者父亲，或者家庭里的某个成员）离不开孩子。所以，我们问这个家庭"为什么这个时候来做咨询"是非常重要的，包括在做个别治疗的时候，也经常要问"为什么是这个时候来做咨询？"可能是他生活当中发生的某件事情，触动了他内心最深的某个情结，一下子激发了他很多的愤怒（焦虑或者抑郁）。生活出现了很大的变故，激发了他内在可能没有处理的一些情结，所以需要这个时候来做咨询。

对于家庭来说，也是这样的。就像我们肚子饿了需要重新恢复平衡，这个家庭的孩子要离开家了，母亲突然觉得自己的精神没有寄托了，而且出现了一些心理行为问题，这个家庭需要重新回到一种平衡稳定的状态。但可能是以某个家庭成员出现的一些心理行为问题为表征，所以他们就来寻求咨询。

系统家庭治疗的治疗师是一个扰动者。我们通过各种提问，让这个家庭里的妻子能够领悟到：哦，原来我出现的这些行为问题，可能是因为孩子马上要离家读大学，我自己这么多年没有工作，唯一的工作就是照顾孩子，突然孩子要离家了，我就好像失业了一样，我没有别的事情可以做，丈夫又对我比较冷落。丈夫也领悟到：孩子要离家了，这么多年我可能对妻子比较忽视，所以现在有必要帮助妻子，可能要增进夫妻间的情感，鼓励妻子重新去找工作，做一些事情让自己的生活充实起来。这个孩子可能也觉察到：这么多年妈妈一直在照顾我，我现在要去读大学了，妈妈可能比较焦虑，所以她就出现了一些心理问题。也许帮妈妈找到一些她可以做的事情，我就可以安心离家了。所以，丈夫（儿子）可能原来没有意识到，为什么妻子（妈妈）会突然变得比较焦虑、抑郁，出现失眠、睡不着觉、食欲下降等状况。也许一开始他们会觉得自己的妈妈、自己的妻子是得抑郁症了，或者是得焦虑症了。

通过家庭治疗，每个家庭成员能够表达他们观察到的一些现象，可能他们能够领悟到，原来是这个原因。其实家庭是有弹性的，每个家庭、每个人都有自己应对外界问题的一些资源和潜力。特别是在系统家庭治疗里，我们强调资源取向，所以我们作为治疗师就是一个扰动者的角色。**最终是让这个家庭发掘出自身的力量和资源，**然后能够自己组织来解决和面对他们自己的问题。有句开玩笑的话说，系统家庭治疗师的角色是：什么都不懂，什么都不做。当然这是开玩笑，系统家庭治疗师"什么都不做"重点强调的是，在治疗的过程当中，治疗师的角色是中立的，我们要相信家庭内在的资源。

下面重点讲一下循环。**循环是通过提问的方式寻找隐藏在家庭互动模式中的交互因果反馈链，并且把结果融合到系统性假设中，形成进一步循环提问的基础，使假设进一步得到完善。**下面来看一下具体的例子，可以帮助大家理解循环提问。

在系统家庭治疗里，治疗师不判断、不责备，是一个中立的角色。治疗师主要是通过干预性的谈话——治疗师的每一个提问，都带有某种意图或是源于某种假设。比如上文举的那个例子，一个 18 岁的年轻人要去上大学了，母亲出现了一些焦虑、抑郁的情况。我们了解到了一些信息，那么可以作一个假设就是，这个母亲多年来把照顾孩子当做自己唯一的工作，也许是因为孩子要去上大学了，母亲就好像失业一样，我们就会从这个方面来进行提问。

提问也是为了验证假设。假设有可能符合，也有可能不符合。在不断地提问并得到回答的过程当中再修正我们的提问。在提问的过程当中，每个家庭成员对于家庭的看法会不断地呈现出来。就相当于，原来每个人只是站在自己的角度看问题，但是现在听到了其他人对于这个问题的看法，每个人都可以从多元的角度来看待同样一件事情。在了解了每个人对问题的理解不一样以后，其实家庭成员有自己的资源来解决自己的问题。

资源取向也是系统家庭治疗的一个非常重要概念。**传统的看待一个问题、看待一个病人的取向叫做缺陷取向。**比如说，一个人被贴上抑郁症、焦虑症的标签。当一个家庭里的一个人被贴上抑郁症和焦虑症的标签后，好像大家都舒了一口气——觉得家里就是他有病，他有抑郁症或者焦虑症，只要把他治好了就没有问题了。这种缺陷取向的害处就在于，当一个人被贴上抑郁症或焦虑症的标签以后，这个家庭的关系就被忽略了。**其他的家庭成员对于维持这个所谓的病人的这种症状，其实是有作用的。**如果给别人贴个标签，其他成员就觉得是别人有问题，自己没有问题。实际上可能就是因为他们的互动模式使这个人出现了抑郁。这个人抑郁了以后，会对其他的家庭成员产生影响，同时也会对家庭成员彼此之间的关系产生影响。所以，系统家庭治疗强调资源取向，不是给一个人贴上标签，说他有抑郁症、有焦虑症，他就是精神有问题。**资源取向在治疗里也要去病理化、去标签化，这个非常重要。**去病理化、去标签化有很多方式，循环提问是其中一个方式。

资源取向也有资源取向的提问方式，我们叫阳性赋义。阳性赋义是一个具体的技术，资源取向是一个理论概念。就是我们看待一件事情，可以从这个事情比较积极的角度来看待。举个最简单的例子，大家可能都听说过：

桌子上有半杯水。

一个人说："唉呀！只有半杯水。"

另外一个人说："哎呀！太好了，还有半杯水。"

所谓的缺陷取向就是"只有半杯水"，资源取向是"太好了，还有半杯水"。同样是半杯水，不同的人会赋予它不同的看法。在做家庭治疗的时候也是这样的。比如说孩子不上学，家庭成员可能觉得孩子不上学是一件非常不好的事情。这个时候可以通过提问问他们：

孩子不上学以后，谁是最着急的？

孩子不上学以后，对你们的家庭带来一些什么样的改变？

谁对这个改变是最着急的？谁最不着急？

孩子不上学了以后，对你们有没有什么影响？

什么样的影响，你们觉得是好的？

什么样的影响，你们觉得是不好的？

通过一些开放式的提问，治疗师可以从一种比较积极的角度来给同样一件事情下不同的定义，以比较积极取向的方式来给这件事情重新定义。

有一次，我听一个老中医讲，有个 50 多岁的男性去找他看病，很生气地说他的儿子 30 多岁了，一直不找对象不结婚，老两口都快急死了，突然有一天儿子就把媳妇领回家了，说要马上结婚，因为女方已经怀上他的孩子。老两口很生气的是，他们觉得这个儿媳妇没有文化，看上去和他们儿子不般配，老头被气到了，所以就去看中医。

这个老中医很有趣地跟他说："已经怀孕了？说不定是个孙子吧?!"这个病人听了很高兴，他原来生气的就是儿子为什么找了一个只有初中水平的人，还没有工作。但老中医说："哎哟！你快当爷爷了，说不定你的儿媳妇怀的还是个孙子！"这个病人很高兴，就走掉了。大概过了一年，这个病人又回来了，跟老中医说："医生，太感谢你了！我儿媳妇果然给我生了一个孙子。"他觉得特别的开心。

其实从某种程度上来讲，很多中医也在做一种心理治疗的工作，可能他们并没有意识到用的是什么技术。如果从系统家庭治疗的角度来看，这个就是典型的阳性赋义的一种方式，就是资源取向的一种方式。这个病人原来觉得儿媳妇文化程度低，他特别不喜欢，也许他没有想到，自己这么多年都在盼孙子，孙子已经送到家了。这就是其中的一个例子。

循环提问，对于新手咨询师来说是非常有用的提问技术。当你不知道应该问什么问题的时候，就想一想可以怎样来循环提问。循环提问的定义是轮流反复地请每一位家庭成员表达他对另外一个成员的行为的观察，或者是对另外两个家庭成员之间关系的看法，或者是对一个人的行为和另外一个人的行为之间关系的看法。

举个例子来说，当你妈妈心情不好的时候，你们家里谁会第一个去安慰她？大家看，这个问题问的是"你妈妈心情不好的时候，家里面谁会第一个去安慰她？"就是问其中一个家庭成员，他观察到的家里的其他家庭成员的行为是怎么样的。这个问题问出去，得到的答案也体现着这个家庭里面的家庭成员之间的关系。因为当妈妈心情不好的时候，第一个安慰她的，是和她关系最密切的人（绝大多数时候）。知道了这个答案，我们也就知道了这个家庭里，谁和母亲的关系是最密切的。这个提问，了解的其实是关系。这个家庭的成员也许注意到了，妈妈心情不好的时候，第一个过去安慰她的，是她的孩子。电影《忘了去懂你》里有个镜头，当妈妈在那儿很着急、心情很不好的时候，女儿扑上去就抱住她的脖子安慰她，因为女儿和妈妈之间的关系是最密切的。

其他的提问诸如："谁对今天的会谈最感兴趣？是谁打电话来预约的？谁对孩子的病最关心？谁最不关心？"这也是差异性提问，就是谁对孩子的病最关心，谁对孩子的病最不关心，关心与不关心背后的原因又是什么。通过这样的提问，我们了解到的是家庭成员互相之间的关系，最关心的这个人为什么会关心，不关心的那个人为什么不关心，他不关心的那个表现又是什么。

给大家举个具体的案例。（引自赵旭东老师的治疗案例）

索引病人是家中11岁的小女儿。在小女儿一年级下半学期的时候，他们家因工作调动搬到另外一个城市。孩子转学后，出现厌学、逃学、学习成绩下降，在家易激惹、发脾气等现象，并且常攻击姐姐和妈妈。因为症状严重，一年级结束时开始休学，截至就诊的时候已经休学一年。

大家看到这些信息，就可以想一些假设。这个索引病人是11岁的小女儿，她什么时候出现的这些症状？是在搬家以后。因此我们就会有一个假设：对于小朋友来说，突然搬家会不会和她的症状有关系？她在家里经常攻击姐姐和妈妈，我们就会好奇：她经常攻击姐姐和妈妈，那她会攻击爸爸吗？她经常砸东西，是在学校里砸，还是在家里砸？有没有什么不同的地方？为什么在这个病史里面，没有关于爸爸的信息？爸爸在这个家庭里面又是处于什么样的角色呢？有这些好奇，就会有一些假设，然后通过提问来进一步地了解信息。

通过提问得知，这个小女儿在休学期间四处就诊，曾经被诊断为癫痫，也吃了一些药，后来就被介绍到系统家庭治疗师这边，来接受系统家庭治疗。这个家庭来就诊的主诉问题是这个索引病人的情绪和行为问题。她在一年级下半学期就出现了学习成绩下降的现象，她认为其他同学经常欺负自己，不愿意去上学。在家发脾气、喜怒无常，就诊前一年也出现过一次类似于癫痫的发作。从那以后呢，妈妈认为她需要专业的医学治疗，所以就休学。比起一年前，她的症状和问题行为出现的次数和强度已经有所减轻。在一年级下半学期结束，全家搬到一个新的城市，爸爸很快适应新的生活和环境，但妈妈在工作单位遇到很多困难，心情就很烦躁。这个索引病人也不适应新学校的快节奏、高强度的生活，和同学没有办法和睦相处。

当了解到这些信息的时候，我们又会有新的假设：搬家之后，爸爸很快适应了，但是妈妈就遇到很多困难，小女儿也遇到了很多困难。我们就会猜测这个家庭的关系会是怎样的，好像爸爸没有出现什么问题，但是妈妈和小女儿都有一些问题。我们就会很好奇：妈妈和小女儿的关系是怎样的？孩子出现的这些心理行为问题，是不是和妈妈的工作遇到困难有关系呢？

治疗师就问索引病人："你们家谁最清楚你的毛病？"（这个问题其实也是在问关系，最清楚她的毛病的人，肯定是和她关系最亲密的人。）

"你发起病来谁是第一个投降的？"

"对于你的小毛病，你爸爸知道多少？你妈妈知道多少？"（实际上问的是，你和妈妈的关系怎么样？你和爸爸的关系怎么样？这些都是关于关系的问题。）

"你有没有打过外面的人？"（因为刚才的病史里面说她会打妈妈，攻击妈妈、攻击姐姐，她是只在家里打吗？会不会打外面的人？）

然后治疗师问妈妈："她爸爸在的时候，她会不会打得轻一点？"

　　这个家庭里有四口人,两个人、三个人、四个人在的动力都是不一样的。爸爸不在的时候,她打妈妈、打姐姐,和爸爸在的时候打妈妈、打姐姐,打的程度会不会不一样? 她是只在学校打呢? 还是在家里打? 最后就了解到,这个小女儿在学校很听话,表现得和其他正常学生一样。在家的时候,她只是在妈妈、姐姐面前很烦躁。而在妈妈面前,症状频率最高,发作的强度最大,但是在爸爸面前就很少发病。

　　通过这样的循环提问,我们又可以有新的假设:这个孩子,她和妈妈比和姐姐的关系,可能会更好一些,她和妈妈的关系会更紧密一些。妈妈对这个孩子的关注,要远远多于对她姐姐的关注。而妈妈因为在新的工作单位也出现了一些问题,所以会不会是因为她自己的一些问题,致使她和女儿之间的关系特别的紧密。治疗师还了解到:爸爸和姐姐都忙于工作,姐妹俩年龄差距比较大,小女儿的生活基本上是妈妈照顾。对于病人的症状妈妈也了解得最为详细和清楚。循环提问问到现在,我们有一个更新的补充假设:在这个家庭里面,这个妈妈和小女儿的关系是最紧密的。

　　然后治疗师又问妈妈:"你们的亲戚怎么看她?"

　　然后问爸爸:"你觉得现在她好转了多少? 她老说自己累是什么意思? 你估计在她姐姐看来,她现在好了百分之多少?"

　　治疗师问姐姐:"你估计爸爸妈妈觉得你妹妹这个病是怎么回事?"或"你觉得,你爸爸觉得你妹妹是怎么回事? 你妈妈觉得你妹妹这个病是怎么回事?"(姐姐认知里的爸爸妈妈可能就会给出不同的答案。)

　　然后治疗师问病人:"你们家谁认为你是病人? 谁认为你没病,只是你这个小懒虫在作怪?"

　　从以上提问了解到,其实他们家只有妈妈觉得这孩子有问题,爸爸没有觉得孩子有问题。而孩子所谓的症状,只是在家里发作,而且只是在妈妈面前发作得最剧烈,这个孩子在学校表现得还是比较正常的。

　　循环提问还有差异性提问都是问得比较详细,用于了解所谓的具体的症状,不同的人是怎么看的,在不同的情境之下发作的情况是怎么样的。我们发现,其实主要是妈妈把这个小女儿当病人看,爸爸和姐姐觉得小女儿只是因为学习压力大、身体劳累。爸爸和姐姐觉得她已经好了80%,但是妈妈对孩子的看法比较悲观。治疗师还了解到,其他的亲戚基本上认为这孩子没有病,现在的表现主要是父母的过度溺爱引起的。

所有的信息都从另外一个角度验证了治疗师之前对于家庭互动模式的假设。也就是说，孩子的症状和母亲的过度关注和保护是密切相关的，这些都是治疗师自己内在的假设。我们不是直接向来访者、来访家庭反馈这些假设，而是通过提问——因为在所有提问、回答的过程当中，每个人都在听。然后就了解到，原来这个孩子不是在所有的情况下都发脾气、都打人。她在学校的表现正常，她在家才打人，而且在妈妈面前会表现得很严重。家里的其他亲戚也不觉得这孩子有问题，爸爸和姐姐也觉得孩子没有太大的问题，但是妈妈觉得这个孩子的问题特别大。

这些都是通过循环提问的方式，不是直接去了解每个人的想法是什么，而是通过问其中的一个人"其他人怎样看待这件事情"，通过这样的方式来了解。这里面也用到了**前馈提问技术**，系统家庭治疗有很多提问方式。前馈提问就是向未来看。比如，问姐姐："你妹妹什么时候能好？"这个是往将来看，不是往过去看。然后继续循环和前馈提问，"你猜一猜，你妈妈觉得她什么时候会好？""你爸爸呢，在这一点和你有没有什么差别？"前馈提问也是系统家庭治疗里很重要的一种方式，是把提问的内容转向未来。再比如，治疗师会问家庭成员："你觉得还需要多长时间，小朋友的症状会完全消失？"然后让家庭在治疗室内，为自己的改变定一个明确的期限，使这种自我催眠在治疗结束后变成自我应验的预言。

自我应验的预言是精神分析和精神动力学的一个术语。也就是说，一个人在自己童年（过去）所形成的一种认知模式，会极大地影响他未来的成长，觉得自己将来就会成为其在童年时期所认为的那种人。比如一个人从小生活在一个被虐待的环境里，就会觉得自己是不可爱的，就算别人对自己好，自己也接收不到这些信息，还是会觉得我就是不可爱，就是没有人爱我。这种自我实现式的预言，就会在生命的轮回里不断地重复。

在系统家庭治疗里，我们强调的是资源，强调的是未来，强调的是改变，强调的是来访者有自己改变的动机和力量。所以我们就让这个家庭在治疗室内，为这个改变定一个期限。就像刚才那个提问，治疗师问姐姐：

"你觉得妹妹什么时候能好？"

"你觉得，爸爸认为妹妹什么时候能好？"

"你认为，妈妈觉得妹妹什么时候能好？"

这是一种自我实现的催眠，让这个家庭在治疗室里面就定下一个"什么时候这个孩子的症状会好"的期限。到现实生活里面，就成为一种自我实现的正向的催眠。

所以，循环提问就是通过建构每一个问题来聚焦家庭的关系连接，而不是个体的症状，主要呈现家庭成员对于世界或者关系的观点的差异。在不断地提问中，让家庭成员听到其他家庭成员对自己看法的观察和猜测，从而学会以循环而不是线性的方式思考问题。当这个家庭了解到很多的这种循环的模式以后，他们自己回到现实生活当中也能够自组织，重新成为其他的改变的一个模式。就不是以病态的方式恢复平衡，而是重新改变他们整个的互动模式。

第十讲 ‖ 结构家庭治疗

> 有人说一个忧郁症患者最喜欢的愿望，就是自己出现了真正的疾病——某些可以确认的疾病，可以证明他们的担忧，为抱怨合理化。
>
> 于是这个疼痛病患者的故事，变成了一个配合这个疼痛而重组的家庭故事。当一个家庭开始调整去支持其中一人的病症时，通常不容易发现何时应该适可而止。
>
> ——米纽钦《回家》

结构家庭治疗的创始人是米纽钦。米纽钦是一个高产的作家，也是一个非常优秀的家庭治疗师和督导师。他早期的著作有《家庭与家庭治疗》（有中文版）、《贫民窟中的家庭》（没有翻译成中文）。翻译成中文版的还有《回家》《家庭与夫妻治疗：案例与分析》等。

香港的李维榕老师是米纽钦的一个华人弟子。她非常系统地接受了结构家庭治疗的训练，也一直持续在上海做结构家庭治疗的培训。李维榕老师也写过很多非常通俗易懂的书，现在市面上可以看到的有《为家庭疗伤》（上、下本）、《我的家庭治疗工作》，十多年前还写过《婚姻：无形之塔》，这些都是和结构家庭治疗相关的书。

结构家庭治疗有一个很重要的观点，它认为人的行为和环境息息相关。个人的症状需要放在家庭互动的脉络中才能充分了解，要消除症状必须先改变家庭的结构。这句话是什么意思呢？这里所说的"人的行为和环境息息相关"重点讲的是家庭的环境。也就是说，如果家庭当中一个人呈现出某种症状，其实在家庭的互动模式里就可以看到：有症状的这个人，可能是家庭当中的一个替罪羊（替罪羊也是家庭治疗发展早期提出来的概念），是这个有着病态互动模式的家庭导致出现了一个承受着这种病态的家庭互动的一个人。所以说，如果要消除症状，首先必须改变家庭的结构。

家庭结构具体指的到底是什么呢？我们看一下结构家庭治疗的几个非常核心的概念。

一、三个核心概念

结构家庭治疗有 3 个非常重要的核心概念。一个是结构,另外一个是子系统,第三个是界限。

结构(structure),**指的是家庭成员互动的组织模式**。也就是说,结构家庭治疗所说的结构,不单指的是这个家庭里面有几口人,由哪几口人组成,每一个人的年龄、性别、工作、职业。此外,还包含家庭成员彼此之间的互动模式。比如说,一个由爸爸、妈妈和孩子组成的三口之家,妈妈可能和孩子的关系比较紧密,爸爸想要亲近自己的孩子,但觉得好像(对于孩子和妻子来说)很难亲近,可能多年以来他们形成了这样一种关系模式。假设母亲表现出悲伤的时候,孩子可能无意识地就会过去安慰她,爸爸好像是局外人一样。他亲近孩子、亲近妻子好像都是件很困难的事情。他们长久以来可能就维持了这样的一种互动模式。

子系统(subsystem),**基于代际性别和共同兴趣的不同,家庭分化成不同的子系统**。也就是说,在一个有 3 人(或 3 人以上)的家庭里,两两之间都可能会形成一种关系。比如一个三口之家,假设母亲和孩子之间的关系比较亲密,爸爸就进不到这个系统。妈妈和孩子之间的亲密、紧密、纠结的关系就形成一个子系统。

此外,在几代人之间,比如有孩子、爸爸妈妈、爷爷奶奶和外公外婆三代,在众多的家人里面,两两之间(或几个人之间)的关系又比较紧密。比如兄弟姐妹之间,可能某几个人的关系比较紧密,也许他们会保守家庭的一个秘密,另外一个人就不知道;或者说这个家族任意的两个人(两个以上的人)彼此之间比较紧密的关系就又形成一个子系统。所以在家庭的这个大的系统里面,家庭成员又可能分别形成几个小的子系统。

界限(boundary),**指个体子系统和整个家庭借助人际界限来调节相互接触的看不见的屏障**。这句话怎么理解呢? 在结构家庭治疗里面非常强调代际之间的边界应该是比较清楚的。社会学上提出,如果夫妻成立了自己的新家庭,和自己原来的父母之间可能就需要有一些界限,就不能够像以前一样,和原生家庭的关系过分紧密。最理想的一种距离,就是一碗汤的距离。所谓一碗汤的距离,就是夫妻和自己的原生家庭的距离——就是做好一碗汤,端到对方家里的时候,汤还没有凉。从物理距离来讲是这样的,实际操作起来可能会比较困难。

除了物理上的距离，心理上的距离也是很重要的。有的人离开家，离得远远的，但是只要家里有什么事情，只要爸爸（妈妈）给自己打个电话，或者原生家庭里面一旦发生什么事情，整个人（整个情绪）完全就被原生家庭的那些事情所扰动，这是心理上的距离还没有完全分开的一种状态。

除了代际之间的界限——代际之间的界限，指的就是代与代之间需要有一种界限——如果家庭发生危机，需要调动家庭资源的时候，家庭的代与代之间要能够有一个互相的支持。在平时，相对来说需要保持每两代人之间各自独立的生活。另外一种界限就是，**在核心家庭里面，夫妻也是一个小的子系统**。可能很多人都意识到，在核心家庭（由父亲、母亲和孩子组成）里面，夫妻之间的关系是最重要的。如果夫妻之间关系比较亲密，双方能够给予彼此想要的支持的时候，那么无论是对于赡养老人，还是对于教育孩子，夫妻之间都能够有一个很好的相互支持。但是，假如说夫妻之间有一些没有解决的冲突、难以解决的矛盾的时候，就特别容易和上一代人或下一代人，或者是三代人之间，形成非常复杂的关系。也许，这个家庭的互动关系（无论是亲密、纠结的，还是冲突的，两两之间或者是几个人之间的）就会变得很复杂。

界限的清晰还在于，比如在一个家庭的生命周期的某个阶段，当一个孩子还是幼儿（大概在 5 岁之前）的时候，父母需要给这个孩子很多情感上的关爱和衣食住行方面的照顾。但是，假设这个家庭的生命周期已经到了"孩子是青少年"的时候，父母和孩子之间的关系、父母的教育（教养）方式就需要作一些改变，就不能再用对三岁小孩儿的方式来对待青少年。因为从发展的这个阶段来看，青少年本来就是要走向自己的个人独立的一个过程。如果父母还是用那种教育三岁小孩的方式对待青少年，亲子之间肯定就会出现很多很多的冲突。有的家庭可能是因为妻子和丈夫之间的冲突没有得到一定的解决，其中一方就和自己的孩子形成一种结盟关系，两个人联合起来对抗另外一方。那么，就形成了家庭当中的一种三角化的现象，这代表两代人之间的界限不是很清楚。

界限有两种：一种是缠结，另外一种是疏离。

所谓的缠结的界限，就是母亲或父亲和孩子之间的关系非常紧密，并且过分紧密，母子或父子两个人似乎还处在共生状态，不分彼此，你的是我的，我的是你的。无论在情感上，还是在其他的方方面面，都很难彼此分离开的状态，就是非常缠结的一种关系。

另外一种关系叫做疏离。**疏离的关系有两种表现形式:一种是比较冷淡,另外一种是彼此冲突。**有一天我见了一对夫妻,丈夫对妻子有很多情感的需求,但在妻子的原生家庭里,大家彼此之间的情感氛围就是比较冷淡的,其实她内在的潜意识里面也非常渴望能够和别人有一种亲密的关系,但长期以来她已经习惯了原生家庭的方式,所以对于丈夫向她表达情感需求,她觉得很难理解。还责备丈夫一点儿都不像个男人,婆婆妈妈的像个女人。当丈夫向她倾诉、表达亲密需求的时候,妻子就表现得特别冷淡。这是其中一种比较疏离的关系。

除了疏离,我们还需要了解一下僵化的概念,**是说这个家庭的家庭弹性比较差。就是在这个家庭的情感氛围里面,不允许每个人比较自由地表达自己的需求和要求。**就像刚才举的例子,家中的孩子已经是青少年了,但是爸妈仍然在用对待 4 岁小孩的方式对待一个青少年,说明这个家庭的家庭关系是比较僵化的。也就是说,他没有办法随着家庭生命周期的往前推进来调整家庭当中的关系。

以上给大家讲了结构家庭治疗的三个核心概念,下面我们看一下家庭的结构。

二、结构

结构家庭治疗流派认为每个家庭都有自己的结构,所以空间和界限就很重要。

大家可以想象一下,当我们坐地铁的时候,如果地铁里面人挤得要命,根本没有自己的空间,你是什么样的感受?不知道大家是否有这样的经历,每次坐飞机的时候,如果飞机上有小朋友(还在爸爸妈妈怀中的小幼儿),他就会不停地哭。或者地铁上有小婴孩,被爸爸妈妈抱着在拥挤的空间里,他就会不停地哭。我想,其中一个非常重要的原因,就是婴儿也能够非常敏感地觉知到,这样的空间实在是太拥挤了,每个人根本就没有办法拥有自己的空间。

李维榕老师在《为家庭疗伤》中写到过香港的一些有问题行为的青少年。香港也是一个寸土寸金的地方,房价也是高得离谱。很多比较穷的一些阶层,整个家庭都生活在很拥挤的空间里面。上海好多年以前也是这样的,可能一家人(或好几代人)就生活在一个房间里,有的家庭的房间里还有一些遮拦,有的家庭里根本就没有遮拦。也许父母和孩子只有一个房间，兄弟姐妹睡一张床，中间用帘子隔一下，旁边就是父母。我想，这样对人不但有一种空间上的压榨感，同时也有心理上的一种压榨感。

大家想一想自己的成长经历，我们是几岁的时候，拥有自己独立的房间和空间？当你有一些青春期小秘密的时候，你会不会把自己的日记写在带锁的笔记本里，然后把它锁起来？随着个人的心理发展，我们都有对自己的独立空间的一种捍卫和要求。这也是一个人走向独立和成熟的一个过程。

有的家庭的空间实在是太拥挤、太狭窄，爸爸妈妈就拿帘子隔一下。成年人晚上过夫妻生活的时候，未成年的孩子就在旁边，可能什么都听得到，也许还会有各种其他的情况发生。那个时候，孩子对性可能完全是不懂的。也许无意当中看到或听到声音觉得很好奇，或是产生各种各样的一些想法。这个人成年以后，他对于性、对于秘密、对于男女之间的交流可能就会有各种各样的联想。每个人经历的事情不一样，可能也会影响到未来对人与人之间的界限的认识和了解。

之前，微信上好像有篇文章叫《中国人普遍缺乏界限感》，在网上传得挺多，标题也抓人眼球。那篇文章，我不是所有的观点都认同，但是有一部分我是比较认同的，就是人际之间交往的这种界限。比如说，父母在交流一些成年人之间的事情的时候，哪些内容可以跟孩子说，哪些内容不太适合在孩子面前讨论，这些都需要成年人有一个把握。如果父母在做一件隐秘的事情的时候，孩子看到了，这种界限也会影响到这个孩子成年以后，对于很多事情的界限的掌控感。

假设一个妈妈，跟丈夫的关系不是特别好，他们经常有冲突，妈妈作为一个妻子，她在丈夫那边得不到（她渴望的）关爱的时候，可能就会把自己作为一个成年人所有的烦恼和痛苦，向孩子倾诉。也许就会跟自己的孩子抱怨"你爸怎么怎么样，你看他老往你奶奶家拿东西"等等。对于一个孩子来说，其实这是成年人应该自己去面对的东西，孩子听到了又能怎么样？他也做不了什么，但是他觉得痛苦，因为他看到妈妈不开心。也许，这些心理上的烦恼可能就会转变成一种身体上的症状（或者心理症状）表现出来。

李维榕老师在那本书里面写道：在香港的一个家庭里，妻子好多年前就去世了，丈夫的情感生活比较缺乏，他非常思念已经去世的妻子。他有两个女儿，大女儿的自我分化能力（就是一个人心理成熟的程度）比较好，小女儿的自我分化能力就比较低。爸爸失去妻子的痛苦很难排解，没有一个出口，他就每天在孩子面前诉说思念妻子的痛苦，那个孩子还很小（七八岁），爸爸每天讲自己的痛苦和烦恼。成年人在情感上的烦恼和痛苦，对于孩子来说，她是无法去承受的，也无法帮他去解决，所以最后这个孩子就发展出一些心身症状。这就是界限非常不清楚的一个表现。

结构家庭治疗特别强调的就是，每一代人之间需要有一个相对比较清晰的界限。像刚才的例子，这个爸爸没有从一个成年人的角度思考和解决问题，也许他可以寻求其他方式来缓解内心的悲痛。但他选择的方式，是把这些议题跟自己年幼的孩子去讲，这样对孩子的身心发展是非常不利的。

有时候夫妻间的问题，由于界限不清可能导致母子与丈夫对抗，形成一种三角关系，最后孩子就没有办法离家。随着家庭成员的增加，家庭界限不容易把握，也会使家庭关系复杂化。我们可以思考一下自己的人格及家庭，当我们结婚后处于二人世界，和家中有了孩子变成三人世界（有更多的孩子，又变成四人世界、五人世界）的时候，夫妻之间的情感有没有什么不同。

好多朋友觉得孩子出生以后（男性朋友说的比较多），妻子把很多时间都投入到了孩子身上，夫妻之间的情感好像淡了很多。我想，一个女性孕育和养育孩子的过程中，可能自然而然地会和孩子形成一种比较亲密的关系。当然，比较恰当的亲密关系对于孩子的成长也是很重要的。但同时我们也知道，无论是作为父亲还是母亲，如果我们希望孩子的身心能够非常健康的发展，除了亲子之间的亲密关系之外，我们和配偶之间互相支持、互相陪伴、互相理解的良好的亲密关系，对孩子才是最重要的。

因为作为个人来讲，我们如何处理自己的情绪，如何处理个人的问题，可以给孩子一个示范的作用。我们怎样和自己的配偶交往，我们和配偶发生冲突、发生矛盾的时候怎样处理和解决？我们的情感关系怎么样？这些都会给我们的孩子产生一种榜样的作用。父母之间的夫妻情感，一方面影响孩子能不能顺利地从青春期开始自我分化，走向自我独立之路，慢慢地可以安心的离家。另外一个方面，父母之间的夫妻情感，也会成为孩子未来选择亲密关系的一种榜样。

我多次听到很多人（无论是来访者，还是身边的朋友）说："小时候爸爸妈妈经常争吵，现在我根本就没有想结婚的想法，只要一想到爸妈的婚姻，我就觉得结婚没什么意思。"当然这是其中的一种情况，对于爸妈有冲突的家庭，未来这个孩子对于亲密关系会怎么看，也有很多各种不同的情况。我刚说的是其中一种，就是直接影响到一个人在未来对婚姻的看法。

所以，很多孩子没有离家，其实是因为他没有办法离家，他内心不安，他没有办法独立于这个家庭。可能家中有一个让他特别牵挂的父亲（母亲），对于孩子来说，他可能会有一种担忧。如果父亲（母亲）开心不起来，家庭当中这个分化不良的孩子，他就很难离家，因为他觉得他需要在家庭里面陪伴他的父亲（母亲）。当然这可能是发生在潜意识里的一种状态。

我们看一下这个图。这是一个最简单的家庭结构图，一个三口之家的核心家庭。父亲和母亲之间是虚线，虚线代表的是一种疏离的关系。疏离的关系有两种情况：一种是非常冷淡，一种是非常冲突。父亲和孩子之间有一条线，又有两条线将其隔开，这是一种中断了的关系。母亲和孩子之间，我画了三条实线，表示他们的关系过分亲密。按常规，两条实线表示关系比较亲密，三条线就是过分的紧密。

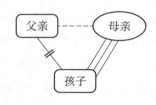

结构家庭治疗还有一个非常重要的概念叫做三角化（triangulation）。在数学里，三角形是最稳定的。**米纽钦提出，三角化就是父母分别要求孩子与自己结盟来对抗对方。**还有一个概念叫做联盟（coalitions），**联盟是家庭成员联合对抗第三人的合作关系。**可能是两个人联合起来一起对抗第三个人。联盟中的一种是**比较稳定的联盟**，它是比较固定的、没有弹性的联盟。比如在三角化里面，母子联盟就经常出现。假设当丈夫开始斥责妻子的时候，女儿就会站在母亲这边指责父亲，在妻子还没有说话的时候，女儿就已经跳出来开始指责自己的父亲。那么，这个家庭可能长久以来都是这样一种关系，就是比较稳定的一种联盟。

结构家庭治疗很强调夫妻之间的情感。也就是说，在三角化的家庭里面，我们要促进夫妻之间情感的改善，来增进夫妻之间的情感。让母亲和孩子（父亲和孩子）之间纠缠、紧密的关系能够有一个适度的分离。**如果父母中的一方和孩子形成对抗自己配偶的关系，就会损伤到这个家庭的功能。**

有一次，我在坐高铁的时候，旁边的两人座位上坐着一对夫妻和他们的孩子，我看到那个母亲拿了一个水杯给自己的孩子，说："喝水。"这个孩子就把水杯递给他的父亲，这个父亲喝完水后又把水杯递给孩子，孩子又把水杯递给母亲。夫妻双方好像都是在和自己的孩子沟通，但他们彼此之间没有任何的沟通。我觉得这是一个非常典型的三角化的家庭,孩子变成了夫妻之间沟通的传话筒。当这个家庭的压力达到一定程度,如果这个家庭的成员已经没有办法承受压力,最大的承受者也许就是家中最脆弱的孩子,当然也有可能是其他的家庭成员。总的来说,孩子的身心发育各方面还没有特别完善,所以最大的受害者可能会是家中的孩子。

在结构家庭治疗里面,我们最大的干预的目标就是增进夫妻之间的情感,在父母和孩子之间形成一个比较清晰的界限。

三、家庭评估的四步模式

在结构家庭治疗里,米纽钦有一本书是《家庭与夫妻治疗:案例分析》,他在书里提出了家庭评估的四步模式。那本书里有 10 个案例,每个案例都有关于这个家庭的背景介绍,也有米纽钦对这个家庭做家庭治疗的重要的逐字稿部分,就是这四步评估的模式。他具体是怎样做的? 在做的过程当中,又说了什么话? 这句话说出去,他想要达到一个什么样的目标和意图? 这本书都有很清晰的介绍。在介绍完案例后,最后又有一个总体的分析和框架,包括他是怎样看待这个家庭的,从个体的层面是怎么样的,从家庭的层面评估是怎么样的,为什么做出这样的干预等。

家庭评估的四步模式,第一步是拓展目前的主诉。目标是对目前存在的问题和存在症状的人去中心化。

这个怎么理解呢? 当一个家庭来到我们面前的时候,对于"这个问题是怎么来的? 谁是问题? 对这个问题的看法",每个人都有自己心中的观点。比如一个家庭里面,母亲非常的焦虑,可能家中所有的人都觉得妈妈有问题,她特别焦虑。比如女儿会说:"妈妈一看到我没有做作业或不好好吃饭就特别焦虑,还会很紧张,要么打我,或者是骂我。"家庭成员在他们来做咨询的时候,可能已经有一个固定的看法和认识,就是妈妈有问题。实际上也许他们没有意识到,他们的这种看法和家庭互动恶性循环的模式,会让家庭成员的症状固化。

第七期中德家庭培训班中,有个老师讲了一个很重要的议题,就是对于慢性精神病患者的家庭治疗。他提到一点,对于相对比较严重的一些精神疾病,最坏的后果就是这个症状被固定下来,变成慢性化的,这是比较糟糕的一件事情。所以，当我们面对家庭的时候，第一步要做的，是对被认定的这个病人的症状去病理化和去中心化。换句话来说，就是对谁是这个家庭的病人的观点作一个挑战。

我给大家举个例子，也是米纽钦这本书里的一个例子。有个家庭认为焦虑的母亲是病人，治疗师一开始会聆听家庭的每个成员对于母亲焦虑这件事情的看法。随着问话的展开，治疗师发现，这个母亲焦虑的背后，是她一个人照顾孩子很疲惫。父亲没有看到，或者就算看到了，也没有给她合理的关注和帮助。所以，这就挑战了家庭认为这个母亲就是焦虑症、是病人的一种固定的看法。

第二步是着重探索维持问题的互动模式。目标就是探索维持当前问题的家庭模式。

大家还记得讲概论的时候，那个循环因果关系吗？简单来说，就是家庭当中的事情，可能是 A 引起 B，B 引起 C，C 又回过头来引起 A，整个家庭的互动就在一种不断循环往复的过程当中。我们要通过问话的形式让家庭成员了解到，在他们这个家庭中不断循环往复的过程是什么。

也许这个家庭循环互动的方式是：丈夫回家后对妻子很冷淡，妻子觉得自己情感上的需要得不到满足，就会转向关注自己的儿子。可能儿子很调皮，老师说他多动，或者说他学习成绩不好。妈妈就很焦虑，很担心孩子的成绩，可能她向丈夫寻求帮助的时候，丈夫就表达出不耐烦或者责备妻子说："就是因为你太娇惯他，就是因为你的缘故，所以孩子的学习成绩才不好。"妻子会觉得很愤怒，她在丈夫那边得不到自己想要的支持——无论自己是作为妻子还是作为一个母亲，都得不到丈夫支持的时候，就会更进一步地促进她和孩子之间更紧密、更纠缠的复杂的关系。三个人的关系就这样循环往复着，所以我们第二步就是要探索，到底维持这个母亲持续焦虑的整个家庭的互动模式是怎样的？

第三步是结构化地集中探索过去。目标是帮助来访家庭探索相处模式是如何形成的。

举个例子来说，还是刚才的夫妻和孩子三个人之间循环往复的互动模式。在第三步的时候，治疗师会探索这个妻子在自己原生家庭的成长经历是怎么样的。也许妻子会说，在她成长的过程当中，自己的父母亲也是一种比较冲突的沟通模式。母亲在父亲那里得不到她想要的情感关怀和支持，所以自己从小就和母亲的关系比较亲密。当她看到（她觉得）父亲指责母亲的时候，她就会立刻站出来帮助母亲指责父亲。在她的原生家庭里面可能是这样的一种互动模式。

在她的经验里面，可能就会对男性形成某种观点，认为丈夫就像他父亲一样，是会指责女性的，是不会关心这个家庭的。当丈夫（也许工作很忙）回到家里没有表现出对妻子的关心的时候，当妻子看到丈夫的那个表现的时候，也许就激发了她内在的童年的那种焦虑感——好像自己的丈夫印证了脑中的男性形象，就是一个指责的、批评的、不会帮助女性的人，从而激发了她内在的焦虑感。那个内在的焦虑，激发了她童年已经形成的那种焦虑印象。当激发出那种焦虑的时候，丈夫可能就不知道怎么办。丈夫可能自己还觉得挺委屈，觉得"我也挺忙的，我这么辛苦，回到家里还给我摆一副臭脸"等等，可能丈夫也会反过头来指责妻子。

在第三步结构化地探索过去的时候，就是让丈夫和妻子都了解到，为什么妻子在看到丈夫（她觉得）很冷淡的表现的时候，她会变得如此焦虑，可能是与她的相处模式和她从小在原生家庭的经历是有关系的。如果当夫妻双方对此有所觉悟（丈夫以前可能会觉得，就是妻子有问题，而妻子可能也觉得自己就是有焦虑症），那么焦虑症背后到底有什么原因？这个相处模式是怎么来的？才是非常重要的、需要我们探索的部分。探索妻子的原生家庭的背景，对她现在和丈夫的相处模式的影响。有时间的话，也可以探索丈夫现在与妻子的相处模式，与他的原生家庭有怎样的关系？探索了以后，我们就需要促进夫妻双方做出一些改变。

在结构家庭治疗里，还有一个技术叫做重构(reframing)。系统家庭治疗里也有这个词。有的翻译成重构，有的翻译成重新框定。它的意思其实就是说，把原来这个被认定的病人和家庭成员都认为"就是这个人有病"的想法，用另外的方法作一种解释。比如说，治疗师在探索双方现在的互动模式和他们原来的互动模式之间的关系的时候，可能会这样跟丈夫说："我好像看到，你的妻子特别的疲劳，你觉得你可以做些什么来帮助你的妻子？"这个地方用了重构的技术。可能原来大家都觉得是这个妻子焦虑，但治疗师换了一个说法，他把妻子的焦虑定义成"比较疲劳"，是因为"她累了"。这样说的话也让丈夫了解到，其实妻子焦虑的背后，可能是她疲劳、是她累的一种表现。她内在的一种需求，其实是希望丈夫能够给予她一定的帮助。所以用这样的方法，可以让夫妻双方意识到，他们现在的互动模式是怎么形成的，让彼此能够重新从另外的角度来看待以前的事情。

第四步是探索相关的改变方式。目标是帮助家庭成员寻找解决问题的办法。其实家庭内在有它本身的一些资源。作为家庭治疗师，**当我们帮助来访者探**

索他们现在的相处模式，以及现在的相处模式和他们过去的成长经历有些什么关系的时候，我们要做的是帮助家庭成员寻找他们自己解决问题的办法，而不是告诉他们应该怎样做。就像我刚才说的，治疗师会询问丈夫："看起来你的妻子特别疲劳，她特别的辛苦，你觉得你可以做些什么事情帮到你的妻子？"在做家庭治疗的时候，我们比较关注的是去处理他们之间的互动关系。当然这不代表我们对每个个体的成长不关注，两个方面都是需要关注的。

在关系层面，我们对每个家庭成员也会有一种在个体层面的评估，也就是对于他们在个体层面的心理成熟度的一种评估。有的家庭（三口人、四口人）当中，也许有一个人的自我分化能力是比较好的，这个人就可能成为家庭当中的一种资源，也许他领悟到的比较多。比如说一对夫妻，妻子小的时候没有得到过父亲的很多关爱。当她结婚以后，她会对自己的丈夫有很多潜意识的、内在的要求，无意识地希望自己的丈夫能够做一个完美的"父亲"、完美的情人、完美的丈夫、完美的孩子的父亲等角色。丈夫可能一开始就无法理解，觉得妻子动不动就发脾气，情绪控制上有问题。后来在治疗的过程中可能就发现，丈夫的心理成熟度是相对比较高的，那他就可以成为这个家庭当中的一个资源，来帮助他的妻子——当他们回到现实生活里面，当妻子再次出现焦虑状况，这个丈夫能够用妻子需要的方式安慰她，给她想要的帮助的时候，这个家庭的关系就在逐渐地改变。而妻子如果能在丈夫那里得到她想要的关怀和支持的时候，她的个人成长也会发生变化，他们夫妻之间的关系也会发生着一些变化。

其实做心理咨询，无论是个体咨询还是家庭咨询，最重要的是他们回到自己的现实生活里面的一种实践，这就是为什么个人成长很重要，或者说心理咨询很重要的一个方面。心理咨询最大的重要性在于，对于来访者（来访家庭）来说，他们有一个很稳定的客体，能够一直地、持续地支持他们，在咨询师这里获得一种稳定的关系。随着内在的、心理的能量的逐渐增强，来访者能够回到现实生活里面，带着在咨询室里发生的这种成长和领悟，在自己的现实生活当中也在不断地发生着实践和改变。

所以，只靠一个人看书来学习，对个人成长可能相对来说还是比较慢些或者比较困难些。因为一个人看书，和有一个活生生的人聆听你的故事，给予你很多适度或者深度的共情，以及人与人之间很现实的交融关系和支持，那是读多少本书都很难达到的个人成长的一种状态。当然每个人的情况也不太一样。我个人觉得，读书当然也可以带来一些领悟，但是读书所达到的让一个人成长的程度，和在咨询过程（或现实生活）当中的一段质量很高的亲密关系对个人成长的促进，是很难去作比较的。所以，家庭治疗更重要的作用是：当家庭走出治疗室之后，它还在持续地发生变化，当他们回到自己的现实生活当中，每个人都发生一些变化，那么，关系的改变也在持续地发生。

第十一讲 ‖ 萨提亚家庭治疗

> 我将交流看作一把巨大的伞，它覆盖和影响着人类社会所发生的一切。
>
> ——维吉尼亚·萨提亚《新家庭如何塑造人》

本讲介绍一下萨提亚家庭治疗。

在家庭治疗里，有一种流派叫做体验式家庭治疗，像萨提亚模式的家庭治疗，其代表人物是萨提亚，还有写了《热锅上的家庭》那本书的惠特克。

萨提亚模式的家庭治疗有一个技术叫家庭雕塑，还有就是家庭重塑。这是萨提亚家庭治疗的两个非常重要的技术，既可以用于家庭治疗，也可以用于个人成长。家庭雕塑和家庭重塑就是，假设在萨提亚模式的工作坊里，有老师作为带领者，如果学员想做个人成长方面的工作，带领者就会邀请这个有需求的学员，让他在现场选一些人来扮演他自己，以及他的原生家庭里面的重要成员。在这个过程中，该学员逐一向这些家庭成员的扮演者，表达他对这些家庭成员的真实感受。带领者也会询问这些扮演者，他们对于扮演这个角色的感受，以及他们有什么话想要跟这个人（有个人成长需求的学员）说。在扮演的过程中，每一个人都可以体验到很多情感的反应，以及身体的反应，所以它非常贴近人的真实感受。

家庭治疗有不同的流派，相对来说也会有一些不同的风格。比如之前讲到的结构式家庭治疗，作为家庭治疗师，他的角色相对就会主导一些，情感层面的体验可能不是那么强；在系统家庭治疗里面，家庭治疗师的角色是中立的，也可以说是多边结盟——就是在治疗的整个过程中，治疗师有可能在不同的时间段，和家庭里的不同成员去共情他们，让他们发言，建立彼此之间的交流关系。但治疗师本身还是中立的角色，改变的责任还是在家庭成员自己身上。在他们接受治疗回到家庭以后，系统家庭治疗师会给他们布置一些家庭作业，主要是对家庭起到一种扰动的作用。

萨提亚模式的家庭治疗，特别注重的是体验。在家庭雕塑和家庭重塑的过程里面，每一个人可以去体验、去感受自己最深刻的一些情感。在这样的模式之下，无论是个人成长小组，还是个人成长，每个人都会体验到很强烈的一种感受，对人的心理上的冲击还是很大的。

一、流派简介

这个流派的家庭治疗，是以人的名字来给这个模式命名的。这个流派的创始人叫维吉尼亚·萨提亚，萨提亚是一名社会工作者，曾经为很多底层的有很严重的精神问题（家庭问题）的家庭服务。她具有非常强大的人格魅力，也可以说，在她的身上，可以感受到很多积极的心理品质。**她坚信每一个人都是有潜力的，每一个人都有资源来做出内在的改变。**

从某种意义上来讲，其实她实践了很多积极心理学的理念与内容。当然，不仅仅是家庭治疗，任何流派的心理治疗，治疗师本人就是一个非常重要的治疗工具。所以，治疗师本人的成长背景以及人格魅力，也在影响着他怎样把自己作为一个治疗工具，来很好地帮助来访者（来访家庭）。

在家庭治疗师里面，萨提亚作为一名女性（在家庭治疗领域，有很多做得很好的女性家庭治疗师，萨提亚是其中的一位），她本人非常具有人格魅力，充满了阳光，非常的积极，她能够很快速地捕捉到家庭中每一个成员身上所具有的资源。当然也是一个治疗师从内心深处坚信，坐在面前的这个家庭，每个成员内在都有非常强大的资源。

二、萨提亚家庭治疗理论的产生

之前跟大家讲到过，很多家庭治疗流派的创始者，比如提出"双重束缚"理论的贝特森，都是从研究（治疗）精神分裂症的过程中发现，一个人之所以会得精神分裂症，和家庭成员彼此之间的互动关系非常密切。所以他们在 20 世纪 40、50 年代，不约而同地分别在他们各自的临床实践中发现，原来一个人有了某种心理疾病，比如精神分裂症，这种症状的产生和维持，都和家庭的病态的互动关系非常密切。

1951 年，萨提亚接诊了一位精神分裂症患者，这个患者是单独来寻求治疗的。治疗 6 个月以后回到家，这个女性患者的母亲就来投诉萨提亚，跟萨提亚抱怨说："你是怎么治疗我女儿的？ 自从她在你这里治疗好了以后，她居然敢跟我对抗，她居然敢违抗我的命令，你是怎么做治疗师的?"萨提亚发现这是一个很有趣的现象，所以她就邀请这位母亲和女儿一起，在治疗室给她们做治疗。过了一段时间，家庭里的大女儿，即患者的大姐又来控诉说："怎么回事啊? 自从这两个人接受你的治疗以后，她们俩竟然有这么大的改变，把我们家搞得和以前都不一样了。"然后，家庭成员就一个接一个地分别来投诉。最后，萨提亚干脆把他们全家邀请到治疗室，给全家做治疗。

最后发现，原来家庭里的一个人出现了心理疾病（具体来说，就是这个分裂症患者)，是因为她的家庭互动有问题。而且，家庭里面的每个人，都有各自不同的特点。在不同的两个人之间，三个人之间，四个人之间，五个人之间……所有家庭成员，组合成不同的组合的时候，他们彼此之间的互动也是不一样的。大家可以想一下自己的家庭，我们单独和母亲在一起，单独和父亲在一起，或者父亲和母亲单独在一起，全家三个人在一起。如果还有其他的家庭成员，就是不同的家庭成员的组合，在家庭里的互动都是不一样的。

因为治疗这个精神分裂症患者，萨提亚对家庭治疗产生了浓厚的兴趣。她的第一本专著就是叫《联合家庭治疗》。当然，在萨提亚模式的家庭治疗里面，系统观也是非常重要的一个理论基础。在第一本著作《联合家庭治疗》里面，萨提亚写了大量的自己在家庭治疗临床实践中所积累的经验。

萨提亚模式的家庭治疗的信念是：改变总是可能的。他们相信来访者（来访家庭）都有他的内在资源，并且个体都具有积极正向的生长力。在治疗里面需要关注的是健康和可能性，而不是病理学的方面。我个人觉得，萨提亚其实很早就在她的家庭治疗模式里面，贯穿了很多积极心理学的内容，或者就像系统家庭治疗流派非常强调资源取向。也就是说，她会更多地关注这个家庭和家庭成员的正向资源部分，而不是更多地去关注病理学方面。

我们看一下，下面就是萨提亚治疗的一些基本信念：

- 改变总是可能的。
- 个体具有积极正向的生长力。
- 治疗需要关注健康和可能性，而不是病理学方面。

改变总是可能的，即使外在改变有限，内在改变仍是可能的，即使外在无法改变，我们仍可以有意识地决定如何用我们的内在来生活并为之负责（萨提亚坚信，任何人都是有可能发生改变的)。我们不能改变过去发生的事件，但我们可以改变过去事件对我们的冲击。处理过去的冲击是有可能的，人们可以不被旧的伤痛、愤怒、恐惧和负面信息所影响，又能用正面的能量面对生活。

这里想跟大家多说一点，不仅仅在萨提亚治疗模式里面，放在所有流派的心理治疗，这段话也都是适用的。我记得上初中的时候，在笔记本上写了一段话当作座右铭。这段话写的是：**昨天已经过去，永远都不可能再回来，明天还没有到来，我们不知道会发生什么，但我们唯一可以把握的是我们所处的现在。所以，珍惜时间，珍惜现在。**放在所有的心理治疗流派里面就是：过去的都已经发生了，我们唯一拥有的就是现在，就是我们的此时此刻。但是我们可以改变的是，过去的事件对于我们的冲击，或者说过去的事件对于我们的影响，或者说我们对于过去已经发生事件的解读和解释。

心理治疗的过程，我觉得简单而言就是做两件事：第一是面对过去伤痛的影响，第二是重建渴望的美好生活。我们之所以会觉得痛苦，也许是当下发生的某件事情，触发的是我们在过去的某个当下所受到的创伤事件，以及那个创伤事件发生后对我们的影响——无论是对我们情绪上的影响，对认知上的影响，还是对行为上的影响。比如说，也许在过去的某个时刻，曾经有某个创伤发生在我们身上，我们在情绪方面可能会觉得特别恐惧，在认知层面会觉得自己是没有价值的，在身体层面可能就保存了当时的那种痛苦记忆。

就像刚才说的，我们为什么现在会感到痛苦？可能是因为当下发生的事情，激发了过去储存在大脑里的那种痛苦情绪。当现在发生的事情，和过去的那个创伤事件有非常相似的地方时，就激发了我们相同的情绪方面的痛苦。在认知方面，同样又会觉得自己是没有价值的。在行为层面上也会影响到我们，因为情绪上很难过，认知上觉得自己没有价值，行为上就会消极地面对存在的困难，身体层面可能会因为痛苦情绪的出现，而影响到我们的身体健康。心理治疗最终的目标，或者说我们做个人成长咨询的时候，其实无非就是做以上两件事情。

怎样面对并处理过去的伤痛对我们的影响？过去的事情已经发生了，它对过去以及对我们的身体、情绪、认知、行为四个层面所造成的影响，不同的心理治疗流派有不同的处理方法。

在萨提亚模式的家庭治疗里面，家庭重塑和家庭雕塑都是做这样的工作：比如在工作坊(现场)选家庭成员，扮演现在的自己、童年的自己、父母、祖父母、外祖父母等等，就是身边对你有重要影响的他人。就像演电视剧一样，比如扮演父母是怎么相遇的？祖父母是什么样的性格？我们小时候和他们有着怎样的故事？我们可能从他们身上学到了一些我们喜欢的部分，也学到了我们不喜欢的部分。**可能在现实生活里，我们无法对父母、祖父母、身边的人说的那些话，但是在一个模拟情境之下，我们可以把这些没有办法说出来的话，对这些扮演者说。因为这些伤痛肯定是需要处理的，在萨提亚模式的工作坊的个人成长里，由扮演者来做这样的工作。**

虽然现场选出来的都是扮演者，但我们都是人，只要是人就会有共性。每个人（每个家庭）所遭遇到的伤痛，从历史的长河来讲，所有人类都可能会碰到种种的喜怒哀乐、悲欢离合的事件。所以，很神奇的就是在那个场景里，当一个人被选中去扮演那个角色的时候，他内在会有很多自己的情绪表达出来。而那种情绪，可能刚好和那个主角（那个做个人成长的主角）在真实生活里的家人有很多相似。

在那种场景之下，主角可以去体验，可以跟这些扮演者诉说他没有办法在现实当中所说的话，可以选择他想要从家庭成员身上继承的一些资源。如果是他不喜欢的部分，看看不喜欢的这些部分，怎样可以把它转化成资源。

去年有个电影叫《头脑特工队》，里面有代表人的五种基本情绪的角色：乐乐、怕怕、忧忧、厌厌和怒怒。一般来说，人们会觉得快乐的情绪是最好的，可能觉得其他情绪（忧伤、害怕、厌恶、愤怒）都是不好的。但实际上，在影片的最后发现，其实忧忧（就是悲伤、忧郁的情绪）在主人的生活中是非常重要的，主人的快乐也离不开忧伤。主人的这个愤怒的情绪也是非常重要的，在必要的时候，它也可以起到作用。在某些场合，如果把愤怒的情绪运用好也是一种资源。比如在运动场上、赛场上，这个电影里是冰球场，也是竞技性体育运动。无论是足球赛、篮球赛，还是其他的什么比赛，愤怒这个情绪怎么转变成一种资源呢？大家想一想，如果一个人永远都没有愤怒的情绪，那会是什么样子？是不是就会很容易被人欺负呢？会不会让人觉得这个人就是"软柿子"，可以随便捏？在赛场上，这种愤怒的情绪可以转化成一种攻击性，是竞技性运动非常需要的。

每个人身上其实也是如此，我们可能会不喜欢自己身上的某些部分。在萨提亚模式的个人成长中，就可以通过这样一个过程，把我们不喜欢的身上的某个部分转化成未来可以帮助我们的资源，就好像愤怒也可以转化成一种攻击性，可以保护我们，让我们在竞技性赛场上和别人竞争。

感受属于我们，我们都拥有感受并且能够学会掌控他们，我们能够为感受负责，对感受作出选择。

　　我觉得可以把它理解成为一种个体的自主性。每一个人都需要为自己负责，每一个人都是自己生命的专家，是自己生命的主人，最终只能由自己为自己负责。童话故事《小王子》里面有一句话，狐狸对小王子说："如果你驯化了我，那我们就会彼此需要……你要永远为你驯化的东西负责。"大家想一想，身为父母，如果把孩子看成是我们没有完成愿望的一种延续，也许孩子会跟我们说："如果你驯服了我，如果让我听你的，那你就得为我负责。"这是非常可怕的一件事情。因为，最终每一个人都需要学会为自己负责。我们的孩子，他也需要学会为他自己负责。

　　在孩子成长的过程当中，父母能够提供给孩子的是：做他们的后盾，在需要的时候提供适当的帮助，而不是代替他们，去做他们所需要做的事情，去解决他们所有的困难。否则孩子就永远长不大，就永远不会负责。就像狐狸对小王子说，如果小王子驯服了它，那小王子就需要永远为它负责，这是非常可怕的。因为归根结底，每一个人都需要为自己的生命负责。

　　我们看一下这里所说的"感受"。每个人都有自己的感受，我们可以拥有各种各样的情绪。快乐也好，忧伤也好，害怕也好，愤怒也好，有情绪并不是一件可怕的事情，怎样和我们的情绪相处非常重要。所以，拥有自己的感受非常正常，但我们可以学会怎样掌控我们的感受，学会为感受负责，学会为自己负责。

　　根据电影《爱丽斯梦游仙境2》，我在微信公众号上写了两篇小文章，对个人成长还是有很好的启发和借鉴意义，也就是刚才提到的两点，无论个人成长还是心理治疗，无非是做两件事情：第一是面对并处理伤痛的影响，第二是重建我们渴望的美好生活。

　　在这个电影里，大家都觉得红皇后是一个坏人。因为她篡夺皇位，要置她的妹妹白皇后于死地。但最后爱丽丝在乘坐时间机器回到过去的时候发现，当红皇后和白皇后还是姐妹，在她们童年的时候，有一次白皇后偷吃糕点，就把吃剩下的残渣全部放在姐姐的床下，妈妈出来后不分青红皂白地批评红皇后，红皇后辩解说不是她吃的，是妹妹吃的。但妈妈看到糕点是在红皇后的床底下，就很生气地批评了童年的红皇后。童年的红皇后觉得自己很受伤，拼命地冲出去，不小心撞在喷泉的石头上，就把头撞大了。从此以后，性格和脾气变得非常古怪，因为她觉得受了委屈。

　　当然，她的确是受了委屈，所以她心中一直有个没有处理的伤痛，就是妹妹欠她一个道歉。所以她也很希望乘坐时间机器回到过去，回到童年的自己，让妹妹跟她道歉后，让妈妈看到，其实她没有偷吃糕点，是妹妹偷吃的。但在影片里，无论她怎样做，不管任何人怎样努力，没有人能够真正地乘坐时光机器回到过去，去处理自己在过去的伤痛。最后，白皇后也跟姐姐道歉了，确实小的时候她欠她一个道歉，然后姐妹俩就重归于好。

三、基本理论

1. 生存姿态

在萨提亚模式的家庭治疗里，有一个求生存的基本姿态的概念。

总的来说，每个人的日常沟通有两种应对方式，一种是一致的，另外一种是不一致的。所谓的一致，比如有的夫妻会争吵，妻子渴望丈夫为她做什么事情，她可能不会直截了当地说"我希望你怎么样对我"，她可能会有发脾气或被丈夫看起来是无理取闹的一些行为，这就不是一种理智的沟通方式。**理智的沟通方式，就是可以心平气和地跟对方说出自己内心真正的需求。**

所谓的不一致的应对方式，也是求生存的姿态，具体有 4 种。不一致的应对方式，就是一个人在压力情境下学到的应对方式。假设在小的时候，可能发生了一件事情，比如父母打骂自己或被老师冤枉，那么自己在情感上会觉得很受伤，或者就像童年的红皇后，其实她是被冤枉了，所以在情感上很难受，认知上可能会觉得自己是没有价值的。如果心里的愤怒消除不了的话，行为层面就会做出很多对对方不好的事情，就像电影里的红皇后，她对身边的人都不好，颐指气使的，也和妹妹争夺皇位，还杀了很多人。**这一切的根源，和她在童年时候所受到的冤枉也是有一定关系的。**

如果说电影里的红皇后采取的应对姿势是**指责**，她就会觉得都是别人不好，都是别人对不起她，所以她才会变成今天的这个样子。有的人在童年受到了伤害，可能他觉得自己没有价值，他的应对方式就是**讨好**，因为"我是没有价值的，所以我要拼命地为别人做很多事情"。

所谓的**超理智**，就是现实生活当中，可能有的人很喜欢讲道理，他在情感层面好像很难沟通，他就很喜欢跟你讲道理。

所谓的**打岔**，比如在团体里，假设有两个成员开始发生争执或矛盾，有人的反应就是打岔，把这件事岔开，就说："发生了好玩的事情，我来给你们讲个笑话吧。"这种人害怕现场有冲突，就讲点别的事情，让大家不要再关注吵架，而是关注别的事情。

这四种不一致的应对姿态,都是一个人在成长过程当中、在压力情绪下逐渐形成的。当然,每个人身上都会有这四种应对姿态,而且会随着对方的应对姿态,不断变换自己的应对姿态。我们的应对姿态可能会以某一种为主,以其他的为辅。

我们看一下"指责"。如果是在现场的话,我们可以做一个小练习,因为萨提亚模式的家庭治疗本身就是体验式的。比如说,我在上课的时候,会让学生两人一组来体验。

"指责"就是一只手叉在腰上,另外一只手抬起来指着别人的鼻子。

"讨好"是一条腿弯着,另外一条腿跪下去。一个手放在腰上,另外一个手抬起来,讨好别人的一个姿势。

"超理智"通常最常用的是,把头高高地抬着,然后把两个手交叉起来,也是高高地抬着。

"打岔"就是背对着对方站,也可以在面对对方站的时候,两个手就在左右两边不停地摇晃,一幅漠不关心、漫不经心的样子,不管对方说什么,都随便他。打岔其实也是很有杀伤力的。

比如在一对夫妻的关系里面,妻子从小很缺父母的爱,自己也很焦虑,经常跟丈夫喋喋不休。可能丈夫会觉得她好唠叨啊,但实际上,在妻子喋喋不休的唠叨之下,内心深处的渴望可能是希望丈夫能够给到她想要的关爱。但是,他们俩都没有办法用一致的表达方式,不带情绪的跟对方说出自己真实的需求的时候,就有可能形成"一追一逃"的互动模式。

妻子可能就不停地追,不停地唠叨,不停地抱怨。但实际上在她的指责、抱怨的背后,是渴望得到对方的关怀。但丈夫就觉得很烦,觉得怎么这么唠叨,这么啰嗦,所以丈夫采用的方式是打岔。不理你,随便你怎么说,可能丈夫觉得保持沉默,是为了让唠叨赶快结束,他希望能够用这种方法结束夫妻之间的冲突。但丈夫这种打岔、逃避的方式,会激发妻子内心更深的一种焦虑,所以就变成"妻子越追,丈夫越逃"的恶性循环的关系。

当然了,相对健康的沟通方式就是一致的沟通方式,但是真的很难。每个人都需要在自己的生活当中不停地修炼,无论是夫妻关系还是亲子关系,无论是同事关系还是朋友关系,其实我们每个人都在不由自主地用这些不同的沟通方式和别人进行沟通。大家可以想一想,我们自己在现实生活里面最常用的沟通方式是什么,可以看看怎样做能够更好地沟通。

2. 冰山理论

第二个重要的理论就是冰山理论，冰山在心理治疗里有很多用处。在精神分析里面，我们把露在水面的冰山叫做意识，在海水深处的叫做潜意识，在意识和潜意识之间的就叫前意识。

在萨提亚家庭治疗里，也有一个冰山理论。从上往下分别是行为、感受、感受的感受、观念、期待、渴望、自我，最表浅的层面就是一个人的行为。

无论是做个人成长，还是我们在做治疗的时候去帮助家庭成员画一画他们内在的冰山，冰山理论对于我们了解自己和帮助来访者了解他们都是很有帮助的。 比如行为层面，就像刚才举的例子，妻子很唠叨，在丈夫面前不停地抱怨，丈夫所看到的抱怨就是表面的行为。妻子的感受可能是觉得很焦虑，渴望能够得到对方的回应，但是对方不回应她，她就觉得更加烦躁。

一般我们会说感受，但可能不太会强调对感受的感受。其实感受的感受也是非常重要的，比如这个妻子爱唠叨，她觉得很烦，这是她的感受。她很唠叨、很烦，但是丈夫对她的唠叨没有丝毫的反馈（反应）。她可能对自己"烦"的感受就是很难过，对自己第一层的感受又会产生新的感受。其实一个人对自己感受的感受，最大的麻烦就在于，会更加地加重第一个感受的痛苦程度。

然后在接下来的观念（也可以说是认知）层面，妻子很唠叨，觉得得不到回应，对自己的焦虑很难受。她从观念层面会觉得自己是一个不好的人，或者觉得对方是一个不好的人——他怎么不关心我呢？是不是我这个人没有价值？或者会责备对方，觉得对方不关心自己。

再下一层是期待，这个期待，可能是期待丈夫给她回应。她的渴望，可能是因为童年时候没有得到过父亲的关爱，所以，其实她是想从丈夫那里得到童年时候没有得到的关爱。

冰山的最深层就是自我，就是一个人内在最深的部分。比如，到底我是一个怎样的人？这种对自己最深层的评价和看法。自我这个部分，就是一个人对自己的自我接纳。我认为每一个人内在最深的一种痛苦，还是来源于对自己的不接纳。比如说前六个层面：行为、感受、感受的感受、观念（认知）、期待、渴望层面，可能有的人在童年没有得到过父亲（母亲）的关爱，就觉得自己是没有价值的，内心深处对自己是不接纳的。内在最深层次的这个不接纳，是导致前六个层面的痛苦的原因。

当然，罗马不是一天建成的，**个人成长是一个比较长的过程。探索这七个层**

面的冰山，也许是需要我们用一生去完成的功课。但最重要的，还是要不断地去觉察，要相信自己、相信来访者，改变是可能的。每一个人都是自己生命的专家和主人。坚信这一点：不管个人成长的路多么崎岖、多么艰难，改变总是可能的。透过觉察，一点一点看到自己这七个层面的冰山。或者当我们面对来访者的时候，能够帮助他们看到自己这七个层面的冰山，最后能够达到一个自我接纳的状态，我觉得这就已经是一个人幸福快乐的状态了。

这段时间看了一些关于正念的书，我觉得挺有帮助的。无论对哪种流派的咨询来讲，所谓的正念——因为过去和未来都是无法把控的，我们唯一能够把控的是现在，包括对冰山的觉察。我们要觉察的也是此时此刻，没有任何批判地、开放地接纳自己此时此刻所有的这些情绪和感受。

冰山的第二、第三个层面分别是感受、感受的感受。刚才已经讲到，其实一个人最大的痛苦，不在于第一个层面的感受，而是在于第二个层面的对自己的感受的那个感受。对自己那个感受的不接纳，其实是让自己最痛苦的部分。因为，可能一个人会对自己有很多的自责，会责备自己"为什么我又变得心情不好？"责备自己的这个感受才是更痛苦的，也就是没有办法全然地接纳自己的情绪。

后面讲叙事家庭治疗时，大家也可以了解到，其实叙事也是在做类似的工作。首先是觉察，不带批判地觉察自己当下所有的情绪。当一个人能够真正地面对自己当下所有的这些不愉快的情绪，不带任何的批判的时候，反而这些痛苦的情绪被看到以后，它就会慢慢地变得安静。

3. 家庭重塑

家庭重塑更多的是在个人成长的工作坊里会用。在家庭治疗里面，基本上不用家庭重塑这种技术。因为面对真实的家庭做咨询的时候，家庭重塑给每一个个体激发的情绪太强烈了，有时候很难把控得很好。

但家庭重塑技术在萨提亚模式的个人成长里面，体验性非常强，能够激发起个人很强烈的感受。然后通过重新面对自己的家庭成员，跟家庭成员之间进行一些对话，能够把这些话表达出来，对方也会给予一些温暖的回应。因为这些成员都是扮演的，所以有可能在这个过程当中，就好像在重新组织自己的经验一样。所谓的两条途径发挥作用，也是刚才所说的，第一个是去看、去觉察过去我们的家庭对我们的影响，第二个所谓的突破目前的局限，也就是去发展我们的资源部分。给大家举个例子，其实我们大脑里面的神经细胞是可塑的，比如说过去发生的事情，大脑里面储存的那些痛苦的记忆——情感的记忆主要是储存在杏仁核里，边缘系统储存的是认知层面的东西。

不管是通过什么样的方法，家庭重塑也好，叙事也好，正念也好——有一个成语叫用进废退，就是那些痛苦的记忆，如果老是盘旋在我们的脑海里，没有去处理它，那些神经细胞的连接就永远在。在我们的生命里面，肯定不可能只有痛苦的事情，也有快乐的、愉快的记忆。如果能够透过一些冥想、透过一些正念去想象生命当中曾经发生过的很美好的事情，每天多花一些时间去想，这一部分会激活我们大脑中的某些细胞，促进神经连接的产生，这个是有研究支持的。

所以，如果每天都有很多时间做一些积极的、正念的想象，我们大脑的神经细胞和神经连接就会不断地发生变化，如果能够通过一些方法（不管什么样的方法）把那些痛苦的记忆释放出来，那些神经细胞用得少了，慢慢也就自然而然地萎缩。如果大脑是一片绿草地，那就要看自己想要发展哪一部分的草，是要去不断地发展那部分快乐的草，让它长得越来越茂盛呢，还是让痛苦的草一直生长，其实我们可以作出自己的选择。

家庭重塑就是，比如在小组里有一个主角要做家庭重塑，首先会让他画一个家谱图，写上父母的名字、生日等，再为父母添加一些元素：三个描述性的形容词；再加上他们主要的应对姿态是什么？是指责？讨好？超理智还是打岔？然后补充兄弟姐妹的资料，最后增加祖父母的家庭、外祖父母的家庭。如果主角已经结婚了，加上主角现在的家庭，以及整个家庭的家庭史内容。

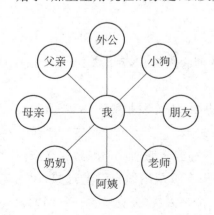

在做家庭重塑时，我们需要了解影响力车轮的内容。影响力车轮可以在个人成长里用，也可以在个人成长小组里用。大家看，影响力车轮的最中间是"我"，一般来说，最常用是自己 11 岁的时候。我们可以想一下 11 岁的时候，然后把对自己影响最大的那些人写在旁边，可以是人，可以是玩具、动物等等。有重要影响的人，当然有好有坏了——对我们有好的影响的人，有不好的影响的人，都可以写在旁边。写好以后，如果觉得这个人对你有正向、积极的影响，可以打一个加号。如果对你有不好的影响，可以在旁边打一个减号。你可以思考一下，这个人对你的正向的影响是什么,就在线上写一句话,写这个人对你的影响是怎样的。不管是好的,还是不好的影响,都用一句话概括出来。

为什么选 11 岁这个阶段,是因为 11 岁前太小,可能也想不起来,我们就选 11 岁这个年龄段,我们身边的这些重要他人,好的影响是什么? 坏的影响是什么? 可以看一下这些人对我们的影响现在是不是还在? 这是一个可以做的工作。

第十二讲 ‖ 叙事家庭治疗（上）

> 叙事的隐喻认为人凭借故事过生活——也就是说，这些故事会塑造生活，对生活有真正而非想象的影响。这些故事提供了生活的结构。
>
> ——迈克·怀特

叙事家庭治疗是家庭治疗的一种。叙事家庭治疗有两种分类方式：一种是从家庭治疗发展而来，另外它也属于后现代心理治疗流派的一种。叙事家庭治疗和其他流派的家庭治疗，在哲学观和社会理论（也就是理论背景）方面有一些差异，我会花一点时间，跟大家讲一下关于叙事治疗的哲学观和背景，以及怎样用叙事的方法做家庭治疗。当然，是用叙事的方法来陪伴家庭，比如陪伴有冲突的夫妻或者是家庭里有心理行为问题的孩子，我们可以用叙事的方法来陪伴家庭、婚姻和亲子问题。

一、叙事治疗的概念

当你看到杨贵妃（杨玉环），当你想到美女这个词的时候，会有什么样的概念和印象？或者说，你怎么看待杨贵妃这个人？对于很多人用"红颜祸水"来形容杨贵妃，你是怎么想的？你赞成有人说杨贵妃是红颜祸水吗？还是会有一些不太一样的想法？

我在很多地方讲过叙事治疗，在现场也会问大家，怎样看待杨贵妃这个人，以及对于"红颜祸水"这个词怎样解读。在不同的场合，现场的学员会给出各自不同的观点。其中有位男性学员谈了一些看法和感受，他说"红颜祸水"这个词有一定的发展脉络和发展历史，也许在历史的发展过程当中，这个词是对女性的一种不太公正的评价。在某些历史事件上，好像只关注到女性是一个不好的角色，但没有看到历史事件本身还有很多很复杂的原因，并不是说红颜一定就是祸水。然后我就问他说："这个老师，你是学什么专业的？"他说他是学历史的。我在现场就说，果然有历史学背景的人，看待问题不"随大流"——"大流"就是社会上一些所谓的主流观点，对于某些事情是怎样看的，然后大家就一窝蜂地去跟风，好像一定要跟上主流步伐，不然就会被别人认为自己是格格不入的。

如果是现场讲课，我会跟大家做一些现场互动，问大家对于"红颜祸水"怎么看，这是一个很有意思的练习。每一个人在听到这个问题的时候，都可以思考一下，你们对于这个词是怎么看、是怎么想的？

我之所以提出这样一个问题，其实是为了引入叙事治疗。**和其他的心理治疗流派、非后现代主义流派的心理治疗相比，叙事治疗最大的特点和区别就在于它背后的哲学观。哲学观是很难讲的**，我希望通过讲故事的方法，让大家理解起来比较容易些。比如红颜祸水、红颜薄命等等都是描述美女的，好像历史上的美女就是祸国殃民的。其实，在我们的社会里，红颜祸水只是其中的一种说法和措辞。在各种各样的社会现象里，所谓的一些主流论述，对于某一件事情，怎么样才是对的？怎么样才是正确的？什么才是好的？什么是不好的？大家都会有一种约定俗成的看法。

先接着把杨贵妃的事情讲完，之所以会提到《王朝的女人·杨贵妃》这部电影，是因为这部电影所刻画的杨贵妃的形象，和我们以前所了解到的美女杨贵妃有些不太一样。也许有一些人会认可红颜祸水的看法，也许有一些人不认可，无论认可还是不认可，可能都有这种想法的来源。很多人可能觉得杨贵妃是红颜祸水，她本来是皇帝的儿媳妇，十六岁的时候嫁给唐玄宗的儿子，后来唐玄宗疯狂地爱上她，然后一定要娶她（娶这个儿媳妇）。这件事情在历史上任何一个时代，都会让人觉得特别难以理解。

但是，大家要注意，唐玄宗在很小的时候就当了皇帝，在位五十多年。在遇到杨玉环之前，他都是在不断地满足别人的期待。无论家庭（皇室）还是天下，很多人期待他能够做一个好皇帝，期待他能够把唐朝从一种不稳定的状态发展成一个比较稳定的朝代。而他确实也做到了，背负着家庭、皇室、国家、天下等等的期待，他在五十多岁之前（在遇到杨玉环之前），确实是一个勤勤勉勉的好皇帝。而且，在他的治理下，唐朝的国力也非常强盛。如果一个人前半辈子好像都在为别人而活，我想他的婚姻可能也很难谈得上你情我愿，更不要说皇帝的婚姻了。也许在他碰到杨玉环以后，完全被爱情冲昏了头脑，或者是突然觉醒，产生"我这一辈子到底要怎样活？我这一辈子到底要过一种什么样的生活？我这五十多年都在为别人而活，我能不能为自己活一下？"这样的想法，我觉得也能让人理解。但是作为皇帝有这样的想法，就会造成很大的影响。

现实生活中，我们绝大多数人都是平平常常的普通人，也许在前半生，我们都循规蹈矩的生活在父母、老师、社会的期待下，期待你做一个这样的人。按照人的心理发展来讲，用分析心理学的荣格的话来讲，一个人到了40岁左右，大概是自己人生的差不多一半的时候，就会有一个自性化的需求和过程。也就是说，如果40岁以前我们更多的是在为别人而活，到了40岁左右，由于种种的原因，就会逐渐开始往内寻求，或者说是去发现内在真实的自己，我到底是谁？我的生活要怎样过？我是要为别人而活还是很想为自己而活？我是要继续不断地满足别人的期待？还是说，也许可以尝试做一些自己真正想做的事情？这是每一个人心理上的一种需要，荣格把它称之为一种自性化的需要。可悲之处就在于，唐玄宗是个皇帝，他在压抑了五十多年都在为别人而活的状态之下，突然遇到杨玉环，尽管是在冒天下之大不韪的一种被谴责的状态之下，还是疯狂地爱着他的儿媳。后来，杨玉环出家，唐玄宗把她从道观接到皇宫。白居易为此还写下了非常有名的《长恨歌》。

当然历史已经过去，谁都不知道到底真相是什么。**所有的描述，其实可能都是我们的一种猜测，也只是真相中的某个面**。抛开其他的因素来讲，也许他们之间确实有非常真挚的爱情，但是他是一个皇帝，由于他的冲动、任性，他想要走向一种自性化的过程，就为整个国家都带来了巨大的灾难，也为两个人的命运带来悲剧性的灾难。原因就是安禄山，安禄山是杨国忠的义子，杨国忠是杨玉环的堂兄。电影《王朝的女人·杨贵妃》把杨玉环描写成一个安分守己的女性。她也不是一开始就和皇帝爱得死去活来，而是经过了各种挫折，最后被唐玄宗的真诚所打动，然后两个人走在一起。电影所描写的，并不是由于杨玉环受到了皇帝宠爱之后，就把自己所有的亲戚都推荐给皇帝，让皇帝任命他们做高官。当然历史上也有这样的女性，如武则天、刘邦的皇后吕后等，她们会把自己原生家庭的子侄、亲戚安排到朝廷做官，历史上也确实曾经有过外戚猖獗的阶段。

但是，杨玉环可能和这些比较强势的女性有一些不同，至少电影所描述的是她并没有向皇帝举荐自己的族人做官，影片把她描述成一个为了爱情而付出的女性。后来因为安禄山造反，造成国家混乱，所有的人、所有的将士都把责任推到杨玉环身上，认为所有的责任都是杨玉环的。所以当安禄山起兵反叛的时候，他们首先把杨国忠抓起来处死了。最后，在他们护送杨贵妃和唐玄宗到马嵬坡的时候，所有的将士都要求把杨玉环处死，否则他们就不再继续保护皇帝，所以皇帝就面临着非常艰难的抉择。

电影里有一个非常震撼的场景，或者是包含了后现代的很多精神的一段话。当将士逼迫唐玄宗处死杨贵妃的时候，范冰冰扮演的杨贵妃出来跟众将士讲了一段话。她说：

> "众位将士，我杨玉环何曾向皇帝提出，一定要任命我的堂兄杨国忠
> 为宰相？难道我什么时候要求过皇帝，让我们家的人去当高官吗？当皇
> 帝想要讨好自己的爱妃，任命爱妃的堂兄做宰相的时候，你们当中的哪
> 一个人曾经反对过？你们当中的哪一个人，如果觉得自己没有错的话，
> 就请你站出来杀了我！"

她这一段话说了以后，没有人敢站出来。我觉得她这段话挺后现代的。也就是说，可能之前所有的人都觉得杨贵妃就是一个红颜祸水，就是一个祸国殃民的人，就是因为有了她，才导致皇帝宠幸杨国忠，最后导致安禄山反叛。

范冰冰饰演的杨贵妃，她说的这段话是事实（或者所谓的真相）的另外一个面。事实的真相到底是什么？我们看到的就一定是真相吗？所有人都在流传的这样一种说法就一定是真相吗？到底什么是真相？说到真相，用"盲人摸象"这个成语来形容是非常恰当的。发生的任何一件事情，可能每个人看到的，只是真相的某一个面。或者就像看一幢建筑物，每个人从不同的角度看到这幢建筑不同的样子。你看到的样子，确实是这个建筑物的一个表现，但它并不是这个建筑物所有的、完全的、一切的呈现。

当所有人都觉得杨玉环祸国殃民的时候，她站出来说的这一番话，其实就是后现代的一种挑战和质疑。也就是说，这个事情真的是这样的吗？我真的就是罪大恶极、应该被处死的吗？我想说的是，电影的这个片段给我一种启发，我觉得这是非常后现代地挑战既有观点的另一种看法。那到底什么是后现代的看待事物的方法？最简单的理解就是，看待任何一件事情需要从多元的角度，而不是别人怎么说，**我们就觉得一定是对的。**我们需要去质疑一下：

> 这样的观点是怎么来的？
> 为什么会有这样的一个观点？
> 这样的想法一定是对的吗？还是说，我们可以看一看，这个想法的
> 历史发展和来源？

并不是说主流的想法一定是不好的，而是当我们看待一件事情的时候，需要

从多元的角度来看。有一个成语叫"兼听则明，偏信则暗"。

刚才，通过讲故事的方法让大家理解一下，也是对即将切入的叙事家庭治疗做的必要的介绍。因为很多人学了一点叙事，但又不完全了解，就觉得叙事治疗（叙事家庭治疗）不就是外化、解构、重写吗？其实不然，要把叙事治疗和叙事家庭治疗学好，最重要的是掌握它背后的哲学观和理论，而这些理论，一开始理解起来可能会有点困难，所以我比较喜欢用故事的方式来切入这些观点。

二、叙事疗法的发展背景、发展脉络

下面，我们来看一下叙事疗法的发展背景、发展脉络，也就是和其他流派的一些关系。

1. 叙事治疗的发展背景

叙事治疗的创始人是迈克·怀特和大卫·爱普斯顿。怀特是澳大利亚人，他是一个社会工作者；爱普斯顿是新西兰人，他是一个人类学家。叙事治疗是家庭治疗当中的一个流派，所以在《家庭治疗概论》、《家庭治疗基础》等书里都有关于叙事治疗的介绍。如果想更加深入地学习叙事治疗，推荐以下书籍参考学习：

《从故事到疗愈》和《说故事的魔力》是入门级的书籍。

《故事、知识、权力：叙事治疗的力量》是怀特和爱普斯顿写的书。这本书的前两章重点介绍了叙事治疗的哲学观，后面介绍了大量的案例，主要是讲在叙事治疗里会运用的信件、文件和资料。

《叙事治疗实践地图》是怀特在多年叙事治疗的实践过程中，发展出来的具体的六大叙事治疗技术，每一个技术有非常详细的介绍。我觉得《叙事治疗实践地图》可以算高阶学习的书，里面有大量的案例，也是对叙事学习非常有帮助的书。

下面给大家简单介绍一下，叙事治疗是怎么发展出来的。

大概20世纪80年代，怀特最早曾经学习过意大利的米兰系统家庭治疗。之前给大家介绍过，系统家庭治疗最早是出现在意大利的米兰，有一个米兰系统家庭治疗小组，他们主要有4个人，后来4个人又分成两派。其中有一派提出了系统家庭治疗非常重要的三大原则：假设、循环、中立。

现在大家比较熟知的中德班的系统家庭治疗的培训模式，和最早期的米兰系统家庭治疗已经有了很大的不同。中德班的模式整合了好多流派的家庭治疗，包括结构家庭治疗的一些概念，也会用到萨提亚家庭治疗的 4 种应对姿态，也有叙事治疗的一些技术。所以，中德班的模式是非常整合的系统家庭治疗的干预模式。中德班模式的家庭治疗也融合了后现代的哲学精神。

之前讲家庭治疗的一些概念的时候，给大家提到过：**在家庭治疗发展的历史上，有一级控制论、二级控制论，最后发展到后现代和叙事隐喻。**怀特作为叙事治疗的代表人物，学习了（最早期的）米兰系统家庭治疗，结合个人经历，后来逐步形成了叙事治疗流派。他是一个社会工作者，当时在澳大利亚，主要为一些当地的原住民服务和工作，他特别想要帮助这些生活在比较底层的原住民。我们知道，其实社会底层的这些原住民是受到主流文化的歧视和排斥的。每个社会可能都有一些弱势群体，比如说精神病患者、少数族裔、社会阶层比较低的人等等。当时，怀特作为社工，主要就是为这些人服务。在服务的过程当中，他强烈地感受到：

难道这些最底层的、所谓的弱势群体，就没有自身的力量和资源吗？

难道他们就应该被这个社会所边缘化吗？

难道这群人就是像主流社会所认可的，他们就是什么都做不好的很

弱势、很贫穷的人吗？

怀特受到了法国哲学家福柯的思想的影响，也受到了后现代主义思想的影响，同时还受到家庭治疗的影响、艾瑞克森的催眠理论的影响等等，后面还会具体地给大家讲。

现代主义和后现代主义的一个最大的区别就是——

举个例子，可能就比较容易理解。比如说，现在全世界好多地方都在用精神障碍、精神疾病诊断的标准。美国精神障碍诊断标准 DSM 现在已经到了第 5 版，精神障碍的诊断标准是一种现象学的描述。也就是说，通过对症状的观察、社会功能的评价，以及这个病得了多长时间等现象学的观察，如果说某一个人符合精神疾病（比如精神分裂症、抑郁症）的现象学的诊断标准，我们就把它诊断为一个精神疾病患者。

福柯认为，这些精神疾病的诊断标准，其实是被建构出来的。它形成一种知识体系以后，知识就变成了一种权利。凡是符合这个诊断标准的人就被贴上一个标签，那就是精神疾病患者。但是，这些被贴了标签的人，他们真的就一无是处吗？他们真的就只能在原来所在的阶层，继续过那样的生活吗？也许是不一定的。所以，后现代会从多元的视角来看待一件事情，就不会说一个人符合了某种

精神疾病的症状标准，他就是一个病人，他就什么力量、什么资源都没有，他就是一个病态的人，而是可以从资源取向的角度去看。其实就算一个人被诊断为患有精神疾病，比如抑郁症，这个人也不是一年 365 天，每天 24 小时每分每秒都处在疯狂和抑郁的状态，肯定也有正常的状态。而且这样的标签，也是社会建构出来的，也是被知识体系所建构出来的群体的标签。

由于怀特有跟弱势群体工作的这些经验，他就从不同的哲学角度来看待疾病，来看待一个人。这是叙事治疗和其他的非后现代主义心理治疗的非常大的区别与发展。

2. 叙事疗法的理论缘起

下面我们看一下叙事疗法的理论缘起，也就是受到了哪些理论背景的影响。**叙事疗法受到家庭治疗、贝特森的系统观、福柯的哲学、艾瑞克森的催眠理论和技术，以及叙事隐喻治疗和社会建构论的影响。**

家庭治疗和贝特森的系统观的影响，我觉得可以给大家整合在一起讲。因为系统观也是家庭治疗里非常重要的一个概念（理论），而叙事治疗又是从家庭治疗发展而来，所以它们是一脉相承的。大家知道，在自然界的水循环系统里，有一个内稳态的概念。比如天上下雨落到地上，可能就汇集成河流、小溪等。天气热的时候，这些水蒸气蒸发到大气层，如果遇到合适的天气和条件，它又凝结成雨滴或者霜落到水面上。这就是不断循环的一个封闭系统。

贝特森的系统论是指，无论是自然界还是我们的人体，或者我们的家庭，其实都是相对封闭的循环系统，但同时这个系统又和外界环境有着千丝万缕的联系。其实人体也是一个系统，假设我们吃了一块糖，血液中的血糖就会上升，血糖上升以后会刺激胰脏分泌胰岛素，胰岛素就会帮助消化血糖，让我们的血糖恢复到正常水平。所以，人体也是一个会保持内在稳定的系统，家庭就更是如此。两个人或三个人的家庭也都是一个系统。这个系统的父亲、母亲和孩子三个人之间，彼此发生着互动。

而家庭这个小的系统，它又和外在的，如原生家庭系统、学校系统、大的社会系统，发生着千丝万缕的联系。这就是系统观的观点。

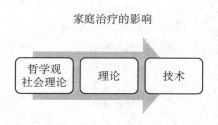

家庭治疗的影响

大家看右图，最左边是哲学观和社会理论，往右是理论，再往右是技术。就是说，在做治疗的时候,我们用的是某种具体的技术,比如做系统家庭治疗,我们会用循环提问,就是理解一件事情是怎么发生的,探索循环因果的一个技术。在循环因果的理论背后,又有它的哲学观和社会理论。

哲学观和社会理论的发展大致来讲可以分成 3 个阶段,有第一控制论、第二控制论和社会建构论。每一种家庭治疗,从具体的技术来看,背后都有相应的理论支撑,理论部分很重要的也在于它的哲学观和社会理论。比如说,我刚才给大家讲到,最早的家庭治疗背后的哲学观及看待家庭问题的视角,就是一种一级控制论。最早的米兰系统家庭治疗,主要是受一级控制论的影响,后来也受到二级控制论以及社会隐喻的影响。现在的中德班家庭治疗的培训模式,也受到后现代主义理论的影响,也有叙事隐喻和社会建构论的部分。

所谓的**一级控制论**,当时是受到物理学的影响。在欧洲的工业革命时期,发明了很多像蒸汽机、火车等的机器,如果某个零件坏了,把它的零件换了,这个机器就好了。物理学上的发展也影响了心理治疗的范式。最早期的心理治疗,也会把一个单独的人(或者一个家庭)看成是某个"零件"出了问题,比如一个患抑郁症的人,只要把他的抑郁症治愈了,这个人就变好了。或者,一个家庭有个患了抑郁症的病人,只要把这个病人治好了,这个家庭就变好了。

也就是说,一级控制论会把一个来访者(来访家庭)看成一台坏了的机器,把它修好了就可以了。其实好多家长都会这么认为,比如有一个出现了心理行为问题的孩子,家长会认为是孩子有问题,而从来没有反思和反省到,也许孩子身上所表现出来的心理问题,其实和家长也有很大的关系。要么是父母本身的心理成长状况发展得不是太好(本身自己的心理就不太健康)。另外一个层面,可能作为父母的人,自己也不知道怎样做父母,不知道怎么教育孩子,其实做父母真是一门学问,谁都不是天生就会做父母,做父母也是需要有很多的学习。

很多父母由于缺乏一些心理学方面的知识,就会认为如果孩子出现了问题,只要把孩子送到心理治疗师那边,让治疗师像修机器一样把他们修好就可以了。但实际上,**很多儿童青少年的心理行为问题,都和父母自身的心理健康状况,以及父母的关系密切相关。**以上就是最早的一级控制论。

到了**二级控制论**,治疗师开始发现,自身不可能单独作为一个外在的、观察的客体。治疗师和来访者(来访家庭)也会形成一种互动,家庭治疗师也会有自己一些内在的心理活动。有的治疗师潜意识里可能会比较认同这个家庭里面的某个人，或者特别讨厌这个家庭里的某些人。而在言语层面，也会受到内心这些心理活动的影响。所以，治疗师本身也和来访家庭发生着互动。

在系统家庭治疗里，如果治疗师做不到角色的中立，可能会对家庭的某一个成员（孩子、妻子或者丈夫）特别同情，或者特别喜欢（或不喜欢），那么就会影响到整个家庭的互动。**作为家庭治疗师，对自身的觉察和成长也是非常重要的。**否则，做家庭治疗时，治疗关系处理不好，可能会导致家庭的某个成员觉得遭到排斥，也许他下一次就不来了，这样会对家庭的互动产生很大的影响。

叙事隐喻和社会建构论主要受到后现代思想和现代主义的影响，像叙事家庭治疗受后现代思想的影响比较大。现在，中德班的家庭治疗模式也受到后现代主义思想的影响，它是一个非常整合的、非常兼容并蓄的培训模式，整合了其他流派的很多很好的理念。

在第三个发展阶段，叙事家庭治疗受到叙事隐喻和社会建构论的影响。**社会建构论是一种社会理论，主要研究者是名叫葛根的社会理论家。他认为人们对于世界的认知，来源于对自己经验的创造、分类、建构和意义赋予本身，而不是世界的客观存在本身。**怎么理解社会建构论？举个简单的例子。不知道大家有没有去过黄山，去年我跟我老公去黄山旅游的时候，发现好多的文人墨客、摄影师、画家、文学家等等都去过，黄山有很多的题词、摄影作品、文学作品。我在某一个地方看到大大的五个字，"黄山是吾师"，好像是某个名人的感慨。黄山，本身是一个自然界的景物，在山峰的最顶端，很多地方都长了一棵松树。黄山表面看上去有土的地方很少，基本上都是石头，但有很多的松树从石缝里长出来。这样一个自然现象，不同的人会有不同的建构。

很多人都会觉得，黄山上的松树非常了不得，因为从表面上那么坚硬的石头里面（不知道多深的有土的地方）很努力地生长出来，有的生长在悬崖峭壁上，还长得郁郁葱葱，好像黄山松也给人一种精神的象征。我觉得，这是一个很好的社会建构的例子。**当看到一个客观的事实，每个人会怎样去看？每个人会从怎样不同的角度去看？**其实带有自己内在的一种认知和想法。

对于文学家来讲，看到黄山松时，可能会触动自己内心的一些东西，写出赞美黄山松非常坚韧、挺拔的个性的文章；如果是一个画家，可能更多地会去欣赏黄山松，欣赏它长成的各种不同的形状；黄山上最著名的有迎客松、送客松，它真的会迎客、送客吗？其实这是人给它的一种建构，不同的人会给予它不同的建构。对于客观的事物，每个人会给出自己不同的建构。这就是社会建构论的影响。

另外一个是叙事隐喻。我们所有关于世界的知识，是以各种不同的心智地图的方式记录的，不同的地图会对现实作出不同的解释。我来举个简单的例子。比如说苹果，当我说苹果这个词的时候，可能每个人的脑海中都会浮现不同的苹果的样子。我们每个人虽然从小都生活在中国，但我们生活在中国的不同地方。每个人印象中苹果的概念、图像、感觉都是不一样的。

有一次上课，我让学生写了一篇关于苹果的印象和概念的文章，大家写的千差万别，最后苹果已经不仅仅是一个苹果，它被赋予了很多情感的意义。比如有一个学生写到：当他想到苹果的时候，他就想到每次回家，妈妈会做很多好吃的给他，会买一大兜当地最好的、又红又大的苹果，他就把苹果带回去吃。对他来说，苹果代表着亲情、代表着关系、代表着母爱，也代表着一种美好的回忆。

看了学生写的自己对于苹果的不同回忆，我也觉得特别感动，每个人对苹果的回忆，都有很不同的故事。所以我想，大家如果想到苹果，也许也会有小时候吃到苹果的那个感觉。假设我让大家写一篇关于苹果的文章，我想每个人都会写和自己的经历有些情感联系的故事。

所谓的地图，怀特老师特别喜欢用地图，他的一本书《叙事治疗的实践地图》就用地图来形容。我们到了陌生的城市，不知道怎么走，就先买一份地图，然后就按照地图的指引到我们想要去的地方。

其实我们每个人的内心中都有一幅地图，这个地图不一定是你要到哪个地方的地图。**叙事里所指的地图，是我们从小（在我们的成长经历里面）学到的对这个世界解读的各种各样不同的方式。**比如说，有的人在现实生活当中，在夫妻关系里，当自己的妻子（丈夫或者好友）说了一些什么话（或者做了一些什么事）的时候，突然激发起自己内在很大的愤怒，就表现得很愤怒、很烦躁。那他内在的地图是什么呢？他内在的地图，可能是现在配偶（或者家人、朋友，甚至其他人陌生人）所表现出来的语气、神态、表现啊，那种情境似乎突然就激活了他在童年时期形成的一种模式——也许在他童年的时候，身边的某个人曾经用类似的方式对待过他，也许是一种不好的记忆，而那样的情境之下，激发了他内心很大的愤怒。他可能会觉得自己受委屈了，自己很难过，自己很伤心，自己很愤怒，这个就是一种地图。**如果要用叙事隐喻的心智模式来解读的话，这就是我们在童年时候所形成的**

一种内在的地图。

我们心中已经形成了这样一个地图，所以当我们长大成人后，有一个人表现得像童年对待我们的那个人时（与激发我们愤怒情绪的那个人的表现形式很像），突然就激发了我们内在的那种地图，我们瞬间就会爆发出所有和童年情景非常相似的愤怒的感受。也许伴随着这种情绪，还会把那个人解读成"那个人是不好的"，或者在内心把自己解读成"我是一个没有价值的人"。

在任何一个现象发生的时候，同时会伴随着几个层次的现象的发生。在讲萨提亚家庭治疗时，有一个很重要的概念是"冰山"，就是有表面的行为、感受、感受的感受、感受的感受下面的期待、渴望和内在的自我。比如说在某个场景之下，某个人说了某些话、做了某些事，突然激发起我们内在的同样的愤怒的模式，这种模式可能在我们身上反复地、不断地发生。如果说是在做个人分析、个人成长部分，我们需要在那个当下去觉察：我的情绪是什么？那个情绪是愤怒，在这个愤怒情绪的背后，我对这个愤怒的感受是什么？对这件事情的认知是什么？我们会认为讲那些话的人简直很糟糕，还是发生了那件事情以后，我们会觉得自己是没有价值的、觉得我们被抛弃了、觉得我们得不到理解？这是情绪层面的，认知层面的，还是行为层面的？这些都是一系列的模式。在这个模式里，如果大家希望对自己有一个更深层次的、深入的了解和觉知，那么每当自己出现这种重复模式的时候，将是一个非常非常重要的机会。

个人成长的第一步，一定是不断地去觉知。从分析心理学来讲，其实一个人不断地分析，分析那么多年到最后，并不是说要把我们所有的这些模式——当然，在分析心理学里面这种模式叫做情结，在叙事里面把这种模式叫做看待问题（世界）的一种地图。但不管叫什么方式，其实所指的都是同样一个道理：**这些模式也许一辈子都不能被消除，但是我们不断地分析、不断地自我剖析的最后结果，就是能够清晰地觉察到自己的模式，越来越少的受这种模式的影响，这是非常重要的。**

接下来，我们谈谈福柯的哲学观。有一个概念叫做圆形监狱，也是18世纪边沁设计出来的一种建筑，这种建筑的上半部分是一个圆形的建筑，每一层楼都有很多的小房间，房间都有窗户。这个监狱相当于中间是空的，最中间有一个很高的塔楼，守卫就在最中间的塔楼里边。而边上这个圆形的监狱外边有窗户，里边也有窗户，犯人们就被关在这样的监狱里边。这个监狱的最大特点就在于，守卫可以看见犯人，但是犯人看不见守卫，他不知道守卫是不是在里边，这样发展出来的圆形监狱，它有最大程度、最高效率的看管犯人的功能——因为犯人彼此之间看不到，犯人也看不到守卫。所以，犯人就无时无刻不感受到守卫的监视。也许，事实上守卫并不在塔楼里面，但是犯人不知道，他还是会要求自己去做一个犯人需要做的事情。

圆形监狱的概念，其实在现实生活里面，可以把它作为一个隐喻，比如说社会中有一些主流价值观，就像圆形监狱最中间的塔楼里边的守卫一样。有了这些价值观就不需要每天都有人盯着我们说"你要怎么怎么样做才是对的"，或者"你要怎么怎么样做才是成功的"。这些主流论述已经内化到每个人的心里，都不需要别人来监督我们说：你要赚很多钱，你要升官发财才是成功的；女性要做一个贤妻良母，男性一定要赚很多钱；要做一个什么样的女性，要做一个什么样的男性；所谓的天下无不是的父母，孩子一定要听父母的话，如果不听，那就是不孝顺的表现等等。

大家可以思考一下，在现实生活里，你们觉得有哪些东西（哪些论述、哪些要求）是不证自明的？就是已经不需要谁来跟你讲，但是你觉得就应该这样做，这些东西好像就是一种真理。这些东西所起的作用，就好像圆形监狱的塔楼里面的守卫的作用，它无时无刻不在监视着我们的行为，提醒着我们：一定要这样做，我们才是一个成功的人；一定要这样做，我们才是一个孝顺的孩子，如果不这样做，我们就是一个坏孩子。到最后，已经不需要有人来提醒你，这些东西已经变成指导我们行为的种种禁锢。

从叙事的观点来看，心理行为问题在两种情况下会产生：一种是社会对于一个人应该怎样做才是对的、才是成功的，有一些固定的标准。每一个人都在拼命地想要符合这个标准，要不然可能就会被边缘化、被别人排斥，就不会被别人接纳。所以第一种情况是，很多人拼命地想达到社会上那个好的、成功的标准。但是无论怎么做，都可能达不到成功的标准，因为每个人擅长的领域是不一样的，但是社会的成功标准可能就比较固定，就是你一定要做某种特定的事情才是成功的。但是有的人可能就不擅长这个，他擅长别的，但是没有人欣赏。所以，如果一个人无论怎样努力，都达不到社会上约定俗成的成功，就会觉得很痛苦，就会出现心理问题。

另外一种，就是一个人拼命努力，终于达到了社会所认可的成功的标准。但是当他达到那个所谓的成功的、好的标准的时候，也许身体付出了很大的代价（出现了疾病），心理也承受着巨大的压力。就算达到一个目标、实现了一个愿望，新的欲望、新的目标又会不断地出现，因此这个人仍会处于痛苦当中。

米尔顿·艾瑞克森的催眠理论的影响。叙事也受到了艾瑞克森的催眠理论的影响。大家对艾瑞克森应该不陌生，他是世界上非常有名的催眠大师。在艾瑞克森的很多书里面都提到过很多他运用催眠理论和技术来治疗病人的故事。

叙事治疗的老师吉儿·佛瑞德门，2010 年来南京教叙事治疗的课，我是她班上的第一批学员，现在我给这位老师在昆明的课程做助教。怀特已经过世，吉儿老师在叙事治疗的应用上，应该说是非常有影响力的一个人物。当年，她学过策略家庭治疗，学过系统家庭治疗，也学过艾瑞克森的催眠治疗，所以，某种新的流派的诞生与发展，其实受到很多的各种各样的流派的影响。我给大家讲这个，主要是想讲一下，其实叙事治疗也受到了艾瑞克森的催眠治疗的影响。但是，它和艾瑞克森的催眠治疗也有很大的区别。很多人学了催眠再学叙事，会有一些困惑，有一些模糊和混淆，觉得两者有一些很像的地方，其实它们之间有关联，但也有差别。

下面讲一下，叙事治疗是如何受到催眠理论的影响的。先讲两个故事，大家体会一下这两个治疗，有什么不同？

第一个故事：有一次，艾瑞克森的治疗室来了一个酗酒的来访者，这个来访者曾经参加过战争，获得过很多勋章，但是退役之后有很严重的酗酒行为。有很多曾经经历过战争、地震，经历过天灾人祸的人群，常会患上一种病，大家应该不陌生，就是创伤后应激障碍。一些参加过战争、经历过地震等重大创伤事件的人，在半年以后，会出现很多慢性的症状，比如脑子里会反复的闪回、重复出现那些创伤的场景等等。很多从战场上回来的人，包括艾瑞克森这个酗酒的案例中的人，他的酗酒也许和他在战争当中的经历有关。战争本身，无论对打仗的人还是对平民来说，其实都是一种创伤。有研究发现，在遭遇创伤之后，出现抑郁的比例是比较高的，还会出现酒精依赖，有的人会持续出现创伤后应激障碍的症状，比如说反复的闪回、脑子里不断地出现创伤的场景。所以我就在想，在艾瑞克森治疗的酗酒的案例中，其实这个酗酒也许和来访者经历过战争的创伤及创伤后的应激障碍有一定关系。

接着给大家讲艾瑞克森的治疗的故事。那个来访者喝得醉醺醺的来到艾瑞克森的治疗室寻求治疗。他把自己的英雄事迹做成了一本剪报，很得意地拿给艾瑞克森看，没想到艾瑞克森看也不看就把剪报丢到垃圾桶里，这个病人当时对艾瑞克森特别的愤怒。艾瑞克森对病人说："下次你到酒吧喝酒的时候，你就端起一杯酒说：'这杯酒要敬给伟大的艾瑞克森。'"这样的话更把病人气坏了，然后他就离开了治疗室。后来当他想要喝酒的时候，就会想到艾瑞克森的话。一方面，艾瑞克森在治疗室丢掉了他的荣誉剪报，另一方面又要求他喝酒的时候，端起酒杯祝伟大的艾瑞克森长命百岁，大家听起来会不会觉得非常矛盾？

这是艾瑞克森催眠治疗的一种技术，在家庭治疗里也叫悖论干预。就是这个人被艾瑞克森激怒了，艾瑞克森又跟他说："你每次喝酒要祝我长命百岁。"每当他想要喝酒的时候，突然就想到"原来我喝这杯酒要祝一个我讨厌的人长命百岁"，就给他要喝酒的想法和念头带来一种冲击。这也是策略派会使用的一种技术——就是说，喝酒本身是一个症状，但治疗师让来访者做一些事情，就把这个症状变得很难完成，让他去经历一个很痛苦的过程。

艾瑞克森治疗的另外一个案例是，有一个人失眠睡不着觉，艾瑞克森就交给他一个任务："晚上不要睡觉，给地板刷漆。"刷了几个晚上地板之后，这个人就能够睡得着觉了。因为这是一种相反的方式，让病人把"睡不着觉"变成一件"需要去做的很痛苦的事情"来打发时间，最后那个病人就能够入睡。

这是艾瑞克森治疗案例里的一类故事。当然大家不要轻易去重复这种干预方式，这是非常有风险的。当然，我所讲的也是早期他会用的一些干预方式，因为这种干预方式有点"简单粗暴"的感觉。如果我们轻易地用这种方式，在我们和来访者关系还不是很好的情况之下，很容易激怒来访者，可能还会给自己带来很多麻烦。所以，故事讲给大家听听，了解一下在艾瑞克森的催眠治疗里面，有一种悖论干预的方式，但我们不要轻易地使用。

接下来，给大家讲另外一个故事，相对来说它是一个合作性的干预方式。这个故事是这样的：

艾瑞克森有一个学生，这个学生比较用功，各方面的表现都比较好，但一次意外车祸让这个学生失去了一条腿，变成了一个瘸子，需要拄拐去工作、去学习。由于这件事情，他变得很不开心，变得很抑郁。艾瑞克森就和其他的学生和同事商量了一个办法，来帮助这个失去一条腿的学生。有一天早上，这个学生来了以后，发现下面有一大群人都在等电梯。但是电梯怎么都不下到一楼（因为之前安排好的，其他人把电梯停在8

楼，电梯就下不来），所有人都在那里等电梯。

艾瑞克森当然也知道这个安排。艾瑞克森自己也是个跛子（他在十多岁的时候得了小儿麻痹，还因为这个病差点去世），但是，他内心有非常坚强的意志力，对于生命有强烈的渴望，他得了很严重的小儿麻痹症，但是他没有死，就是跛了一条腿。

他们一大群人在楼下等电梯，左等不来右等不来，艾瑞克森就和这个学生说："让这些正常人（腿好的人）等电梯吧，我们拄着拐上楼去。"这个学生和艾瑞克森两个"跛子"就一拐一拐地走到楼上的办公室。当他们到楼上办公室的时候，其他人还在一楼等电梯（当然这也是安排好的）。因为这件事情，这个因为意外而失去了一条腿的学生，对自己的身份认同有了新的不一样的认识。

这个故事和前面的故事不同的地方就在于，前面是一种相对来说比较简单粗暴的干预，后面就是一种合作性的、建构性的干预，比如艾瑞克森说："让我们两个跛子走楼梯，让这些健康的人在这里等电梯吧！""我们两个跛子"这样的语言，其实是一种建构。让这个学生感受到，他能够和老师站在一起，因为他们两个都是跛子。他们之间相似的身份认同，也许不光是对"跛子"的身份认同，也许还有别的方面的身份认同，代表艾瑞克森是非常欣赏他这位学生的。第二个故事和第一个故事有着极大的不同，就是重新建构了一个人的身份认同的部分。正是第二类故事对叙事治疗有着很大的影响。

第十三讲 ‖ 叙事家庭治疗(中)

将来如果你写一本书,你会把这本书献给谁?

将来如果我写一本书,我会把这本书献给我的外婆。

——童年时我与外公的对话

上讲的艾瑞克森的第二个故事是与人合作,共同来建构一个人的身份认同的故事。在艾瑞克森治疗来访者的过程当中,他也会用到自我身份的再建构。**在叙事治疗里面,很强调的一点就叫做自我身份认同的再建构。**也就是说,我们每一个人怎么看待自己,我们认为自己是一个什么样的人,我们的身份是怎么样被建构出来的,其实是有一个与人合作、共同建构的过程。

比如说,有一个来访者(来访家庭),他因为某件事情(某个困难、某个烦恼)困扰的时候,也许是因为他看待这件事情(问题)的思维模式已经固化了,习惯于用一种比较固定的思维模式来看待事情。如果带着叙事的视野来陪伴一个家庭,做家庭治疗就有可能存在多种情况。比如说夫妻之间有一些矛盾,需要做夫妻治疗(夫妻治疗也是家庭治疗的一种),或者一个家庭有心理行为问题的青少年儿童,需要做家庭治疗的干预。那我们怎么样带着叙事的视野来陪伴被冲突所影响的这对夫妻? 或者是一个有一些心理行为问题的孩子,或者是因为情绪(行为)方面的问题感到困扰的某个家庭成员……**叙事最重要的,就是对一个人(一个家庭)的自我身份认同的再建构。**

对于整个家庭,每个家庭成员怎么样看待彼此,也许在以前是一个比较固化的看待方式,会认为家庭当中的某个家庭成员有问题,比如患有抑郁症(或者是孩子不上学)。但是我们通过陪伴的叙事方法,能够让家庭成员意识到:**所谓的孩子的这个问题,也许表面上所呈现出来的问题和症状是有一定的意义的。也许,孩子表现出来的所谓的心理行为问题(如不去上学),可能是他在用某些症状来保护家庭功能正常运转的一种方式。**就是说,能够让家庭成员站在另外一个角度看待这个事情,而不是像原来一样,认为这个孩子一定是有心理行为问题。

还有最后一个来源就是,叙事隐喻和社会建构论。这也是叙事的理论来源里面比较重要的。在每个人的成长过程当中，我们对于某件事情是怎样看待的，其实有我们内在的一种认知的模式（认知的图式）。所以我们在组建家庭的时候，每个人都会带着自己在原生家庭里面既有的、习得的看待某件事情的图式（模式）来看待对方的一些行为。

我举个例子。在夫妻关系里，比如在妻子成长的家庭中，彼此之间的情感表达是非常激烈的，就是说，可能在这个家庭里面，每个人在遇到一些事情的时候，喜、怒、哀、思、悲、恐、惊各种情感都比较激烈，或者是说，这个妻子的母亲也是一个情感需求和情感表达比较激烈的人。这个妻子的父亲可能不怎么善于表达情感，但她可能比较认同母亲的那样一种情感表达模式。那么这个妻子从小在自己的家庭所习得的，就是认为女性的情感表达比较激烈是比较正常的，因为她从小就在这样一种环境里面。这是她自己形成的一种认知的模式。但是对于丈夫来说，也许在他从小生长的原生家庭里面，情感表达模式和情感表达的氛围相对来说比较平淡，可能彼此之间遇到什么特别开心的事情，也不会很开心地在一起庆祝。或者遇到很悲伤、很难过的事情的时候，也不会有非常剧烈的情感表达。所以，丈夫从小成长的环境让他觉得，如果没有什么事情，根本没有必要把情感表现得多么激烈，这是他从小在自己的原生家庭所习得的一种模式。

夫妻来自于不同的家庭，他们对于情感的表达，在他们各自的认知图式里，都从自己的原生家庭学到了原生家庭的模式，而且一直以来都是这样认为的，也有可能就认为自己的这个模式是比较正常的。

假设一个对情感的表达有着很强烈需要（或是在自己的原生家庭里面，情感的各种表达本身就比较激烈）的妻子，和一个没有特别剧烈的情感表达和需求的丈夫，两个人建立一个家庭的时候，必然会在情感表达上出现一些冲突，也许彼此会觉得特别不理解。妻子在碰到某些事情的时候，最想要得到丈夫情感方面的回应。但是，丈夫在自己的原生家庭里面，情感是比较平淡的。当然也会存在一些性别差异，可能绝大多数男性在情感方面都有点大条，不是特别的细腻，不能够敏锐地觉察妻子在情感方面的需要。假设妻子碰到很具体的一件事情，她觉得很烦恼，很需要倾诉，回到家就呱啦呱啦地跟丈夫倾诉。也许在她倾诉的时候，最需要丈夫给她一些情感上的回应，而不是立刻告诉她解决问题的办法，比如丈夫说："这不是很简单的一件事情嘛！"然后告诉她第一、第二、第三等等这些具体的解决办法。丈夫可能会觉得"我关心你呀，我在帮你解决实际的问题和困难"。但对妻子来说，她其实希望的是在情感层面的需求得到满足之后，再来讨论具体问题的解决方法。

但是，每当她倾诉自己的痛苦、烦恼和悲伤的时候，也许丈夫的回应都是直接给她解决问题的建议。妻子就会觉得很痛苦，就会生气。丈夫还觉得委屈，心里想："我都在为你想，为你考虑具体的解决问题的办法，你怎么还乱发脾气？"就会觉得不理解。妻子也觉得很委屈，可能心里会想："我需要的，就是想找个人呱啦呱啦说一下，情感方面得到宣泄，让我觉得我的情感得到了聆听、得到了理解，根本就不需要你给我具体解决问题的办法。因为，可能在我倾诉完以后，自己就能够找到解决问题的方法。"然后妻子觉得很痛苦，总是在丈夫那里得不到自己想要的回应。在这种时候，就是因为**我们把一件外在的事情，用自己内在的心智地图，或是自己内在的认识问题的模式来解读，用自己的地图来解读对方的行为**，所以就会产生冲突。

一、叙事疗法的应用范围

叙事疗法可以应用在很多领域，如果按参加治疗的人数来讲，可以做个别治疗、夫妻治疗、家庭治疗、团体治疗。在社区，可以应用到比如患了某种疾病（如癌症）的小组进行集体心理治疗。

小组治疗特别重要的一点就是，小组成员的相对同质性比较重要。就是说，大家有一些共同的需求，患有同样的疾病，或者有一些相同的困扰。在这样的小组里，彼此之间可能有一些共同的经验和经历，彼此之间能够相互理解。一般来说，**小组治疗由一些有相似需求的人组成，所以叙事治疗有非常广泛的适用范围。**

如果是**在家庭治疗领域，儿童青少年的心理行为问题是可以做叙事家庭治疗的**，比如说 ADHD。广义上来讲，任何一种心理行为疾病，包括纯生理性疾病（如癌症、高血压、糖尿病等）都受到心理因素的影响。医学模式也提出心理、生理和社会因素的影响，就是心理方面有影响，身体的先天素质方面有影响，还有社会大环境对于一个人患不患这种病，也有一定的影响。所以从广义上来说，**任何一种疾病的发生，病因和心理因素都是有一定关系的。**比如，虽然 ADHD 有一些生物学方面发病的原因（比如基因、大脑的皮质发生改变），但是夫妻之间的沟通、父母的养育方式也会对孩子患不患 ADHD 有一定的影响。

学校里有特别多的青少年心理行为案例，就是各种形式的不愿意上学。从幼儿园到小学、初中、高中，各种年龄段的儿童青少年不愿上学或辍学的情况都特别多。也许孩子身上的问题，和父母的心理状况、家庭关系、几代人之间的关系都是有关系的。在这种情况之下，叙事疗法可以用在儿童青少年心理行为问题的干预上。当然，在夫妻之间有冲突的情况下，也可以透过叙事的方法，来陪伴夫妻解决一些问题，比如情绪障碍、哀伤辅导。

哀伤（丧失）是最常见到的一种。丧失就是亲人的丧失，丧失的含义其实是很广的。我们很容易想到的，可能是一个家庭里的某位家庭成员由于各种原因（生病、出意外等）去世了。如果去世的家庭成员和在世的家庭成员当中的某一位（某几位）的情感联结是比较紧密的，必然会影响到在世的家庭成员的心理状况。这种情况之下，可以用叙事的方法来做一些哀伤辅导。

先给大家举一个简单的例子。有一个四口之家，一对夫妻和他们的两个女儿。父亲在大女儿 11 岁、小女儿 9 岁的时候，因车祸意外去世了。对这个家庭（失去丈夫的妻子，失去父亲的孩子）来说，这是一个非常重大的人生的丧失。叙事里面有很多具体的方法可以用来做哀伤辅导，待会儿具体地给大家讲解一下。

叙事治疗里有一个技术叫"say hallo again"，最早怀特老师用的是 hello 这个词（意思差不多，但 hallo 在情感层面要更浓烈一些，就好比我们在中文里用不同的两个词表达同样的含义，但是有的词在情感层面的味道就更浓一些），这个翻成中文是"**重新说再见**"，或者用比较学术一点的译法是"**重组会员对话**"。

丧失在我们的生命里是一个永恒的主题。每个人都会面临很多的丧失，我们的青春在消逝，我们的年龄在增长，我们的肌体细胞在不断地新陈代谢；随着时间的流逝，身边的朋友、亲人可能由于种种原因离开我们，子女也会离开我们；父母因为年纪大了，总有一天也会离开我们；我们也会搬家、失业，从一个城市搬到另外一个城市等等，都面临着这种丧失。就像刚才所讲的四口之家的家庭，父亲由于车祸而去世。在叙事里为什么有这样一个技术来做哀伤辅导呢？叙事里面有一个很重要的理念——在我们的生命当中，可能会失去很多东西，失去很多的亲人。这些亲人，即便他们的肉体已经不在这个世界上，但是我们和他们曾经有过的很多很美好的回忆，我们在彼此的生命和见证里面，不断地构建彼此人生的价值。

有的哀伤辅导里可能会做一种哀悼，让来访者去体会这种悲伤，体会失去亲人的一种悲伤，这是一个哀悼的过程，就是要接受现实，人的肉体已经不再存在于这个世界了。我觉得和叙事里面的"say hallo again"（就是重新和去世的人建立情感的连接）是不矛盾的。我们既需要有一个哀悼的过程，也需要有一个和已经去世的人重新建立情感连接的工作。比如像刚才所讲的丈夫去世的家庭，叙事治疗师会用叙事的方法来陪伴"妻子和两个女儿"一起完成哀伤辅导的工作。具体可以用的方法有很多，"say hallo again"本身是一种理念，也是一种技术。

在和逝去的亲人重新建立连接的过程中，治疗师可以访问这个妻子和女儿，当她们去回忆丈夫（父亲）还在世的时候，留下的印象最深刻的、让她们觉得生命当中比较美好的一些生活片段和情境是怎么样的。如果她们回忆起过去一家人曾经很愉快的一些片段，就可以把这些生命当中的小小的、美好的闪光点丰富起来。**很多时候叙事也是在寻找来访者（来访家庭或者我们自己）生命当中小小的、美好的闪光点。**可能那些小小的事件，以前没有想到可以把它不断地丰厚。用叙事的话来说，就是把一个单薄的故事变成一个丰厚的故事。

生命当中并不缺乏一些生活当中的小小的、美好的闪光点，如果在这个家庭里，我们可以去询问：在父亲还在世的时候，一家人曾经在一起的、很美好的一些生活片段，尽量地去询问细节。比如说，他们可能在做一件事情，可能在某个地方旅游，也许是在海边，天气是怎么样的？是春天、夏天还是秋天？为什么想去那个地方旅游？等等，就是要不断地询问细节。询问细节，在叙事里有一个概念叫做**行动蓝图**，另外有一个概念叫做**意义蓝图**。

行动蓝图，就是让这个母亲和女儿回忆，在过去的生命里面，发生过的一个小小的、美好的闪光点，哪怕是很小的一件事，让她们详细地描述那件事情发生的所有细节。比如说，什么时间、什么地点？在什么样的情况下发生的什么样的事情？有哪些人参与？整个过程是怎么样的？就是事件发生的细节。

意义蓝图就是这件事情对于她们来说，意义是什么？为什么会给她们留下这么深刻的印象？是不是代表了父亲对女儿的关爱？女儿通过那样一件事情，感受到了父亲的什么？妻子在曾经发生的事情里，能感受到丈夫的什么？这个是过去的时间点。还可以看向未来，可以让她们选择一个时间点，比如说十年后，女儿成长为一个什么样的人，父亲觉得是比较欣慰的？如果是未来，会有什么样的生活？丈夫如果在天有灵，他会希望妻子未来过一种什么样的生活？……就是可以尽情地发挥想象力，在这个时间轴上（在过去、现在和将来这 3 个时间点）不断地丰厚故事。

故事的丰厚主要是两个方面，一个是具体的事件，另外是这个事件给大家带来的意义。此外，还有比较具体的一个技术叫记忆盒。如果她们愿意的话，治疗师可以给这个已经去世的丈夫（父亲）画一幅画，可以用一个盒子（这个盒子就叫做记忆盒）把这个丈夫（父亲）在世的时候，他们觉得很珍贵、有很多美好回忆的一些物件收集起来，放到这个盒子里面。当然，每一个物件也许都包含一个故事，或者不止一个故事。这些故事可能对于彼此都是有意义的，对于妻子来说有什么样的意义，对女儿来说有什么样的意义，以及丈夫在孩子的成长过程当中，对孩子的一些付出，对于丈夫（父亲）本身来说会有一些什么意义？对他怎么样认识自己、对他身份的认同又有什么样的意义……可以制作这样的一个记忆盒。如果是比较小的孩子，还可以通过画画来表达对父亲的一种怀念。如果是比较大一点的孩子，还可以通过写信的方式，假如说父亲在天有灵的话，他给女儿的回信会写些什么？在哀伤辅导里面，叙事有很多的工作可以做。

叙事疗法和我们中国道家的思想是有关联的。叙事疗法里很多的理念，如发现生命当中的一些小小的闪光点，我们可以把小小的闪光点（原来可能是比较单薄的故事），也许并没有发觉这个单薄的故事对一个人、对家庭当中的每个成员的意义，所以，就可以从很小的闪光点把这个美好的故事不断地发扬和放大。在道家的思想里面，太极的含义和辩证法也很类似。就是中间的白点和黑点可以不断地放大，然后又不断地缩小。黑白之间不是固定的，而是不断动态地发生着很多变化。就像我们叙事所解读的怎样能够把一个人生命里那些小小的闪光点，不断地从一个单薄的故事发展成为一个丰厚的故事，也像我们的太极图那样黑中有白、白中有黑，然后黑点可以不断地扩大，扩大到一定程度，然后又不断地缩小。白点同样也是一样的。这种不断地缩小，然后到一定的程度又不断地扩大，用我们文化里的成语来描述，就是"塞翁失马，焉知非福"，这个成语说的是：

塞翁家丢失一匹马，邻居说这可能是一件坏事，但是没有想到，这匹马回来的时候又带着另外一匹马，邻居就恭喜他。没想到塞翁的儿子骑马出去玩，摔坏了腿变成了瘸子。邻居觉得好可惜啊，骑马把腿摔坏了。后来国家又发生战争，所有健康的男壮丁都被抓去打仗，非死即伤。塞翁的儿子因为残疾，没有被抓去打仗，保住了自己的性命。

在整个的事件当中，到底什么是好事？什么是坏事？其实都是一种不断地相互转化的过程。古人也说："祸兮福所倚，福兮祸所伏。"祸福之间是不断地相互转化的。没有什么事情一定是绝对的坏事，或者一定是绝对的好事。就像太极图一样，有黑有白，有好有坏。

我们中国的传统文化，比如道家、儒家思想，它也是一种哲学思想，也是一种哲学观，是一种比较高境界的看待人生的方式，是一种人生观。我们要学好叙事，无论是用叙事的方法陪伴自己的个人成长（陪伴自己的家庭），还是用叙事的方法陪伴来访者（来访家庭），其实最重要的，我觉得学到一定程度的时候，是背后的**哲学观和人生观**（当然技术层面的东西也需要掌握）。

中国的文化告诉我们一些人生的智慧："祸兮福所倚，福兮祸所伏。"以及像"塞翁失马，焉知非福"等这样一些转化的故事。如果我们确实把这些人生的智慧运用在自己的生活里，运用在我们的咨询里，其实才是真正的学好了叙事。很多初学叙事的人以为叙事就是外化、解构、重写三大技术，但是真正要掌握好叙事，真的不是一件容易的事情。因为哲学观、人生观需要在现实生活当中不断地实践、不断地体会，最后就能够运用得比较好。

可能初学叙事疗法会觉得很简单，但是真的要学好，并不是一件很容易的事情。因为需要去体会很多人生的智慧，它不仅仅是一种简单的理论和技术。

二、叙事的理论和技术

叙事的三大主要理论和技术是外化、解构和重写。当然也有一些其他的小的技术。我们重点看一下治疗技术和步骤：**一是故事的觉察，二是外化，三是解构，四是发现独特的事件**。独特的事件，也可以说是小小的闪光点，就像上文中哀伤辅导的例子。其实不仅仅是哀伤辅导，也包括夫妻冲突、小孩子不上学等等。发现独特的事件就是要有辩证法的一种思维，像叙事疗法和道家的思维，就是我们无论看自己还是看别人，每个人都是有优点和缺点的，但很多时候父母比较聚焦的，可能更多的是孩子身上的缺点，比较少的是孩子身上的优点。我想这可能也是中国父母的一些通病。当然这个通病也不能完全地怪父母，因为父母也是从自己的父母那里学到的如何为人父母，而我们中国近 100 年来，也遭遇了战争等各种各样的创伤，对每一代人都会有很多的影响。

所以，如果我们在成长的过程中受到了一些创伤，那可能是因为父母在养育我们的过程当中，他们也不知道怎样很好地照顾我们。他们没有很好地照顾我们，可能是因为他们的父母也没有能够很好地照顾他们。这么几代人下来，一直都是在不断地遭遇各种各样的历史事件的创伤。但这并不代表父母对我们只有坏的部分。其实，**父母可能已经在他们力所能及的范围内，给了我们他们认为对我们最好的部分**。但是，他们也没有意识到，也许他们所做的某些事情，确实是对我们有伤害的，我们也没有必要把所有的罪过都怪罪到父母身上。我觉得**疗愈自己是最重要的。如果把自己疗愈好了，无论是面对父母还是孩子，我们都能够更好地照顾身边的人**。

很多父母会觉得孩子学习不好，于是把所有的注意力都放在孩子的学习上。比如某个家庭有个 7 岁的小男孩，妈妈很焦虑，觉得孩子这半年的学习成绩下降了，她很担心，天天晚上都盯着孩子学习。她越盯着孩子学习，孩子越紧张，就越学习不好，妈妈就越焦虑。如此形成一个恶性循环，就像我们之前讲到过的循环因果的故事。

作为一个叙事治疗师，我们可以陪着母亲去看一下，先去觉察她的焦虑，这个焦虑是怎么来的？母亲可能会说，她和丈夫开了一个公司，半年前，公司的生意突然就不好了，她和丈夫免不了就要争吵。回到家看到孩子学习成绩下降了，夫妻之间的争吵就变少了，母亲就把注意力更多地放在孩子身上。所以，孩子学习下降就不是一个单纯的事件。

这种时候，我们可以用**外化**的方法，把焦虑外化（拟人化）。前面讲《头脑特工队》时也讲到过外化，简单来讲，就是把问题拟人化，当作一个会说话、有思想、有语言、有行动的人。我们可以陪着母亲和父亲先去看看，他们自己的情绪是怎样的，如果他们有焦虑，我们可以陪着他们把焦虑外化出来。

还可以做的是，让父母亲想一想，这个孩子除了成绩下降（父母看到的缺点）之外，是不是还有做得好的部分。这个母亲可能会说，其实这个孩子有做得好的部分，比如说他比较善良，因为他在家里养小动物，他的小仓鼠养得很好，他和其他同学在一起的时候，也能够相处得很好。所以，首先**我们需要有一种辩证的思维，需要有一种叙事的思维，才能够协助这个家庭（协助父母）看到孩子做得好的部分**。

作为父母，给孩子最好的礼物是什么？在叙事疗法里，我们认为父母给孩子最好的礼物，不是帮孩子解决现实生活当中很具体的困难和问题，而且父母也没有办法帮孩子解决现实生活中的很多困难和问题。很多父母对孩子有很多的焦虑和担心，我见过很多很多这样的父母和家庭，可能父母自己本身也是有创伤的人。由于种种历史原因，父母自己在成长的过程当中，也是缺失爱的，他们也不知道怎样可以更好地对待自己的孩子，他们自己本身有缺失、有创伤的时候，自己就会很焦虑。自己年轻时候（童年时候）没有实现过的一些愿望，就会放在孩子身上。比如说，有的父母小时候可能由于家庭条件不好（或者比较贫困）上不起大学，上大学对他来说是特别特别渴望做的一件事情，但由于种种原因没有实现，他没有实现的这个愿望不代表它就不在了。如果父母自己的这部分缺失没有处理好的话，就会不由自主地把自己没有实现的愿望放在孩子身上。

我见过一个母亲，自己失去了上大学的机会，所以就给女儿很多很多的压力，好像女儿读书不是为了女儿自己，是为了实现母亲的强烈愿望。当然，这个母亲一开始根本就没有觉察到，根本就没有意识到：她如此地逼迫女儿学习，如此地渴望女儿能进大学，其实潜意识里面是在满足自己没有实现的愿望。母亲可能自己还认为："我是对女儿好啊，现在这个时代考不上大学，连工作都找不到。"其实这些都是潜意识层面的东西，也许只不过是在满足自己没有实现的愿望。我们作为咨询师，要能够看到这些东西，然后要陪着父母——我们不是去指责父母这个做得不好，那个做得不好，而是要去贴近父母的脉络，让他们能够感受到自己在成长的过程当中有一些怎样的缺失，然后让他们能够看到自己的孩子身上做得好的部分。任何一个孩子，任何一个人都有做得好的部分，但是当父母被焦虑绑架，他唯一能看到的就是孩子的学习成绩不好。实际上这个孩子还有其他做得好的部分，比如孩子很善良或者手工做得很好等等。而孩子最需要的是身边的人（特别是父母）能够看到他做得好的部分，给予他鼓励和肯定。

当孩子做得好的部分能够得到父母的鼓励和肯定的时候，其实是建构他的身份认同的很好的一个部分。我们要做足够好的父母，儿童精神分析家温尼科特说的是"足够好的母亲"，无论是父亲还是母亲，我们不需要去做一个完美的父亲或母亲。**所谓足够好的母亲，是要尽力看到孩子做得好的部分，然后给予鼓励和肯定。**因为这对于建构一个人的自我身份的认同是非常重要的。

当一个人透过父母的眼睛，能够感觉到自己做得好的部分，对自己的自尊和自信都是很好的满足，对自己的自我身份的认同，也是一个很好的建构。当他对自己有信心的时候，他在父母的协助之下，能够去做他想做的事情，一步一步去实现自己可以做得好的事情，去发展他做得好的那个部分。

每一个父母都不是天生就会做父母的，不是说孩子生下来，这个角色变成父母，就知道怎样去做父母。做父母真的是一门学问，做父母真的是需要学习的。就像我说的，**很多父母其实都需要有很多的学习，学习怎么样能够做一个足够好的父母，去帮助孩子建构他们的身份认同。**我们也需要帮助来访家庭的父母，帮助他们的孩子建立身份认同。

在做咨询的过程当中，我们要通过问话、陪伴的形式，让父母能够发掘孩子做得好的那个部分，从不同的角度来看待孩子，自然而然，彼此之间的互动就改变了，就逐渐走向一种良性循环。

具体的治疗技术和具体步骤还包括重写人生故事、重新整合的对话（就是 say hallo again）、叙事的信件、文件资料、局外见证人对话等。

我们先看一下核心概念：问题故事和支线故事。如果把人生比作一块白板，把人生中发生的很多的事情，比作这块白板上的很多的小点点。当一个来访家庭带着他们的问题来的时候，他们就会把这个孩子不上学、发脾气、在学校跟同学打架等，这几个事件构成这个孩子成为一个问题孩子的问题故事。但实际上，在这个孩子整个的生命历程中，还有其他的一些事情，这些故事就没有得到叙说。所以我们需要陪伴父母去看到孩子身上，不只有问题故事，还有其他部分的支线故事，重新来建构这个孩子的自我身份的再认同。

在叙事里面，觉察是特别特别的重要。为什么说人生如果是一出戏，人们总是在重复那几个脚本？比如一对夫妻，妻子可能生活在一个情感表达度比较高的家庭，丈夫的原生家庭里，彼此之间的这种情感表达就没有那么激烈，夫妻之间发生冲突和矛盾的时候，因为他们各自都只熟悉自己的认知图式，所以在叙事的夫妻治疗里，需要让彼此看到对方在他们成长的经历里，从原生家庭所学习到的那些认知图式。这就是一种觉察，一切的改变都源于觉察。在叙事治疗里面，觉察尤其重要。**如果没有对既往模式的觉察，改变是困难的。**如果想觉察到，为什么在夫妻互动里会不断地有争吵，不断地重复同样的争吵模式，那就需要去觉察各自在自己的原生家庭学到的是什么。

外化，简单地说，比如把情绪外化（拟人化），就像《头脑特工队》这部电影里面，把人和问题分开，叙事里有句话叫做"人不是问题，问题才是问题"。为什么要把人和问题分开？因为，如果问题是在这个人身体的某一部分，这个人是有缺陷的，那就需要像修理机器一样的把这个人修好。如果这个问题是和人分开的，那就代表这个人其实可以对这个问题有所掌控。

有一个绘本叫做《我有一只叫抑郁的黑狗》，网上可以找到相关视频，大家感兴趣的话可以搜索看一下。这个视频很好地解读了"外化"，就是把一个人的抑郁，比作一条黑狗，它无时无刻不陪伴在我们身边。但是当我们能够把抑郁很形象地外化成一条黑狗时，那我们和这个黑狗是有距离的，我们对这个黑狗（抑郁）就有一种掌控感，这种感觉是不一样的。

另外一个就是解构。每个人都容易受到种种影响，我们对于某件事情有自己固有的看法和观点，但这个看法、观点一定是对的吗？我们需要质疑。比如说，有的家庭会被所谓的孩子学习不好这样的问题困扰到。我举个例子，一个家庭里有个 11 岁的孩子，但这个孩子有阅读障碍，妈妈特别的焦虑（爸爸可能稍好点）。后来治疗师在访谈的过程当中发现，母亲来自一个比较贫穷的家庭，为了改变自己的命运，从小就特别用功读书。当然，她最后考上了很好的大学，也有了很好的工作，相当于改变了自己的命运。所以，她对孩子的学习成绩有特别强烈的焦虑，这和她自己的人生经历是有关系的。

这个妈妈特别焦虑孩子的阅读障碍，孩子不管怎么努力，他的语文都学不好，在阅读方面很有问题，但是他的手工做得特别好。这个妈妈因为她自己的经历，她就觉得孩子一定要上大学，如果孩子上不了大学，未来就没有好的前途，就找不到好的工作。但是孩子有一个很大的优点，他的动手能力特别强，能够做很好的手工模型。在上到初中的时候参加了航模比赛，他的动手能力强到可以和高中生、大学生竞争的地步。有一次，这个有阅读障碍的孩子参加一个比赛，展出了他做的模型，有一个德国的专家特别欣赏他的动手能力，当时那个外国专家跟他父母说，这个孩子如果是在德国的话，未来靠他的动手能力可以有很好的工作，也能够有一份很体面的职业来很好的养活自己。德国专家的话给了父母一个新的、不同的看待孩子阅读障碍的视角。

这个母亲由于自己的人生经历，还有就是对于社会大众来讲，大家可能会有一个约定俗成、根深蒂固或者习以为常的观点，认为孩子如果上不了大学，未来就一定找不到好工作，就一定没有好前途。这是一个普遍的论述，很多人都会这么想。但是，这个想法、这个论点一定是对的吗？上不了大学，做了其他工作的人，真的就一辈子过得很惨吗？他们就没有其他的人生出路吗？**所谓的解构，就是对于约定俗成、大家都认为是正确的道理，多问几个为什么。**问一问这个论述是怎么来的？对家人、对父母、对孩子的影响是什么？它一定是对的吗？以及这个孩子还有没有其他选择的权利？他还有没有其他的优点？如果在其他方面做得好的话，他是不是还有其他可以选择的余地？

解构最重要的就是，不是人云亦云，不是盲目跟风，不是追随主流。当然也不是说主流的东西一定不好，而是需要多问几个为什么，搞清楚这个主流的来龙去脉，最后能够作出一个自己的选择，能够最大程度地发掘一个人身上的优点和长处。

大家可以想一想自己，其实每个人的优点和缺点都是不一样的。如果非要让一个阅读障碍的孩子去学习语文，不管他付出多大的努力，他也没有办法把语文学好，这是让人特别痛苦的事情。但是在动手能力方面，他很轻松就能够做得很好。所以，解构更多的是一种看待世界的思想观念。

发现独特的结果。之前给大家讲哀伤辅导的时候也提到，任何不符合问题故事的事，或小小的闪光点，都可以看作是独特的结果。这个独特的结果又分为行动蓝图和意义蓝图。

重写生命故事。就是在过去、现在和未来这三个时间点上，采用叙事中的"行动蓝图"、"小小的闪光点"等手段，去挖掘这个事件的意义。或者说让一个人在时间轴上，在事件和意义之间不断穿梭，重新建构对自己的身份认同、自我认同，从而丰厚人生故事的方法。

局外见证人团队。在叙事治疗里，有一个技术叫局外见证人团队。而在系统家庭治疗里，有一个反馈小组，最早的米兰系统家庭治疗小组（四个人），他们在做治疗的时候，两个人给家庭做治疗，两个人在单面镜背后观察。家庭治疗一般是90分钟，在治疗做到60分钟左右的时候，治疗室里面的两个治疗师就会（设置都是之前讲好的，来访家庭也知道后面还坐着两个观察的治疗师）到单面镜后面去，听取观察的治疗师对于这个家庭以及整个治疗过程的反馈。他们听到反馈以后，又回到治疗室，把观察的治疗师的反馈再反馈给家庭。这是最早的家庭治疗使用反馈小组的一个方法。

在家庭治疗里面，反馈小组这种形式是经常采用的。在叙事治疗里，我们叫局外见证人团队，其实也和系统家庭治疗的反馈小组有相似的地方。反馈小组有很多种做法，比较常见的一种就是，比如说这个家庭在做治疗，有一些同样学叙事的治疗师在现场观摩，一开始治疗师会邀请 3 到 4 个现场的治疗师，坐在家庭的后面，聆听家庭的故事到治疗临近尾声（还差 15 分钟左右）时，治疗师会停顿一下，询问这个局外见证人团队，让他们按 4 个步骤来给这个家庭一些反馈，这 4 个步骤分别是：表达、意象、共鸣和迁移。

表达。指的是让治疗师反馈：在刚才聆听这个家庭的故事，在聆听这个家庭的访谈的过程中，印象最深刻的是什么？

意象。就是给你印象最深刻的部分，在你的脑海里形成了什么样的图像？让你想到了什么？如果说你脑海里出现了一个意象，或者是一幅画，这个景象会是什么？

共鸣。共鸣是你刚才在聆听这个家庭的故事的时候，让你产生了怎样的共鸣？让你想到了自己的什么故事？让你想到了自己家庭的什么故事？

迁移。在你聆听整个家庭故事的时候，让你印象最深刻的部分（综合以上的头脑里的意象、产生的共鸣），对你自己现在的生活、对你未来的生活有些怎样的启发？

叙事里影响力最大的，也在于局外见证人团队技术。很多时候做这样一次治疗（有 3 到 4 个专业人员的反馈）相当于 4 到 5 次的咨询效果，因为叙事治疗认为，故事会引发另外一个人的故事。也许来访家庭原来觉得自己这个家庭简直糟透了，觉得这个孩子简直糟糕透了，学习成绩下降糟糕透了，有阅读障碍简直是太倒霉了。但是聆听的人，会从这个家庭的故事里听到一些让他们感动的部分，或者和他们的生命故事共鸣的部分。可能这个家庭的一些故事会激励到聆听者，在他们自己的生命里也会有一些影响。

当家庭成员从反馈小组那边听到别人不一样的共鸣，听到原来他们家庭的这个故事并不是像他们想象的那么糟糕，原来他们家庭的故事还可以给别人带来一些共鸣、带来一些意义的时候，对他们的生命故事的意义也就不一样了。在这个过程当中，反馈小组并不是要告诉家庭应该怎么做，而是他们通过对家庭故事的共鸣和家庭故事对自己的影响的这样一种见证，每个人从不同的角度给这个家庭不同的见证，也许每个人都能够从中感受到对自己的生命有所激励的那个部分。这是局外见证人团队的一种形式。

还有一种形式，它不是在培训的场合，而是在治疗师平时做家庭治疗的时候，可以询问这个家庭，如果要邀请一些人来做局外见证人，他们会希望邀请谁？假设这个家庭认为孩子有阅读障碍，可以询问孩子或父母：在孩子的生命过程当中，谁是欣赏他的人？谁觉得他有做得好的部分？谁是觉得他有动手能力的人？谁是他希望邀请来可以给他做见证的人？如果有可能的话，可以把这些成员邀请到治疗室里面，按照同样的方式聆听故事，然后给这个家庭作一些反馈。当然，如果他们来不了，也可以通过写信的方式，然后在治疗室里面当众宣读。

第十四讲 ‖ 叙事家庭治疗（下）

人不是问题，问题才是问题。

——迈克·怀特

我们做咨询师，就好像是做一个猎人，假设我们要去打树林里面的鸟，我们首先必须得练就一双可以看见鸟的眼睛，也就是我们在做咨询的时候，心中有各种理论和技术的概念，知道什么是相对比较健康的家庭，或者什么是不健康的家庭。

当然，在后现代里面，我们不这么来定义家庭。在心理治疗（家庭治疗）的发展历程中，我觉得（即便是作为一个后现代的心理治疗师）最基本的一些理论，如精神分析的简要发展、家庭治疗各个领域和流派的发展过程，还是有必要了解一下。其实，很多家庭治疗的先驱，之前也经受过非常严格的精神分析的训练，后来才转向家庭治疗。精神分析也有一个发展的历程。精神分析发展到今天，已衍生出多个流派，它们背后的哲学观也在不断地发展。类似于家庭治疗的发展历程受到哲学观和社会理论的影响，所以当代的精神分析已经完全不是一级控制论这样的一种哲学观。

当代精神分析在有很多关系层面的、母婴互动的、主体间性的方向，引入了很多后来的一些科学发展以及哲学的发展。当然，家庭治疗的发展历程也是从一级控制论、二级控制论到后现代的建构。本讲重点给大家介绍一下在家庭治疗领域，叙事具体可以怎样运用。

其他的心理治疗流派，比如精神分析、认知行为，还有家庭治疗的其他流派，都有一个概念叫做**个案概念化**。**个案概念化的过程**，就是一个来访者（来访家庭）来到我们面前，我们需要对他作一个评估，和来访者（来访家庭）共同来看一看，他们的目标（期待）是什么。比如精神分析的概念化，可能会给来访者评估一下，他的人格结构是什么，是神经症性的？是边缘性的？还是精神病性的？因为在个案概念化的过程里，被评估为不同人格类型的来访者，具体的治疗方法以及咨询师在整个过程当中所采取的立场可能是不同的。

在家庭治疗里面，比如结构家庭治疗，相对来说治疗师的干预性会比较强一些。系统家庭治疗讲究的是，咨询师在咨询关系里属于中立的立场，就是通过循环提问对家庭形成一个扰动，然后给他们布置一些家庭作业（最重要的是家庭在咨询室受到一些冲击和扰动），让他们回到家后，通过完成家庭作业对他们的行为和互动能够产生一些扰动，这是最主要的目标。那么，形成扰动以后，其实每个家庭都有自己的潜力，**每个生命都有它自己的出口，每个家庭都有自己内在的资源和能力**。像系统家庭治疗、叙事家庭治疗，更多的强调家庭内在的资源。而结构家庭治疗和萨提亚家庭治疗，相对来说干预性会强一些。当然，萨提亚家庭治疗和结构家庭治疗，也很强调家庭的内在资源，但是如果从哲学观的立场来看，还是会有一些不同。所以，每种家庭治疗流派都有他们背后的哲学观和社会理论。那么，这些都会指导一个治疗师最终形成一个什么样的角色来面对这个家庭。

每个人可以根据自己的现实情况选择学习的流派，比如说你的人格特点，你是喜欢体验性更强的（像萨提亚和叙事都是体验性比较强的），还是你是一个比较理性的人，比较喜欢像结构性家庭治疗这样指导性比较强的风格？每个人都可以根据自己的经历（风格）来选择最喜欢的某一种流派，然后以学习这种流派为主要的框架，把这种流派学好了以后，在后期的学习过程中再不断地进行整合。虽然说心理治疗（家庭治疗）流派很多，但是每个人最终还是要走向自己的一种整合。在整合之前，还是有必要踏踏实实地把一种流派学好。在学好一种流派的基础之上，再慢慢进行自己个人风格的整合。

叙事治疗包括叙事在家庭治疗里的运用，比较让人难以掌握的一点，其实是来访者（来访家庭）的一个所谓的在其他流派叫个案概念化的过程。叙事治疗有一些理论和技术，初学者学完以后可能觉得比较困惑的是，当遇到一个来访者（来访家庭）时，到底该怎样做呢？好像没有一个很清晰的像精神分析里面的个案概念化的过程。所以，这里先给大家讲一下，如果用叙事的方法陪伴来访者，大概是一个怎样的思路。

我觉得，对于初学者来说，稍微有一个框架（思路）还是比较重要的。就像练武功一样，最开始有一笔一划的招式，跟着训练是比较容易的。到后期已经练到炉火纯青的地步了，就算不用武器，捡起地上的一根树枝你都可以把它运用自如。这是一个慢慢发展的过程。

叙事治疗强调，来访者的每一个问题里面都有问题故事和支线故事，无论是来访者还是来访家庭，他来寻求咨询的时候，必然是带着问题过来的。来访者（来访家庭）都有主诉的问题和困扰。作为一个叙事取向的治疗师，我们的脑子里需要有这样的一个图：

来访者（来访家庭）描述的这个问题故事，其实只是他们整个生命故事里的一部分。在问题故事之外，凡是不符合问题故事的那些事件，都可能通过如发现小小的闪光点，通过行动蓝图和意义蓝图，也就是具体发生的事情，以及这些事情对于一个人的意义，把它不断地丰厚出来、建构出来。一个人的身份认同，包括一个家庭对于他们现在所面临的这件事情的看法和认识，其实都是建构出来的。就像上次举过的一个例子：一个家庭里面，孩子有阅读障碍，他没有办法很好地完成语文学业，那意味着未来就考不上大学，妈妈可能会很担心。其实这个就是来访家庭一开始所带来的问题故事。

那问题故事之外的事件是什么？是这个孩子的优点和长处，就是他有很好、很强的动手能力。另外一方面，他很好地发挥自己的特长，也能够在这个社会找到自己的一席之地，让自己生活得很好，从而获得自尊和自我身份的认同。所以我们需要去做的，就是帮助这个家庭看到，在他们的问题故事之外的、其他的很丰富的故事，帮他们重新建构对于这个问题的看法。

一、咨询流程

如果说一定要给出一个练武功的框架（咨询流程），可以从以下六个方面来看：

1. 个案的问题

来访者（来访家庭）带着一个问题来咨询，咨询师在聆听的过程当中，比如爸爸妈妈在描述孩子的问题，描述他们认为对方有问题的故事的时候，**要学会解构地聆听。**

2. 咨询师的解构地聆听

所谓的解构，就是夫妻两个个体，双方各自在自己的原生家庭学到了看待问题的方式，他们就会用自己内在的对于这个问题的认识来看待对方。咨询师的解构地聆听，就是在聆听来访夫妻（比如他们有很多矛盾冲突）的故事的时候，需要带着好奇，用一种解构的态度去聆听、去思考、去提问，让夫妻双方从提问和回答当中，能够觉察和意识到自己的想法、对对方的看法，以及丈夫认为妻子不可理喻的（比如说丈夫认为妻子很容易发怒的、不可理喻）想法是从哪里来的，和他以前的经历有些什么样的关系。夫妻彼此对对方的这种观念，只是他们自己的一种建构。那么，就需要让他们回到"这种看法是怎么建构的"那个源头去看一看。

3. 发现一些小小的闪光点

接下来，在咨询部分也可以询问，比如夫妻双方现在常常争吵，可以询问的一些问题，比如说：

> 你们在刚刚相遇的时候，彼此是被对方的什么所吸引？
>
> 为什么那个时候会有那么多的吸引？

在这个阶段，就是要去询问夫妻在生活当中，他们相处比较愉快时的经历是什么，这个咨询部分可以叫做发现一些小小的闪光点：他们在相处的过程当中比较开心（愉快）的时刻是怎样的？他们曾经共同面对一个问题（困难）的时候，是怎么样解决的？也就是去发现关系里的美好的时刻、美好的片段。

4. 串联被丰富起来的故事

成功是可以复制的，重要的是发掘了他既往的生活里面那些成功的经验，对于夫妻、对于关系、对于一个被父母认为有问题的孩子来说，很重要的一点就是去发现以前做得好的部分是什么。如果说曾经有做得好的部分，夫妻双方都觉得很愉快的那些部分，其实这些部分是可以复制的，是可以在未来的生活当中复制的。这就叫做串联被丰富起来的故事。

5. 新的自我认同

串联被丰富起来的故事，最终的目的是要构建新的认同，比如说夫妻双方可以重新构建对对方的身份认同，就是一个人可以通过对方的眼睛，来重新认识自己，也重新认识对方。比如说妈妈觉得孩子学习成绩下降得很厉害，通过挖掘他身上的小小的闪光点，妈妈就能够从一个新的角度来看待孩子。当孩子身上的优点被妈妈看到以后，就会增强孩子对自己的自信，也就能够更好地看待自己，不会觉得自己是不好的，学习成绩怎么那么糟，因为学习成绩并不能代表一个人的全部。而且学习成绩并不是考量一个人的所有指标。其实衡量一个人，还可以用其他的角度来看待、来评价。那么就让家庭成员，特别是所谓的问题成员能够有一个新的自我认同，就是家庭成员彼此看到对方身上美好的那些部分，重新来建构每一个人的自我的身份认同。

6. 迁移

最后一个是迁移。叙事取向的治疗师不是帮来访者（来访家庭）解决他们的

现实问题和困难，从来都不是。 而是来访者透过咨询师的问话，能够对自己有新的身份的认同。一个家庭对于（以前认为是）有问题的家庭成员有了新的身份认同后，或者是当他们挖掘出，以前面对困难时，他们是如何解决问题的，在解决问题的过程当中，他们有一些什么样的资源等信息时，带着这种新的身份认同和资源，他们就可以更好地面对现在的问题和困难。

其实，人本主义心理治疗师的一种思想也是每个人身上都有自己内在的资源，关键是需要去挖掘，需要被看到。比如说，社会文化精神分析的分析师霍妮，她曾经说过一句话我非常喜欢，那句话表达的意思是：一颗橡子，终究会成长为一棵橡树，只要我们移去阻碍它成长的那些障碍。对于一个人来讲是如此，对于一个家庭来讲也是如此。**每个人、每个家庭都有自己内在的资源和力量，关键是咨询师怎样帮助这个来访者和来访家庭，重新看到他们身上的那些力量和资源。然后在面对现实生活的问题和困难的时候，自己可以有能力来解决。**

在叙事治疗的咨询里面，无论是个体咨询还是家庭咨询，迁移这一步也是很重要的。当来访者对自己有了新的身份认同，当家庭成员（所谓的问题成员）有了新的身份认同，培育出他们自己的能力、资源和潜力以后，他们可以自己解决所面对的困难和问题。

二、叙事家庭治疗的方向

1. 了解问题背后家人的梦想和对关系的渴望

无论是个别治疗还是家庭治疗，了解一个人内在渴望和梦想是非常重要的。在做咨询的过程当中，对于有的人来讲，他们内在的这种渴望、梦想以及希望，可能就能够激励一个人活下去，很好的重新开启自己的生活。

欧文·亚隆大家应该都听说过，非常有名的存在主义心理治疗大师，在团体心理治疗领域做了很多的工作，也写了很多书，他的文笔很好，能够把每一个咨询故事都写得非常非常的生动。在他的书里面有一个案例：

　　有个40多岁的中年妇人，是一个医院的护士。她的成长经历非常的糟糕，爸爸妈妈都是有一些问题的人，她被生下来后也从来没有人照顾她。她在年轻的时候，经历了很多的创伤，包括遭遇了一些性虐待，还有一些被暴力对待的情况。后来，她似乎也在重复上一代父母之间的一些问题。她和一个男性有了关系后生了一个孩子。很不幸的，她怀孕时可能因为滥用酒精（或行为方式方面的问题），她的孩子有很严重的精神问题，身体方面也有很多问题，一直住在康复性质的医院里。

听起来这是一个非常令人伤感的故事。好像这位女性的生活一塌糊涂，糟糕的身世，糟糕的背景，孩子又过得这么让人痛心。她有一段时间在亚隆这里做咨询。一开始，整个人的状况非常混乱，她本人也没有一个很好的童年，她内心的状况是非常的紊乱。

有一次，她在医院（因为她是护士）照顾一个50多岁的女性，这位女性的身份背景、人生故事完全和这位护士不一样。但是她也陷入了很深的抑郁当中，因为家庭里有很多的问题，还有一个让她非常牵挂的孩子。所以有一次在护理这个病人的过程当中，她就贴近这个50多岁的女性的耳朵说："为了你的孩子，你要非常坚强地活下去，活下去对你的孩子来说，是特别大的激励。"这个护士的生活虽然令人非常伤感，但她在工作中把病人照顾得非常好。

很巧的是，被这个护士所照顾的50多岁患有很严重抑郁症的女性，也是亚隆所认识的人。一次偶然的机会，得了很严重抑郁症的这位女士，她写的一些文字提到了这位护士，说她当时其实是非常不好的状态，但护士在她耳边说"你活下去对你的孩子来说非常重要"的这句话，对她的人生产生了非常重大的影响和激励，所以她后来（当然也有其他的一些治疗的方式）就康复得比较好，因此写了一个很感人的故事。

亚隆无意中知道了这个故事，他就把故事讲给这个护士病人听。本来护士病人觉得自己的生活很悲惨，自己的成长轨迹这么糟糕，孩子又有严重的问题，但她听到亚隆讲的这个故事后，她突然觉得自己好有价值。没有想到自己在工作中理所当然的一件事情，居然巨大地改变了一个人的人生，对她自己也产生了巨大的影响和激励。

这个故事给我带来了很大的触动。人生当中，可能有些人自己也处在巨大的悲痛当中，自己也没想到自己做过的某些小事、说过的某些话，却给其他人带来了很深的影响。这种影响和一个人内在的渴望和梦想是相关的。每个人都有自己的渴望和梦想，也有自己内在最放不下的一些东西。我想，这个护士无意当中跟那位女士说的话，也许激发了那个女士内在很强烈的渴望和梦想——就是让这个人，在这个世界上觉得非常牵挂、非常留恋的一件事情，有的时候可能就挽救了一个人的性命。

文艺点来说，希望是一个人生命的灯塔，希望对一个人来说是很重要的一件事情。比如说，在孤单的海面上，正在奋力地游泳、挣扎或者航行的人（船），不知道要去往哪个方向的时候，如果有一个灯塔——灯塔就比作一个人内在的渴望，你最渴望做的事情是什么？你内在的希望是什么？这些希望和渴望都会激励这个人拼命地游到灯塔，或者激励着在海面上航行的人。有希望总是很美好的一件事情，所以我觉得在叙事治疗里，在陪伴来访者的时候，最让我感动的也是通过询问一个人（家庭），他们对于未来生活的希望和渴望，然后通过一种在叙事里面叫"搭脚手架"的方法，帮助来访者（来访家庭）达到他们想要的那种生活状态。

大家也可以思考一下，对自己的生活、对自己的关系有些什么样的内在渴望和希望。叙事治疗里有个很形象的技术叫"搭脚手架"，就像建房子时，要一块又一块地把砖砌上去。在砌房子的时候，我们知道想要砌的是这样一所房子。我们内在的渴望就好像是想要砌的房子的样子，我们就会按照这个样子一块一块砖地去搭。

在叙事治疗里面，我们会问来访者（来访家庭）对于家人、关系的渴望和梦想是什么？这个渴望和梦想，就像是我们脑海中想要搭的房子的样子，然后把图画下来，帮助他们一块砖一块砖地去搭，最后搭建出他们的房子来。这个房子也可以比作他们内在的渴望和梦想。给大家举一个例子。

有一次，吴老师在访谈一个个案的时候，有位女士非常苦恼，她在现实生活中和丈夫的关系很糟糕。吴老师问她说："虽然你现在觉得你的这个关系很糟糕，但是好像能够感觉到，你对你和丈夫的关系是有期待的。那你可不可以说一下，你对于你希望的关系有怎样的渴望和梦想？"

哗一下，被访问者的眼泪一下子就流下来了。

很多时候，能够问到一个人（家庭）内在的渴望和希望，是非常重要的。接下来可以了解一下，在家庭带来的问题的背后，他们的渴望和梦想是什么？渴望和梦想背后的重要性是什么？这也是意义层面的一种询问。我们搭脚手架，我们要盖房子的话，肯定不是一块砖一块砖就搭上去，砖和砖之间也需要一些粘合剂。我觉得，砖就像渴望和梦想的具体的细节，粘合剂就是渴望和梦想的具体的重要性，就是不断地在事件层面和意义层面来建构这个房子，砖和粘合剂才能够粘得牢。

最后，渴望和梦想如何陪伴你去面对现在的困难？这就涉及迁移的技术。那就是陪伴来访家庭，通过家庭成员对渴望和梦想的具体重要性的认识的深化，来面对现在的困难，这是其中的一个思路。

2. 外化的运用

叙事家庭治疗另外的一个方向是外化的运用。比如说，有一个来访家庭，父母带着孩子过来咨询，妈妈对儿子的学习成绩下降很担心。这种情况下，可以用到"双重外化"的方法，这种方法不但在做咨询的时候可以用，在现实生活当中也可以用。我觉得叙事很实用的一个方面，就是这些具体的理论和技术，在现实生活当中也是可以用的。

所谓的"**双重外化**"包括两部分。母亲对于孩子学习成绩下降很焦虑，在这个过程当中，外化可以分成两个部分，第一个是外化母亲的焦虑，第二是当母亲能够把自己的焦虑外化出来以后，再让母亲带着对自己焦虑的外化，去外化孩子的学习成绩不好，就是有两个部分的外化。在母亲和儿子的关系当中，如果母亲自己本身带着很强的焦虑，她会受到焦虑的干扰，对自己如何看待儿子成绩下降也会有很多的影响。

父母在孩子的成长过程中有非常重要的作用。如果父母自己本身是一种很焦虑的状态，他们就没有办法很好地陪伴孩子。所以，我们首先需要去陪伴父母，把他们自己的焦虑先外化出来，看看他们的焦虑是怎么来的。"他们的焦虑如果会说话，会说些什么？"这种问话方式是叙事的方式，把这个焦虑看作一个人，这个焦虑来到母亲身边，是想要告诉母亲什么？母亲可能会说，最近半年她的工作不是特别的顺利，所以她自己其实也觉得很焦虑。但又没有办法和丈夫谈，所以回到家看到孩子，就会跑去关心孩子的学习成绩。其实就是，母亲自己的焦虑进一步地影响到孩子的学习成绩。

第二个部分的外化，是母亲把"孩子的学习成绩不好"这件事情外化，也就是孩子是孩子，外化的是学习成绩下降这件事情。孩子是孩子，孩子不等于问题。孩子的学习成绩下降这件事情，它是在什么时候发生的？它是怎么来的？孩子怎么看待这件事情？有些什么样的原因？孩子希望自己可以怎么陪伴"学习成绩下降"这件事情？孩子希望父母可以怎样来陪伴"他学习成绩下降"这件事情？

这是"双重外化"的技术。那为什么在做亲子关系的咨询里面会用到"双重外化"？因为父母的状态对于孩子的状态，对于儿童青少年的影响是非常大的。在婴幼儿早期发展的过程当中以及一个人成长的很多关键时期，父母亲以及孩子身边的重要他人，对孩子有很重要的影响。比如精神分析的观点认为，一个孩子在婴幼儿时期（3 岁以前），如果母亲是不快乐的，父亲是不快乐的，当他们照顾孩子的时候，孩子能够敏锐地觉察到他们表情里的焦虑、他们的不愉快。孩子就会过早地去适应父母亲这样的状态和节奏。但是，在孩子相对比较健康的发展过程当中，父母（即便自己有一些情绪和问题）首先要做的事情，是很好地处理自己的情绪（愤怒、焦虑等不好的情绪），把自己的状态调整得比较好的时候再去陪伴孩子。特别是在孩子 3 岁以前，如果父母的状态不是很好，孩子就会通过意识和潜意识层面的观察，反过来去满足父母的情感需求。这样长大的孩子，内在会有一个虚假的自我，他就会觉得自己需要看别人的脸色，需要去满足别人的需求。所以，为什么现实生活当中，有一些小孩子好像特别敏感，能够很敏感地觉察到父母的情绪，然后很快地给予一些回应（就是比较早熟）。在他们成长的过程当中，他们反过来扮演了一种照顾父母的角色。

　　在现实生活当中，当我们作为丈夫或妻子去面对我们的伴侣的时候，当我们自己或者在关系当中出现一些愤怒啊、悲伤啊等很不愉快的情绪的时候，可以用外化的方式先把自己的这个情绪外化一下。先来探究一下，当你在关系当中，出现这些情绪的时候，这些情绪想要告诉你什么？情绪是从哪里来的？它是什么时候来的？有的人可能就可以觉察出来，"当丈夫说了某些话、做了某些事的时候，特别能激发自己内在的那个愤怒。"那这个愤怒是怎么来的呢？也许是在她早年成长的过程当中，父亲、母亲或者身边的重要他人，也是用这样的方式对待她的，所以这些反应的模式就内化在一个人的潜意识层面。就好像一个人身上装了某种心理按钮一样，只要被对方一摁，内在的那种反应模式马上就启动了。也许，丈夫说了某些话，一下子就激发了妻子内在的那个愤怒模式，其实是激发了她内在的童年时候和身边重要他人的那种关系模式。所以，在日常生活当中，当我们有情绪出来的时候，外化是很好的一个方式。把我们的情绪外化出来，然后用解构的方式考量一下，这个情绪是怎么来的？在我们成长的过程当中，在什么样的情境之下也出现过这样的情绪？它有什么意义？这种觉察做得越多，我们就对自己的内在模式有更多的了解。

　　当我们能够对自己的内在模式有更多了解的时候，我们也就能更多的避免在现实生活当中爆发不好的情绪。原来可能是别人才说一句话，我们立刻就炸了，立刻就愤怒了。但是对自己的内在模式觉察得越来越多以后，就发现原来自己内在是有这样的模式。当对方再次说类似的话的时候，可能我们的脑子里有一个自我观察，能够让我们觉察到自己的模式又要来了。然后可能自己的愤怒情绪，慢慢地就没有那么多，或者发作得没有那么快。我们培养自己的这种观察自我的能力是非常重要的。

说到这儿，给大家介绍**两个概念**，一个叫观察自我，一个叫体验自我。这两个是精神分析的用语，我觉得在个人成长，还有我们自己的家庭生活及关系里面，能够去觉察自己的这两个部分是很重要的。**观察自我**，通俗来说也可以是**理智层面**的。**体验自我**可以简单地理解为是**感性层面**的。

体验自我就是，比如有时候愤怒来的时候，整个人的身体的感受，可能会心跳加快啊，浑身起鸡皮疙瘩，然后毛发也会竖起来啊，这种身体的还有心理的感受。**观察自我**也可以说是理智层面的我，当自己的愤怒出来的时候，另外这个观察自我就可以觉察到："哦，这好像是又触动了我心理按钮的开关，我心理的这个模式又被这件事情激发了。"也就是当一个情绪出来的时候，当一件事情让我们感到愤怒、有很不愉快的情绪出来的时候，通过这两个部分的观察，能够让我们对自己有更多的觉察。对自己的模式觉察得越多，我们减少这些模式对自己影响的情况就会越多。

3. 重写的运用

叙事家庭治疗还有一个方向是重写。**重写，简单来说就是发现闪光点，发现在关系里面的一些成功的经验**。在关系层面，包括夫妻之间、母子之间、父子之间，是家庭成员彼此之间的相互关系和互动。比如母亲怎么对孩子？孩子怎么对母亲？

成功的经验，不光是一个人曾经成功的经验，关系里面其实也有很多很美好的时刻。关系里的两个人，或者夫妻双方，或者是全家人以前在面对困难和问题的时候，是怎么解决问题和困难的，这些宝贵的经验，都是可以挖掘的。给大家举个例子。有一对夫妻来咨询，因为妻子觉得孩子上了初中以后，学习成绩开始下降，这个妻子很担心，丈夫觉得没什么，他觉得可以把"孩子的学习成绩下降"这件事情调整回来。但是妻子很担心，所以就来咨询。来咨询的是夫妻，重写这个方向，我们可以怎样去做呢？

咨询师会询问："当遇到一些困难和问题的时候,你们是怎样一起面对的? 以前有一些什么样的成功的经验?"这对夫妻就谈到,10年前妻子得了很严重的病,一开始医生跟丈夫说,他妻子可能得的是癌症。因为还没有确定,医生只告诉了丈夫,丈夫怕妻子担心,所以也没有告诉妻子。在共同面对妻子生病这件事情上,妻子很乐观,虽然她知道自己生病,但她不知道是什么病,也不知道严重程度,就很积极地配合医生。丈夫没有告诉她可能得了癌症这件事情,他一个人承受了很多的压力。在他们共同面对妻子生病这件事情上,就有很多很美好的回忆。后来做了一次手术,给切下来的东西做了病检,发现不是癌症,大家都很高兴,很顺利地渡过了家庭当中的危机。

那么,通过他们在关系层面面对困难和问题时的成功经验,咨询师再次把他们曾经成功的关系层面的经验迁移到现在,面对儿子学习成绩下降这件事情,让他们带着以前成功的经验,重新来看待现在生活当中的这个问题和困难,夫妻双方的这种感受就不一样了,这个也是在关系里面做重写的一个思路。

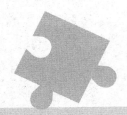

第二部分

家庭与人生

第十五讲 ‖ 浮城大亨

这个影片的主人公叫布华泉，是郭富城主演的。他小时候被卖给另一家人，他的养母由于流产，不知道还能不能生，同时，船上也特别需要人手，所以就把他买了回来。

影片讲述的是"洋杂"和一只耳环的故事。什么是"洋杂"？其实就是说，这个孩子是一个混血儿，我们可以看一下这个电影。

（电影片段）

电影展现的是几十年后的景象，我们看看这个家庭。

这个家庭有丈夫、妻子，还有两个孩子：一个儿子和一个女儿。他们看起来将要去赴宴。很奇怪的是，另外一个很时髦的女人进入他们的家里，就好像是到自己的家里，又给他拿衣服，又给他拿鞋子，妻子反而被晾在一边。这里也是影片的一个悬念，就是让大家觉得挺好奇：为什么这个家庭会是这样呢？这个很时髦的女人跟男主人说英语，他跟女儿和妻子说中文，其实也反映着他们互相之间不同的关系。

如果在家庭治疗里，我们会给这个家庭画一个家谱图。在他们几代人里，除了要画出家里有几口人，每个人的职业、性格特点外，还要再现家庭成员彼此之间的关系。我们从影片中看到，他在赴宴，宴会展现的是上流社会的一个场景，因为他现在已经成为香港的东印度公司的第一个华人大亨。而港督刚刚上任，想见一见香港的精英，所以他就被邀请参加这样一个上流社会的宴会。

在这个场景下，他的脑海当中就回忆起一些片段：一个是他的护照，还有就是一个人在跟他说："你，红头发的，样子就是个洋杂、半生熟。"然后，他自己问自己："who am I？"在他几十年后成为第一个华人大亨的时候，他在问自己："我是谁？"

其实，并不是说一个人到几十岁以后，才开始思考"我是谁"。记得我上大学的时候，有一段时间经常思考这些问题："我是谁？我从哪里来？要到哪里去？"据说这是非常深刻的三个哲学问题。这是一个身份认同的问题，对于一个人的内心成熟度来讲是非常重要的。

影片一开始，他终于成为东印度公司的第一个华人大亨，这可以说是一个人非常成功的时刻。他的成功大概源于一个家庭传统或是家庭信念的传承。其实，**我们从小就生活在家庭传统和信念的延续之中。就像普通家庭，开心的日子会杀只鸡，喝一杯作为庆祝。这样的仪式在家庭里是非常重要的**，有可能在我们的家族里也会延续很多很多代，不断地延续下去。而且，很多小仪式对于家庭成员来说，都是非常重要的一件事情。

之前有一段内心独白，"我知道阿娣还没睡着，我不躺在床上，她是不会睡的，可是她没睡着，我又不想躺在床上"。这个内心独白也反映了夫妻之间的关系。对妻子而言，如果丈夫还没有回来，她肯定睡不着。但是丈夫呢，如果妻子睡不着的话，他又不想上床。可想而知，夫妻关系已经到了什么样的境地。所以，当一个人取得成功的时候，往往就会思考一些问题，"我是谁？我的开心，我的快乐可以和谁分享？"影片从这里开始展现主人公对他童年的回忆，我觉得这是这部电影很好的一个叙事的点。相当于在他最终成功之后，开始回忆自己的整个人生，就像是重写自己的人生故事一样。

在生命的不同阶段，每当我们回忆过去的时候，可能都会以不同的方式来描述自己的人生故事。有的时候，有的创伤（痛苦）只讲一次是不够的，因为需要不断地讲述。在不断地讲述自己人生故事的时候，其实也是一种自我疗愈。

（电影片段）

我们在影片中看到，他小时候有一个小表妹。小表妹是第一个问他为什么他长得和其他人不一样，因为他长得像鹦鹉鱼，其他人像黑眼鱼。每一次他问阿娘这个问题的时候，阿娘就会杀只鸡加菜，不许他问下去。如果再问，他就会被打，这其实是家庭的一个秘密。可能每个家庭都有家庭秘密，这些家庭秘密有的是好的，有的可能是不太好的。家庭秘密可能以不太好的居多，比如收养、流产、离婚、自杀或者天灾人祸等等，或者有人因吸毒、犯罪等等的事情在蹲监狱。

小小的美好和小小的闪光点，都可以从一个单薄的故事发展成为一个丰厚的故事，从而改写一个人的人生故事。因为小表妹家没有米了，虽然刮着台风，他们还是要出海，可想而知他们的生活过得有多么艰苦。每次看到这段的时候，我都觉得，哇！好羡慕啊！两个青梅竹马、两小无猜的小男孩和小女孩，他们唱的歌让人非常感动："买木不知心里烂，选人容易选哥难。阿哥呢？买包花针随路撒，找针容易找妹难。"相当于是青梅竹马的男女互相表白的歌。一个人从小受到的很多的文化熏陶，会通过种种的方式表达出来，比如这里唱的歌，还有一些文化的仪式。他跟小表妹的关系像是"针不离线，线不离针"，大人都说他们将来一定会结婚。我觉得，在他童年的经历中，小表妹可以说是他生命当中非常重要的一个人，给了他很多温暖和情感上的照顾与慰藉。这种非常美好的童年经历，是一个人未来的特别重要的内在资源。

我们一生当中，可能会碰到很多很多的人。有的时候也会遇到自己生命当中的贵人。这个生命当中的贵人，不一定是高官，不一定是很有钱的人。重要的是，他的出现就好像一缕阳光，投在你的心里，也许在很多很多的挫折里还能够让你看到一丝光亮。这些星星点点的光亮，在未来，在自己的人生历程当中，都会成为一个个小小的、美好的闪光点。

（电影片段）

我觉得这个小表妹，她内心真的是好阳光啊。大家看这样一段对话，小女孩说："我阿娘说，我们很快就要结婚了。"小男孩说："可是我没有钱。"小女孩笑得很开心，咧着嘴很可爱地说："你有没有鱼呢？"小男孩说："海里面都是鱼啊！"小女孩就说："那你就是有钱啦。"他们的对话，我每次看的时候都觉得特别感动。虽然他们都很穷，但好像只要有鱼也就代表有钱，只要两个人在一起，就可以在情感上相互支持和安慰，多么纯真的一种情感。让人非常感动的是，小表妹经常能看到小男孩身上的优点，或者说她都能从积极乐观的方面来看待事情。我觉得，这种情感的支持对于小男孩未来的发展非常重要，其实是他生命当中很宝贵的资源。

还有一段话说："如果那天小表妹一家不赶着打鱼的话，她一定会被狠狠地打一顿。"因为她后来说小男孩的阿娘不是阿娘，阿爸不是阿爸。童言无忌，小孩子**的话就是最真实的话，不像大人一样躲躲藏藏**。有的时候，越是要隐藏、压抑很多秘密，可能很多不幸、悲惨的事情就越是会一代代地在家庭当中传递下去。如果能够直面难以启齿的一些家庭的秘密，然后处理这些悲伤，通过哀悼来接纳所有的质疑，或许结果会不一样。

有段话我觉得也特别美。有一段旁白说："我们疍家人很幸运，见过所有最美的日落，小表妹一家真的走进天里……"前面我们可以看到，他们的生活多么艰苦，但是从小男孩的旁白来看，他看到的是，在很多挫折（困难）里的闪光点——这里的一个闪光点，就是他觉得蛮幸运，他们见过所有最美的日落。所以我想，如果每个人都能够拥有一副美丽的、彩色的眼镜，任何事情都能够看到它的积极面和阳光面，生活是不是就会过得开心一点？

（电影片段）

在小男孩的一生中，阿东牧师也是非常重要的一个人。小表妹一家遇难以后，阿东牧师跟他说了一段话，这段话就好像是叙事里边所说的"say hallo again"。我们每个人都可能面临身边的朋友或亲人去世，在叙事里面我们会和已经去世的人继续保持一种联结，我们会和她继续说，"你好！"已经去世的人还留在我们心里，"我跳，他也跳，我笑，他也笑，那就是没有离开我们"。

动画电影《狮子王》里的那个小狮子，当他的父亲离开他以后，有一个老狮子就跟他说，你的父亲没有去世，他一直在天上看着你，最亮最亮的那颗星就是你的父亲。叙事治疗认为，我们经常会跟已经去世的人还保持着一种情感的联结。因为他们永远不会离开我们，他们其实一直都在那里，他们对我们的身份的认同，对于我们是个什么样的人，一直都有着非常重要的影响。

后来，阿东牧师送了一块牌子给他们，上面写的是"上帝永光"。然后阿东牧师就问他："你想不想学写字，我可以帮你安排。"母亲说："谁不想上岸啊？"他的父亲说："不能去，船上的事谁来做？"我们可以看到，在家庭里面，父亲和母亲都对我们有很重要的影响。母亲的观念相对来说比较开放、比较包容，她说："谁不想上岸，上岸挺好的呀！"但是父亲有一种根深蒂固的观念，他就说："不许去。"他还说："这个船是老子传儿子，儿子传孙子，世世代代。你是家里的大儿子，船上很多事情都是你来做，以后这个船肯定是交给你的。"就是子承父业的观念。这不仅在我们的文化里，在其他很多文化里也都存在这样的思想观念。虽然我们是父母生的、父母养的，但我们也是一个独立的人，有自己的思想，并不是说要完全成为一个像父亲（母亲）一样的人。我们既有从家庭当中传递来的一些东西，也需要有自己独立的一个空间。也就是，**我们需要在独立和孝顺之间找到一个恰当的平衡。**

那个时候，小男孩还比较小，没有力量反抗父亲。但是他说："自从认识了上帝，我每天都感恩。阿爸关了一扇门，上帝为我开了一扇窗。"我觉得，这是一种叙事的解构，能够看到美好的地方。也就是说，虽然老爸不许他去上学，但是生活当中又有了新的美好。

（电影片段）

这里是他和阿娣的一个交往过程。阿娣跟他说，她表姐已经上岸了，去工厂做塑胶桶。她想去收剩菜，帮家里多赚几个钱。大家请注意，阿娣是收剩菜，我们先记住这一点。在后面的解读里面可以看到，阿娣收剩菜的这样一个角色，是非常重要的一个点。然后阿泉就问阿娣说："怎么你不上岸?"阿娣说："上什么岸啊?我妈说我太笨，上岸只能去要饭。"我们可以看到，爸爸妈妈对一个孩子的评价有多么大的影响。阿娣之所以不上岸，是因为妈妈跟她说她太笨，上岸只能去要饭，是指责批评的话。很多家庭的爸爸妈妈是不是也习惯于用这样的方式来评价自己的孩子？爸爸妈妈根本就没有想到，这样的评价方式可能对孩子是一种特别大的打击，而且会深深地影响孩子对自己内在价值感的认同。

阿泉说："牧师阿东叫我上岸去读书。"阿娣就说："可是你是大儿子，船早晚都会给你，干嘛还要读书?"阿泉说："读过书，赚到钱，我打双金耳环给你。"我觉得他很有解构的思想——爸爸不许他上岸读书，他没有气馁，一直在寻找机会，要读书、要改变自己的命运。他不觉得他是大儿子，船早晚都会分给他。他要去做更大的事情。他希望能读书、赚钱，然后打副金耳环给心爱的女人。阿泉从小就具有一种解构的思维和人生的态度。我们不是说传统的一定就不好，只是说我们需要觉察到，我们考虑问题、思考问题的方式以及生活的态度，还有我们对一件事情的评价，都受到周围的文化环境和思想的影响。

"这副耳环本是小表妹的，现在，永远属于阿娣了"。可想而知，小表妹在阿泉心中，是非常非常重要的一个角色。在阿东牧师的帮助之下，阿泉和另外一个男孩子去学校读书，然后就被周围的小孩子嘲笑，因为他们年纪比较大，而且非常穷，他们连鞋都穿不起，所以那些人就问他们："你会不会写自己的名字啊？你们疍家人有没有姓啊?"就是非常非常难堪的一种境地。

之后，阿东牧师希望他继续上学，送给了他第一双鞋，这双鞋很厚很厚，是非常粗糙的那种鞋子，然后就送他到社区街道的识字班去上学。在那里学习唱歌，他就认识到："原来我是个新生儿，是个飞机火车都会开的明天的主人翁。"我们可以看到阿泉，他一直在接收生命当中比较阳光的信号，哪怕是只有星星点点，他都能够接收到。

（电影片段）

刘超力也是阿泉生命当中一个非常重要的朋友，他也是疍家人。他生命当中第一次吃面包，就是他们两个人分着吃的。刘超力说："如果考进了东印度，不只有工钱拿，结了婚还有房子住呢。"然后他们就看到了当时的东印度公司的大班，按照现在的说法应该就是 CEO 了，就是总裁，所以他就特别向往。他在心里面说："虽然我还站在门外，我已经看到天堂。"我觉得这也是一种解构，一种希望。

人的生活为什么有意义，就是因为人有希望。当一个人有希望，觉得"未来要过这样的生活"的时候，那么一个人就开始有了前进的动力。当他这么想的时候，已经不是一分钟前的自己了，他已经有了新的目标，已经完全地不一样了。

此时此刻，阿泉的父亲希望他做什么呢？他领他到船的东家那里，说这是他的大儿子阿泉，希望东家能够给他安个家，替他弄条船。那个东家就侮辱他，说他是"洋杂"，由于这个年轻人处在反叛期，他就说："我的名字叫布华泉。"结果就招来父亲一顿毒打，他父亲说："找死啊！他是东家，东家你也敢得罪。"

我们可以看到他的养父，因为自己也是一个底层的人，又深受所处环境的影响，他认为这样的事情是天经地义的，东家是不能得罪的，自己的生活就只能这样过，从没有一丝"可以考虑做别的事情"的想法。母亲的态度和观点就不一样，我觉得母亲在布华泉的成长历程中起到了非常重要的作用。她非常支持阿泉，给了他很多情感上的支持和鼓励。因为阿泉年纪还小，所以他说："我还是阿爸砧板上的鱼。"不过日子很快就过去。

其实他还是进行了一些反抗，因为他真的不想一辈子都过那样痛苦的生活。这个时候阿娣就到了军舰上取剩菜，因为当时的香港是殖民地，有很多外国军舰。有一天，她很开心的说："舅舅！舅舅！你看我运气多好，一桶剩菜有半桶是牛排。"她把牛排卖给了茶餐厅，转身对阿泉说："我留了一块给你吃，我想看着你吃。"阿娣在舰艇上收剩菜，阿泉也上岸半工半读。一边在杂货店打工，一边继续在街坊福利院里读识字班。阿爸骂他吃里扒外，他经常跟别人说，一生中最痛恨两个人，一个是犹大，一个就是阿泉。

年轻人想要过自己独立的生活是多么不容易啊！

（电影片段）

我们看这一小段，父子间的一个互动。阿泉的养父，其实不太会表达情感。对于很多男人（那个年代、那个阶级的人）来说，能够生存下去就已经是一件很重要的事情，情感的表达对彼此来说简直是太奢侈了！其实他是想说明天要去拍全家福——再穷也要拍一张全家福。但是他表达的方式就是说："过来，过来啊！"然后就让他喝酒，说："喝！喝多一点！"好像这就是他表达爱的一种方式。这种表达爱的方式，其实阿泉也从父亲的身上学到了。从家庭代际传递的角度来讲，在他自己后来的婚姻里，他也是不会表达情感的，他从小就没有学过，因为他的父亲也是不会表达情感的。

父亲跟他说了一句话，"不管你做什么，一定要照顾好你阿娘和弟妹"。有一段内心独白，他说："我做事赚钱以后，没有给阿爸买过一包烟，没有带他喝过一次茶，也没有给他买过一件衣服。"很遗憾的就是，在照完这张全家福以后，半夜里阿东牧师打来电话，说他父亲去世了——因为他们出海去打鱼，风吹断了桅杆，阿爸被打到了海里。这个儿子不再有和父亲说话的机会了。

人生当中有很多的遗憾。比如当他身边很重要的一个亲人去世以后，对于这种重要的丧失，已经没有机会对逝去的人去表达一种爱。在他后来的人生里面，他照顾弟弟妹妹，就如母亲说的，"你弟弟妹妹吃的穿的，上岸买大房子，全部都是你给的"。他为家所做的一切，其实和这个家庭的信念——爸爸对他说："不管你做什么，一定要照顾好你阿娘和弟妹。"——是有关系的，也是他对于父亲丧失的一种内疚和哀悼。因为父亲出海打鱼被打到海里面，妈妈还大着肚子把船开了回来。七妹出生后，他就长子代父，成为了一家之主。母亲跟他说："以后都要靠你了。"他淘米、洗衣服、做饭，做好多份工作，就是为了养家糊口。为了让家里的人不被饿死，要打好几份工，日子就过得特别的辛苦。

（电影片段）

大家看这一段，就是父亲被打到海里去世了。母亲没有办法，就带着他来找东家，因为他们没有船主执照，又没有其他的谋生手段。在这个时候，东家还叫他们还钱，这是非常不合理的，但是没有办法。这个东家也很恶毒，当着他们的面就把这个家庭的秘密说出来了，而且说得很难听，说亲生的不如买的。母亲就说："你不是我生的，但是都一样的，你吃我的奶长大的，你跟背上这一个，跟家里那一堆都是一样的，我才是你阿娘啊。"阿泉说："我明白，我明白，我明白！"

在那个情景之下，本来生活就很艰难了，东家还要让他们还钱。没有办法，母亲只好带着他们找（可能是）远房的亲戚，也就是找表叔借钱。这个母亲让大姐给其他的弟弟妹妹洗把脸，说："我们不是要饭的。"然后去找表叔借钱。那个表叔在打麻将，就说："不借啦，五十块钱那么多，借给你都不会花。"因为实在是活不下去了，所以母亲就把两个妹妹和一个弟弟送到了基督教办的（相当于是）福利院。

情景是特别令人心痛的——母亲说："不许哭！再哭，我就打大姐。"然后孩子还要哭，"没听见是吧，我打二姐了。"大姐说："别哭了，我们不是要饭的。"后来，把刚生下来的小女儿也卖了。"卖仔莫摸头，摸头泪流流"，然后儿子也只能送人，这样的生活是多么艰辛和困苦。但是就在那样的环境之下，一家人仍然非常顽强地生活着，他们还在用自己的力量，在用自己的方式活着。

到他够了年纪，可以去东印度公司考试，去参加工作的时候，就面临着人生的一个选择。他的朋友刘超力跟他说，识字也要说不识字，两张表格两条路。选那个不识字的，搞不好可以当个师傅，这辈子就可以安安稳稳的。但是如果识字的，一进去都是打杂、倒痰盂，还要坐写字楼，还要学英文，很难的。刘超力自己选了不识字的那张表格，但是阿泉就要填识字那张，他想要去做杂役。很幸运的是，他就去打杂了。

（电影片段）

在刚才的过程当中，那个英国人用非常嘲笑的口吻给他取了个名字叫"半生熟"，因为他不懂英语，所以被嘲笑。他考进了帝国东印度公司做杂役，他的内心独白是："有工作做，还有书读，像天堂一样。"二十一岁读小学一年级，他白天上班，晚上上学，每天省两毛钱车钱，一年就可以省几十块。又赚钱，又省钱，他很满足。我觉得这是个非常资源取向的思想观念。好像在阿泉身上，他总是能够看到他生命当中很美好、很阳光的地方，他总是能够用积极乐观的视角来看待发生在他身上的事情。其实他经历了很多苦痛，遇到过很多伤心事。比如小表妹的去世，父亲的去世，家里这么穷，还遭受到那个东家和洋人各种各样的欺负。在这么多的困难之下，他从来就没有放弃对自己人生的努力。

老师上课教他们说："This is China, we are chinese."他就站起来问老师："为什么不教我们考试的东西？"老师说："因为这个内容更重要。"我们可以看到，在当时那个社会历史背景下，香港是英国的殖民地。中国当地的老百姓，特别是穷人受到的待遇是非常差的，经常被有钱人看不起，也被那些老外看不起。所以，我觉得这个老师，他基于每个人的这种处境，教大家说："我们是中国人。"还拿着国旗跟大家说："这一个，是我们中华人民共和国国旗。"这样的教育，我觉得是特别重要的。**因为就算你能说一口很流利的英语，但从骨子里来说，你还是一个中国人，是骨子里对自己的身份认同。一个人对自己的身份认同是非常非常重要的。**老师跟他们说："大家不用担心考试的问题。"然后就拿出两张纸跟他们说："这两张纸，是公司历年考试的题目。"阿泉的内心独白是，"在工会夜校，我第一次看到中国国旗，我从来没有想过，原来一面旗帜可以代表尊严，这份尊严，我也希望拥有"。

他和刘超力又见面了。他很自豪地跟刘超力说："我才用两年就读完了小学课程，已经可以当学徒了。"刘超力说："读书有什么屁用，还不是在这里当学徒。"在公司里，给他取"半生熟"外号的那个英国人对他说："半生熟！不要忘记，谁是你的恩人。"阿泉回应说："My name is Bu Huaquan．"就是我有名字，我的名字是布华泉。我觉得这是因为老师给他们讲过，"这里是中国，我们是中国人"，然后拿出中国国旗告诉他们，"我们是怎么样的人，我们的身份认同是怎么样的，什么才是代表我们是一个有尊严的人"。

（电影片段）

我觉得，影片当中非常令人感动的一件事，就是解读"鱼"和"海"这两个字，大家一起来看一看。关于"鱼"和"海"字的解读，我觉得是非常美的一个故事。我非常欣赏这个母亲，她经历了很多的艰难困苦，生活过得很穷。但是我觉得她内在有一种非常坚强的力量——她是一个不识字的女性，她生活在社会的最底层，但是她第一次拿起笔来写了一个字，然后她立下一个心愿：她要考船主牌照。

考船主牌照要认识很多字。船主牌照对她的重要性是，"如果有了牌照就可以借钱买船，孩子们就可以回来，死也要死在一起"。我觉得这个母亲在阿泉的成长历程当中，也起到了一个模范和榜样的作用：就是人虽然穷，但是我们是有志气的，在任何的艰难困苦之下都要不断地努力，不断地挖掘出自己最大的潜力。阿泉的母亲认识了好多字，后来她就去考船主牌照。但是因为没有钱，没有贿赂那个考官，所以就一直都考不上。

还有一段，就是阿娣拿了一本书，上面有爱情的"爱"这个字，然后她就跑去问阿泉，问他这个字读什么？阿泉告诉她说这个字读"爱"，然后他母亲在旁边说："学这个干嘛，学了又不敢说。"阿娣说："你丈夫没跟你说过啊？"阿泉的母亲说："从来也没说过。"然后她跟阿娣说："你阿爸跟你阿娘说啊？"然后就说："谁不怕丢人，谁去说。"就此可以看出，**很多家庭在情感的表达上，不光是男性，男性和女性彼此之间都不知道怎样去表达自己的情感**。他们觉得如果说一声"我爱你"，好像是特别丢人的一件事情。所以，在这个家庭（家族）里面，他们彼此之间是不知道如何表达情感的。后来，这个历史时期就发展到美国和越南战争，国际形势发生了一些变化。**每个人生活在不同的历史时期，大的社会文化环境（国内形势、国际形势）从某种程度上来讲，也在影响着每个家庭、每个个体的生活。**

突然有一天半夜，电话又响起来了。每次接到电话的时候，好像都是阿泉生命当中发生困难的时候。比如有一次半夜里电话响了，传来的是他父亲去世的消息。这一次电话响时，他就对自己说："阿东牧师说，我们遇到的所有问题都是教我们学会坚强。"这句话说得真好，非常的资源取向，非常像叙事治疗里的双重聆听——就是我们怎样在苦难当中，还能够看到自己身上的力量。我再跟大家重复一遍，阿东牧师说："我们遇到的所有问题都是教我们学会坚强。"

阿泉有两个妹妹和一个弟弟，住在基督教开的孤儿院，但是因为美越战争，越南的孤儿越来越多，他们要搬到越南去。为了照顾家庭，阿泉就跟公司里的那个英国人（他的上司）说，他想申请职员宿舍。英国人就故意嘲笑他，问他："你的名字叫什么？"阿泉因为人在屋檐下，不得不低头，他只好用英文说，他的名字叫"半生熟"，那些人就哈哈大笑起来。那些人跟他说，申请宿舍要有两个条件，一个是正式的职员，另外一个是已经结了婚。阿泉就问他："先生，可不可以有例外呢？"然后那个人回答他"in your dreams"，意思就是你在做梦。

她的母亲不愿意去岸上生活，还有另外一个很重要的原因。我们看一下后一段。非常动人的一个画面，就是非常善良、坚强的一个老人的一辈子。我觉得她对布华泉的影响也是特别大的。

（电影片段）

可以看到，这里也是一个仪式。就是阿泉和阿娣结婚的时候，需要有"男方阿娘先问女方阿娘，然后女方阿娘再问女方阿爸，然后还有上头、挽面、穿裙褂"这样的一个过程。这是他们这个文化群体的一种仪式。我觉得，一个人的年纪越大，其实会越来越认同自己所生长的文化环境。就算受了再多的教育，接受再多的西方文化思想的熏陶，最终我们的根在哪里？我们的身份认同是什么？包括（我也研究了）很多历史名人，他们到国外学习了很多知识之后，还是要去寻根，自己作为一个中国人的根在哪里，要去找自己的一个身份的认同。

在这个仪式里面，母亲帮最小的女儿上头，而且上头还有规矩，"一梳梳到尾，二梳白发齐眉，三梳儿孙满堂"。我觉得这都是一些很美的语言。通过这样一个仪式，既找到自己的身份认同，又联络了家人彼此之间的情感。还有，照全家福也是一个非常重要的仪式。还记得吗？在电影上半部分的时候，说到过他们跫家人再穷，每年也要照一张全家福，这也是非常具体的联络家人情感的仪式。

也许我们的家庭里面都有自己的家庭仪式，包括最简单的餐桌礼仪，我们每天回家吃饭，每个人坐什么样的位置等等，虽然是很简单的事，是家庭里的一个小小的事件，但它对我们的家庭关系有很重要的影响。然后呢，就又回到了主人公现在的生活。他问女儿怎么这么晚还不睡？然后女儿跟他说："妈妈最近老是头晕，她说就像刚刚从船上上了岸一样，站都站不稳。"他问女儿："看医生没有？"女儿说："医生也不知道什么原因。"他跟女儿说："你妈的耳朵一直都不大好，你要好好照顾她。"女儿说："妈妈的助听器很久都没有换电池了。"然后他说："给我看看。"女儿说："我昨天才知道已经坏了很久了。"

女儿说："妈妈还说，安迪可以帮你很多忙，可是她自己却什么都帮不了。"他的心中百感交集，就让女儿回去睡了。他重新去向他的妻子表达情感，表达的方式就是唱歌。我想，这是他们的文化里表达情感的一种方式，而且在他们家也重建了吃饭的仪式。大家可以看到，他们全家四个人在一起吃饭，而且在吃饭之前，也是做一个祈祷的仪式，因为他们是信基督教的。

最后，他们全家人一起去海上，去完成最后的一个哀悼。他的养母退休之前又去考船主执照，然后她终于考上了。影片一开始就是对母亲的一种哀悼，用倒叙的方式，通过一开始他对自己的身份的探寻——我到底是谁？然后在哀悼他的母亲去世的整个过程中，回忆了他成长的经历，他是谁？他到底是鹦鹉鱼，还是洋杂？是半生熟，还是布华泉？最终他通过对亲人的哀悼，通过很多仪式找到了自己的一个身份的认同。

《浮城大亨》是我非常喜欢的电影之一，虽然不是特别的热门。每次看这个电影，都会觉得特别感动。有一句话说，文学莫过于电影。那么我们通过电影，通过心理学的角度，通过家庭治疗的角度来看一些东西，可能也会有所领悟，知道在自己的生活当中可以怎样去做。

我们要讲的主题是家庭生命周期，但是我们从家庭的角度，从叙事的角度，从心理学的角度，以及从个人身份认同的角度，都对这部电影进行了一个解读。关于家庭生命周期，也就是说，在布华泉一生的成长经历中，他个人的生命周期，他的家庭的生命周期，在不同的生命周期完成不同的事情，最终走向自己的身份认同，也走向整个家庭的回归。

第十六讲 | 茉莉花开

《茉莉花开》这部电影改编自作家苏童的短篇小说《妇女生活》。苏童有一个小说叫做《妻妾成群》，被张艺谋导演改编成《大红灯笼高高挂》，巩俐主演的一部电影。也是讲述了旧社会一个家业败落的女孩，嫁给一个地主做第四房姨太太的命运。

苏童是一个男作家。但是在他笔下，对女性的生活与心理的描写非常细腻，包括《妇女生活》。其实有的时候，一部小说改编成电影，电影和小说的故事会有很多重复的地方，但是也有不一样的地方。因为每一个文学创作者，都有自己的个人经历，也有自己看待事情的不同角度。所以，作者在创作的时候，可能有他自己的想法，导演在拍电影的时候，又有导演自己的一些考虑。我自己的感觉，《茉莉花开》这部电影在导演手下拍得非常美。如果大家感兴趣，还可以找苏童的小说《妇女生活》来看一看。

在小说里面，第三代女性的生命的轮回，和电影里的结局非常不一样。从叙事的角度来讲，我觉得在电影里面，导演加进去了一些生命的闪光点。我个人觉得，就现实生活而言，可能和小说当中的故事情节会更相像些。但是，我们每天看到的一些现实已经很残酷了——每天的新闻报道，呈现了各种各样的人的生命的轮回和重复。在某些文学作品（艺术作品）里，如果能够加入一些叙事治疗里面的小小的闪光点，我们对人生就会有一些不一样的看法。对于《茉莉花开》的改编，导演加入了一些小小的闪光点，所以，最后女主人公的命运发生了一些转变，也可以说是走向了生命的觉察和最终整合的一个过程。我觉得，文学艺术作品如果太符合现实的残酷生活，虽然能够给人很大的震撼，但是在震撼之余，还可以做些什么就不知道了。但我觉得那也是反映现实残酷的生活的一部分。

在国内，有一个导演叫李杨，他的几部作品《盲井》、《盲山》、《盲·道》，都是以"盲"开头，反映赤裸裸的、非常残酷的现实。看了以后，会让人心里感觉特别的压抑。包括我们之前讲过的电影《半生缘》，还有张爱玲的很多小说，都是赤裸裸的悲剧，能够给人的心灵带来极大的震撼。但是我想，**有的时候，生活还是需要一点闪光点，需要一点阳光。如果我们连阳光都没有，如果我们连对美好生活的期待和向往都没有的话，生命真是悲惨到了极点。**所以，《茉莉花开》这部电影，我会从很多心理学的角度，结合家庭治疗、精神分析，还有叙事治疗等多元的角度来解读这部电影。

我个人觉得，这部电影是拍得很好的，我会带领大家看一些比较重要的情节。如果从电影叙事的角度来讲，这部电影至少可以从两个层面来解读。**电影讲述了三代女性的命运，这是一种解读的方式**。因为从现实层面来讲，它讲的是三个女性不同的生活轨迹。**还有另外一种解读角度，也可以看作是一个女性的个人成长之路**——从最初的天真浪漫，对整个世界、整个生活充满浪漫幻想的女性，成长为一个能够坚强面对生活的人，虽然遭遇了很多痛苦和挫折，但自己独立承担了很多事情，最终走向了个人生命的整合。

无论是女性也好，男性也好，都有一个个人成长的过程和阶段。当然，这部电影更多的是讲述女性的个人成长之路。所以，我们既可以把它看作是三代女性的命运——电影的名字取得很雅致，三代女性分别叫茉、莉和花，名字取得非常美。另外，也可以看作是一个女性经历三个阶段，最后走向自己的个人成长之路。

电影除了可以从心理学的角度来理解，里面也有大量的隐喻。从电影的画面，电影的故事情节，电影的台词，拍电影的一些场景，到很多人说的话，都有很多隐喻的成分在，有很多可以讲解的地方。

1. 第一部分

（电影片段）

影片刚刚开始的时候，电影的角度、画面呈现的是房子挂了很多的衣服。如果大家仔细看就会发现，都是一些女性的小物件和旗袍，没有男人的东西。其实也在暗示着这个家庭，父亲（丈夫）的角色是缺失的。整个影片里，一个字也没有提到关于父亲的事情，所以我们不知道父亲（丈夫）到底处于什么样的角色。我们只知道这个家庭是母女两个人共同生活，这里可以说是一个悬念。如果从家庭的角度来讲，也可以看作是这个家庭的一个秘密——因为这个家庭的父亲（丈夫）始终没有出现过，包括语言上。

家庭秘密，在家庭治疗里也是一个非常重要的概念。在自我成长的过程里面，如果从家庭叙事的角度来看，我们可以去了解自己的原生家庭——从父亲（母亲）往上、往下三代人甚至四代人，去了解所能了解到的所有信息，趁老一代的人还健在的时候。大家可以带着一种好奇心，去了解自己这个家族的先辈们所发生的一些事情。

从家庭治疗的角度来讲，我们去了解上几代人发生的故事，了解一个家庭的很多信念，包括是不是有一些家庭秘密（家庭禁忌）不能在家庭里面讨论，这些都是非常重要的。家庭秘密包括很多，就是大家觉得很羞耻、很丢脸的一些事情，比如像自杀、犯罪、被关在监狱等等，也包括患精神疾病、流产、外遇等等，每个家族有每个家族觉得不能提、不能说的事情。还有一些事情，就是大家都知道，但是根本不能提。也没有谁说不能提，但是这个事情在家里从来没有被提起过。比如有人突然得病去世了，家里的每个人也许都非常悲伤、非常难过，但是可能从来没有人把这件事情拿出来说。

举个例子，假如一个家庭里的父亲（母亲）在孩子很小的时候，由于意外突然去世了，如果家庭里有人提这个事情，可能对每个人来说好像又要重温那么多的痛苦。为了避免很多的痛苦回忆，可能大家都很自觉地从来不提。但是，如果一个家庭（家族）有人突然去世，不管是出于何种原因，如果大家没有一个集体哀悼，没有一起谈谈这件事情的机会，没有公开的哀悼，这种丧失可能会一直伴随着这个家庭，也许会遗留下很多情感创伤的传递。因为，如果没有办法把它很明白地说出来，它永远会在人的内心深处的某个角落，有的时候就会冒出来。

（电影片段）

这个电影的很多演员都演得非常精彩，包括陈冲，可以说是个老戏骨了。在电影里面，她有的时候会讲一些上海话。因为这个故事的背景安排在上海，陈冲在电影的某些片段中说着一口标准的上海话，好像能够让大家感受到那个城市老百姓生活的场景，加上上海话的语调、语气，用方言传递给观众的那种感觉，和讲普通话的感觉还是不一样的。我个人觉得，这个电影里面演得最好的是陈冲。当然，很多演员都演得很好。

在这个片段里面，我们看到母女的一段对话。

母亲说："记住哦，这是最后一场电影，今天是最后一次，以后可不许了。"

茉说："为什么？"

母亲说："明天你要坐柜台开票了。"

茉说："不是有阿财吗？"

母亲说："我叫他回去了。"

茉说："那为什么呀？"

母亲说："什么为什么？你又不是不晓得家里的底细。以后就靠我们自己了，晓得了？"

电影刚刚一开始的时候，我们可以看到，章子怡主演的这个茉很年轻，小说里说她只有 18 岁，刚刚从女子高中毕业。她不懂照相业的经营之道，并且对此也不感兴趣，她眼睁睁看着家里这份产业破败下去而一筹莫展。电影里茉的表情、神态，让我们想到一个年轻漂亮、内心充满了很多浪漫憧憬和幻想的女孩子。但是在十八岁这个年龄段，由于家里的生计出现了问题，可能她未来的生活就会和以前不一样了。

在这个时候，她要去看电影——在那个年代，上海相对于全国很多城市来讲，也是比较摩登、比较现代化的城市，看电影是当时比较时尚的一种娱乐方式。这个女孩子给人的感觉是，天真浪漫的少女，有很多浪漫的憧憬和幻想。父亲始终没有出现过。这里给我们的提示就是这样，我们接下来继续看。电影整体分为三章，第一章讲的就是茉。

（电影片段）

刚才看到老电影（黑白电影）的片段，我觉得很有趣。第一个故事情节讲的是两个男女青年在谈恋爱，非常甜蜜的感觉。让我想到 80、90 年代，非常风靡的琼瑶的小说、电影和电视剧。我想，那个年代的很多女孩都是伴随着琼瑶的小说、电影、电视剧长大的，我也是那个年代的人。琼瑶的第一本小说是《窗外》，写的是一个女学生和高中老师恋爱的苦情故事。琼瑶的很多小说都是恋爱故事。后来也有一些批评家说，琼瑶的小说很多都是非常不切实际的故事情节，会误导很多女孩子。她的小说里面，好像都是年轻漂亮的清纯女孩，和一个富家少爷在一起谈恋爱，然后就发生很多的事情。所以我想，在每个年代，伴随着男孩和女孩成长的影视作品都是不一样的。像现在的青少年，他们接触的一些明星是日本、韩国等国家的。在不同的社会文化背景下，可能也会影响女孩的择偶、婚姻等。

电影描写的差不多是八十年前——上世纪 20、30 年代的黑白电影。刚才电影有两个情节，一个是青年男女的自由恋爱，第二个情节是，家里的母亲已经给男孩子寻了一门亲事。大家想想看，这个情节和《半生缘》是不是很像呢？《半生缘》里面，曼桢和世钧也是自由恋爱，但是他的母亲给他物色的对象是翠芝。所以说这个电影有大量的隐喻。**就算在电影里面，选取的一些电影——就是电影里面的电影片段，也非常有隐喻色彩。**我们可以看到，茉在电影院看电影的时候，她脸上的那种神情,真的是一个充满了浪漫憧憬和幻想的一个女孩。她特别迷电影明星高占非,突然有一天,她的生活发生了一点变化。

(电影片段)

这里只有很简单的一个片段。陈冲出演的母亲,只说了一句话,"有什么好拍的?!"但是她的整个神情、动作和语态,给人的感觉非常复杂,好像充满了一种轻蔑、一种瞧不起、一种很复杂的情绪状态。**说到与人沟通的神态方面,轻蔑的神态是特别影响两个人的亲密关系的一种表情。**如果在夫妻之间,在他们交流的过程当中(不管谁对谁错),彼此有这种轻蔑的神态出现,我有一种预测,这个婚姻关系可能已经是非常糟糕了,可能已经走到了婚姻破裂的边缘。**轻蔑的神情,在关系里面是非常具有破坏性的一种情绪状态。**她母亲只说了一句话,但这句话其实非常有破坏力和杀伤力。如果很敏锐的话,我们在这里也可以发现,母女之间的情感(交流模式)是非常有问题的。母亲是非常淡漠的,当然我们不了解母亲的情感生活,因为在这个电影里父亲没有出现。在和母亲的关系里面,她如果在母亲那边得不到一种被接纳的情感需求,自然会向外去寻求男性的一种认可。

我们可以看到她整个的神情,可能一直都在酝酿一种白马王子梦,就好像白雪公主等待她的王子来拯救她,灰姑娘也是在等待着心目中的王子,来拯救她逃脱恶毒的后母的虐待——白雪公主和灰姑娘的童话故事非常相像,两个故事里都没有看到父亲的角色,她们的母亲都已经去世了,都有一个虐待自己的后母。所以,我们可以假设,女孩子作为一个人,在和母亲的关系里面,她没有得到过这种情感支持的话,自然而然会特别憧憬(和男性)有一段很美好的关系。因为每天和她相处的都是母亲。

如果说和母亲的关系非常不好,自然而然和其他女性的关系也会受到影响,就可能和其他女性的关系也不会太好。所以渴望有一个理想的男性,渴望有一个全能的、理想化的一个男性的客体来拯救自己,过上幸福美好的生活,由此可能出现了心理上(潜意识)的一个需求。所以,这个地方可以看到,这个导演就来找她去拍照,然后她就去试镜头,就要拍电影。

(电影片段)

这个地方,是不是特别有一种白雪公主被王子拯救的感觉,灰姑娘好像终于找到了心目中的王子。所以,当一个女孩子心中有一种特别强烈的被拯救的幻想的时候,她期待有一个对自己能够全然地接纳,满足自己所有的幻想、所有愿望的男性出现，因为这是她没有得到满足的期待。我们假设这个女孩子，在她的成长背景当中，从来没有获得过父亲给她的情感上的支持。因此，能够被男性接纳（或者说被别人接纳）的一种未满足的期待，就会变成她的被拯救的幻想。因为在电影里面，茉和母亲的关系也是很糟糕的。所以，这个孟老板可能就给了她这样的一种感觉。

（电影片段）

我们又看到一段母女对话。

大家可以注意到，为什么我觉得陈冲演得特别好。在这个家庭里面，母亲的任何神情，就是她各种的眼神、神情、其他各种很复杂的情绪，她都传达得特别好。在对话里面母亲说："这份家业早晚要败在你手里。"茉很开心地跟母亲说，她可以去拍电影了，有自己的事情。但是母亲的态度是什么？没有一句欣赏和赞同的话，全部都是指责，全部都是批评，说拍电影不是正经事。那么我们可以假设，也许这个母亲在她自己成长的过程当中，在她自己的情感关系当中，就是她和茉的父亲的情感关系中，她也是非常缺失的。可能她本身也是一个缺爱的人，她本身是一个缺爱的母亲，所以她也不知道怎样做一个好母亲。也许是代际传递，她继承和遗传了她母亲的一种情感模式，我们不知道，这都是一些猜测和假设。

无论是亲子关系还是夫妻关系，这种都是指责，没有肯定的话，对于一个人的心灵伤害和冲击，还是挺大的。她母亲又说："那个老板待你挺好的啊。"其实这句话是带有双关的——表面上看，说的是那个老板待她挺好的啊，但我想，作为一个母亲，这句话的背后，可能还有一些别的涵义，这个老板对她好，是不是别有用心啊？他找她拍电影是不是会有一些潜规则等等，也就是话中有话。我们在叙事治疗里面，不但要听到对方说出来的话，还要能够听到对方没有说出来的话。在这个影片里面，对话不是很多。但是在对话里面，每个人都是话中有话，就是可能讲出一句话，包含了几层的意思，对一个人情感上的伤害、影响也是很大的。所以接下来，茉就开始拍电影，我们看一看她的拍电影生涯是怎么样的。

（电影片段）

大家注意观察，在这个地方，有两个女演员。一个是茉，在左边，右边是另外一个女演员。这个女演员在后面也出现了好多次，大家可以看看她在其中又是扮演了什么样的角色。而且在刚才，另外一个人跟老板说，先拍一场先看看，所以在这个地方，其实是两个人命运的一个转折点。

（电影片段）

大家看刚才这段很短的戏里面，也是电影中的电影片段。一个丫头模样的人回答说："上面是楼板。"另外一个女演员回答说："上面是一条过道，穿过去就是她的卧房。"这些台词，其实非常具有隐喻的成分和意味，电影的很多片段都有暗示。

茉开始拍电影，后来这个老板就把她送到一个租来的高级旅馆。第一天晚上也没有做什么，很自然地就过去了。对茉来说，就好像她的那个幻想实现了，这个导演在她生命当中的出现，就好像是对她缺失的父亲角色的一种满足，当然是她幻想中的满足。她以为这个人可以带给她所有的没有满足的期待。就好像现实生活当中，如果说一个女孩在童年时没有得到过父亲的关爱，或者说一个男孩，如果在童年的时候也没有得到母亲这一方的情感，他们会非常期待在找对象的时候，找一个能够满足自己理想期待，能够对自己很好的异性，但是往往都会事与愿违。如果没有足够的觉察，可能往往陷入到自己上一辈的婚姻模式里面。

我们看看，茉住到高级旅馆以后。这一段经历，就变成了贯穿她一生的未实现的一个梦。那瓶花露水好像暗示了那个贯穿她一生都没有能够实现的梦。因为在她看似辉煌的明星之路上，她怀孕了。由于怀孕没有做流产，那个老板又跑掉了，所以她的人生就发生了变化。在她后来的人生里面，一直很不喜欢她的孩子，因为她觉得，是这个孩子的出现，让她一生的命运完全改变了。

（电影片段）

在这个戏里面，母女关系（母女对话）还有后面的莉和花，她们和自己丈夫之间的对话，都是非常有意思的。母女关系反复出现，母女关系的模式也比较清楚了。母亲向来都是指责、批评茉，说："你再晚都要回家的呀，勾勾搭搭，你的脸还要不要了。"这样说一个女孩子，确实很伤人。这也让茉和母亲之间的情感非常淡。小说里讲，茉对自己的母亲几乎没有什么感情，因为母亲从来都是批评和指责。在这样的关系下成长的孩子，她和母亲，或者扩大来看，和女性之间的关系可能都是这样的，会对女性有一种厌恶（或者是恐惧），因为这种模式实在是根深蒂固。

茉那天晚上，拍完电影回家，可能是比较晚了，母亲已经睡了。他们在下面敲了半天门，母亲还没有来得及下去开门。然后当母亲下去的时候，他们已经走了。所以，她就再次回到了宾馆。这个时候，孟先生给她送来了杂志。这本杂志的出现，完全地满足了她所有的幻想。她觉得没有实现的期待，好像都在这个男人身上实现了，也把自己的青春奉献给了这个男人。

（电影片段）

大家还记得一开始那个女演员吗？那个老板之前玩弄的就是这个女演员。现在茉变成了他占有的对象。

有人问，生了孩子就不再嫁了，为什么？大家可以去读一读王安忆的小说《长恨歌》，也改编成了电影。我个人觉得，电影拍得一般，小说写得非常好，写的也是几代女性的命运，和《茉莉花开》有点像。书写得更细，因为王安忆本身就是上海人，对于上海几十年的历史变迁、人物的心理描写都非常细致。那个年代的女性，如果嫁了人再离婚，很难再找一个，包括张爱玲本人，曾经和胡兰成有过一段婚姻。上世纪 40 年代有一个导演叫桑弧，跟她合拍了几部电影，他们俩当时曾经有过一段情感。据说桑弧特别听哥哥的话，他哥哥非常介意张爱玲曾经有过一段婚姻，所以他们的感情就结束了。如果在现在的社会文化背景下，一个女性（男性）离婚，再找一个可以说是比较容易的，但在那个年代会不一样。《长恨歌》里更复杂，那个女孩年轻时也很风光，曾经被选为"上海小姐"的第三名。

为什么我们讲人生的重复和轮回？ 在原生家庭里，特别是和异性的情感模式，如果本身很有问题的话，假如在后来的人生里没有一种觉察，极有可能会爱上同样类型的男性。大家可以试想一下，如果你谈过多次恋爱的话，这几个对象的身上是不是有一些共同的特点？你是被他们身上的什么特点所吸引的？为什么会被这些特点所吸引？为什么会爱上相似类型的人？其实这是有非常深层的心理学意义的。所谓的一见钟情，虽然说是看一眼就特别喜欢那个人，但可能是因为潜意识里已经有一种既定的模板，当你看到那个人的时候，会不由自主地爱上他。所以，找对象、谈恋爱、结婚是有非常深层的心理学意义的。这其中也有时代背景的影响，很多女性的经历，包括张爱玲自己，还有很多女作家笔下的一些文章，都反映了那个年代的女性离婚之后的生活很困难。尤其是离了婚的单身女性，如果再带着孩子，生活可能会非常艰辛。所以，**我们要理解一个人的选择，比较重要的一个方面，是要去理解那个时代背景对一个人的影响。**

电影的名字取得很美，叫《茉莉花开》。在电影里面，也出现好几次《茉莉花开》的歌曲。第一次出现是茉怀孕了，那个老板带她去医院流产，她特别害怕。怕什么呢？一个 18 岁的女孩子，本来觉得自己找到一个可以依靠的人，但是没有想到要去流产，看到血淋淋的纱布，听到手术室里的女性很悲惨的叫声，她很害怕。从心理学的角度来看,她的内心可能还停留在一个小女孩的阶段和状态。她自己本身就是一个孩子,她自己本身还没有成长,她肯定对这种事情特别害怕,而且还有一些任性。因为从心理年龄来讲,她还是一个小女孩,所以就不愿意去做流产。

后来,孟老板晚上又去找她,她就发脾气、任性。可能潜意识里面,她觉得这个人会是她完美的父亲,就是她想要找的这样一种关系。没有想到,那个老板后来自己走掉了。后来她就去片场,才发现都已经散伙了。别人告诉她,孟老板卷了所有的钱,已经去了香港。这时候,茉会有一种被抛弃的感觉,就是一个理想客体的幻灭。其实,这个人本身也不是她的很现实的一个理想客体,都是她幻想出来的,幻想他能把自己从悲惨境地中拯救出来。但实际上不是,这个人可能只是一个玩弄女性的人。

她住的那个旅馆租了一年,但是之前有另外一个女演员已经住了半年,她是第二个。在这种情况之下,丧失一段亲密关系,会让一个人产生非常强烈的被抛弃感。她可能有着非常强烈的被抛弃的感觉,还有被欺骗的感觉。最后,影片当中所呈现出来的,就是整个房间里面只剩下一瓶花露水。又是那瓶花露水,花露水在整个影片当中出现了很多次。所以她没有办法,只能回家去了。

还有一个很有意思的场景,她在和过去的自己作一个告别。她好像看到,阳台上有一个自己在招手,她非常期待的那个美梦也就此幻灭了。她的人生理想就停留在这样的一个阶段。

我们看这里,她在和过去的自己作一个告别,无可奈何的告别,充满了被抛弃感、被欺骗感。然后,她回到家里。我们看看她和母亲的交往又是怎么样的呢?

(电影片段)

这个情节也是母女之间的一段对话。大家可以看到,茉使用的语言,完全和她母亲是一模一样的。她完全学到了母亲的对话方式,两个人都是非常的刻薄,互相的指责,互相的侮辱。在成长的经历里面,我们会在父母亲身上学到很多。有的时候,也许很讨厌自己的父母亲,但是不由自主地也会学到他们身上的很多东西。如果没有觉察,我们会不由自主地继承很多其实是对方身上很让人讨厌的东西。在这段对话里,两个人的说话模式完全一样,都是各种侮辱性的语言,批评和指责对方,看着让人觉得比较心痛。

又是这瓶花露水,其实是她破碎的梦,没有实现的梦想。

又是一段母女对话，仍然是同样的相处模式，互相指责。这个地方，从茉的种种表现来看，很像是一种抑郁的状态。

《心灵咖啡网》采访我后，写了一篇文章是《关于抑郁的心理学解读》。抑郁是**对亲密关系丧失的一种哀悼**。对于茉来说，她以为那个孟老板可以给她带来与男性的非常完美的亲密关系，没想到这段关系又丧失了。在这种状态下，她就出现了抑郁。其实很多抑郁（包括双相障碍）患者都有过一些创伤，特别是一段亲密关系的丧失。当然对于一个从来就没有过亲密关系的人，她以为已经得到了，但是突然又失去的这种打击就更大了。

我们看后面，这个孩子就出生了。孩子出生后，她就让孩子自己在那里哭，她也不去理，因为她很恨，她恨那个男人，连带恨她的孩子，她也许是觉得这个孩子毁了她自己的梦想。2014年，亚马逊年度最佳图书排行第一的一本小说叫做《无声告白》，小说里的母亲两次想要去念医学院的时候，都发现自己怀孕了。所以她对这两个孩子都特别地不喜欢，特别地恨。因为她潜意识里觉得，就是这两个孩子耽误了她追求自己的梦想。

我们可以看到，茉有很典型的产后抑郁的状态：孩子在旁边哭了半天，可她不理睬，买了东西自己吃。然后母亲就来抱小孩，跟她说："小毛头哭成这样你也不管，你抱抱她呀，没一点做娘的样子。"然后还说："她长得跟你还是蛮像的。"然后茉很伤心，为什么长得像她？像她命不好，长得像她没有什么好下场。这就是一种自我预言，对自己的人生命运的一种预言，同时也是对孩子命运的一种预言。

（电影片段）

我们看这三个人的关系。这个男的，是和她母亲生活在一起的男性。这个地方拍得很含蓄，这个男的在饭桌底下用脚去碰茉，实际上是一种调戏。这个男的说，茉是演电影的，他也装腔作势像演电影一样，实际上他是在挑逗和调情。他说，要在家里面给茉做一次头发。以前有一部电影叫《做头》，反映了理发师和顾客之间非常微妙的一种关系。

后面还有一段对话。这个男的说："你的头发要做一做了，跟我到美发厅去，我给你做个最时髦的。"茉说："时髦的，跟她的一样啊？"这个男的说："不一样。"她母亲就很气忿，说跟她一样怎么了？母亲和茉之间的互动模式永远是批评、指责的。所以，后来茉完全学到了母亲跟她交流对话的模式。后来这个男的就带着工具到家里来，要给她做头发。这个男的还说："你还是拍过电影的呢，一点都不开化,我可是一片好心,不收钱,白给你做头发,闭上眼睛,做头发很舒服的。"完全就是挑逗性的话语。

茉之前遭遇到了人生的种种状况,在一些女性的心目中,那个理想化的完美客体完全毁灭以后,会出现一种自我放弃和自我毁灭的状态。所以在电影里面我们可以看到,她就和母亲的情人发生了关系,母亲也看到了这个场面。茉内心可能有一种报复,对她亲密关系的丧失,对自己的自我放弃和自我毁灭,也伴随着对母亲的一种报复。

这让我想到《红楼梦》里一个叫司棋的丫头的故事,司棋是二小姐迎春的丫头。大观园里有很多丫头,这些丫头的命运都很惨,大概七八岁的时候就被买来,给大户人家的小姐做丫头。一旦做丫头,一辈子都没有出去的机会。所以到了青春期,可能连男性都见不到。到了一定的年龄,就拉出去随便配一个小厮,随便丢给一个男人。但是到了十六七岁的年龄,人都会开始有些思春,都会有一些情感的需求,所以司棋在有一次回家的时候,和自己的表哥牵上了头,而且很大胆地把表哥带到大观园,两个人发生了关系。没想到最后那个男的跑掉了,怕有什么事情会牵连到自己。所以,当司棋唯一得到的这么一种亲密关系,结果男性背叛了她的时候,她好像就有一种自我毁灭倾向,想着如果发生了这样的事情,大不了就是一死。这一类型的女性会有这样的一种心理。

我们可以看到,电影里的茉,她在亲密关系丧失之后也有一种自我毁灭行为——和母亲的情人发生了关系。然后母亲发现后,就追着这个男人打。她躺在地上说:"打吧,这种男人该打。"也许她心里面觉得,人都是不值得相信的,这种男人是该打的。然后母亲就跟她说,那个男的拿了她两个戒指,还偷了她一块金表,让她去要回来。这个时候,其实母亲也是很受伤的一个人。她可能觉得被这个男的欺骗了,居然去勾搭自己的女儿。所以我想,她让茉去要这两个戒指和金表,也许是在万般绝望无奈之下,渴望和女儿有一些情感上的联结的行为。但是因为茉和母亲之间的关系非常的淡漠,所以她就很冷淡地说:"你自己给他的,你不会自己去要啊。"没想到,母亲后来就跳黄浦江自杀了。母亲自杀后,茉就抱着女儿去找那个男人。

(电影片段)

我想,这个时候茉所有的愤怒都宣泄在这两记耳光上了——好像她和母亲碰到的男人,都是伤害她们的,都是背叛她们的,都是抛弃她们的。日本有一个电影叫《被嫌弃的松子的一生》,女主角松子也是一生都过得很悲惨,不断被一些坏男人所抛弃。有的时候，一个人寻找配偶的模式，其实有很深层的心理原因：就是为什么会爱上同一类型的人？好像真正对她好、比较老实（踏实）的人就不喜欢，非要喜欢花言巧语、比较会哄人开心、欺骗人、抛弃人这种类型的男性。

看起来，茉好像延续了母亲选择伴侣的方式，所以到这个阶段，茉的命运就告一个段落。在第一和第二阶段，绝大部分都是在讲人生的重复和轮回。到了第三代女性"花"的阶段，最后那个片断我们才看到走向了整合。接下来我们看一看第二代女性，莉的人生。

2. 第二部分

我们看到这个地方，第二代女性莉，她爱上了邹杰。邹杰的发言非常有时代特色，我们可以看看他发言的内容。

（电影片段）

邹杰的发言非常具有时代特色，那个年代超英赶美啊，大炼钢铁啊，所以莉对邹杰也有一种幻想，邹杰可以说也是她对完美客体的一种憧憬和幻想，因为她从小就没有一段亲密关系。母亲生下她就有产后抑郁，她从来没有见过自己的父亲，身边也没有人与她建立过任何的亲密关系，她就特别想从这个家庭逃脱出去。

母亲和她之间的关系也是又纠结、又冲突。茉和莉之间的母女相处关系，其实也是继承了茉和她自己母亲之间的一种非常冲突的母女关系。莉爱上了邹杰，希望能够找到她的理想的客体，所以两个人就恋爱了。

我们可以看到在前面一段，有很多女生都围着邹杰。莉就走过去说："你的发言太好了，向你学习。如果你申请去郊区工作，我也去。"然后跟他说："你到那边窗口排队买菜，我到这边排队买饭，买了以后我们一起吃。"

每一个人，都受到父亲、母亲的影响。我们可以看到，莉，她在这一段非常主动地去跟邹杰讲话。我觉得，邹杰可能是很多女孩子心目当中的白马王子，非常优秀。又在那个年代，他的家庭成分非常好，三代都是工人，他又是他们家第一个有文化的那种大气的人。莉就主动去跟邹杰说，他们两个一起买饭一起吃。我觉得这个方面，可能也继承了她父亲——姜文演的那个导演，他第一次踏进照相馆的时候，那种大气和气魄，虽然他们从来没有见过面，但是很多东西可能就流淌在他们的血液里面，体现在生活里。

很有时代特色的就是，那个照相馆变成了红旗照相馆，不再是汇隆照相馆。

然后邹杰就去莉家吃饭。我们可以看到,茉的生命好像仍然停留在 18 岁,她的身材还是非常婀娜、非常优雅,穿着旗袍在沉思,手上还是拿着那瓶花露水。然后,莉就回来找东西,那个年代,就是要找一些废弃的东西去炼钢铁。

(电影片段)

这里又是一段母女对话。电影里面非常核心的对话,要么是母女对话,要么是夫妻对话。我们可以看到,茉和莉之间的对话,也是完全重复了上一代的母女对话的方式。

邹杰到她们家吃饭的时候,茉没有什么表情,好像说得很平淡,但她说的每一句话都让邹杰觉得很刺耳。因为他们的生活环境和生活背景非常不一样。邹杰家三代都是工人,但是茉在那个年代,至少也算个小资产阶级,生活条件肯定要比邹杰家里好。所以邹杰肯定忍受不了,后来他就走掉了。等邹杰走后,茉就开始批评、指责莉,让她和邹杰分手。

茉让莉和邹杰分手,说:"免得你走错一步,后悔一辈子。"这句话与其是说给莉听,不如说是给自己听,因为她自己就是走错了一步,后悔了一辈子。这个时候,莉是有自己的立场的,她和邹杰要结婚了,所以她就不同意分手。

(电影片段)

我们看这几段对话。茉现在应该至少有四十岁左右了,她说女儿从来不把她当妈,真后悔生了她,生下她就没一天好日子过。她心中其实积累了很多的愤怒,一个是对那个男的,一个是对莉,她觉得本来很美好、很辉煌的人生,就是因为怀孕有了这个孩子才改变了她的一生。所以**母亲自己有很多的情绪、情感没有处理,全部体现在和下一代之间的沟通上。这种话对下一代的心理上的影响,是特别大的,会让下一代觉得自己的出生就是个错误,潜意识里觉得自己特别没有价值。**所以在三代女性里面,只有莉出现了特别严重的幻觉、精神障碍。

然后,茉就跟莉说:"你要不听我的话,你就给我走。"莉说:"走就走。"但是实际上,茉的很多话都会给莉内心的自我价值感,带来很多负面的影响。所以莉就去找邹杰,商量怎么办? 邹杰就鼓励她走出小资产阶级家庭,让她住到他姐姐家。莉说住的时间长了,会让别人说闲话,所以他们决定结婚。

结婚的时候,邹杰的母亲就说,莉勇敢地走出了资产阶级家庭,他们不嫌弃她,对她会像亲生女儿一样。我们可以看到,在很多婚姻里面,结婚不仅仅是两个人的事情,也是两个家庭的事情。这个婆婆有一个很大的期待,就是想抱上孙子。

　　在婚礼上，别人就让莉来唱歌。她唱了，还是《茉莉花开》。然后有人就在旁边说，她好像不开心呢！通过别人的角度，来对她的情绪作一个评价，这也是电影处理得很好的一个部分。莉结婚的第二天，她早上起得很早。邹杰就说她可能不习惯，因为他们家就是这个条件，让她要有准备，他们要相互帮助、共同进步。莉就说，她特别怕以后，他对她不好，那该怎么办？邹杰跟她说，不用担心，他会对她好的，他们俩拥抱在一起。邹杰又跟她说："我们不要太小资情调了。"

　　第二天早上起来，婆婆跟邹杰说："昨天夜里她一个人哭什么呀?"邹杰睡得很好，他根本就不知道莉还起来哭过。所以从其他人的眼光观察到，莉在那天晚上确实哭了，她过得不开心。如果说她哭什么，她可哭的地方实在是太多了——她生下来就没有父亲，唯一的亲人是母亲，每天也都是指责、都是批评她。这样的生活当然过得不开心了。好不容易找到邹杰，她又特别担心，万一以后邹杰对她不好怎么办？所以她特别担心别人会离开他，特别担心别人会抛弃她。这就是母亲长期的"后悔生了你啊，你怎么这样，你怎么那样呀"等批评、指责，让她的心中有一种很深的自己无价值的感觉。这就是导致一个人抑郁，甚至是更严重的精神疾病的非常深层的心理原因。

　　后面，就有很多生活习惯上的矛盾。莉的家庭相对来说还是比较好的，邹杰家比较穷，马桶要放在房间里面，莉闻到气味就会头晕，邹杰就说她改不了资产阶级习气，后来又发生了一系列的矛盾。他们家做的饭，莉吃不惯。她把衣服泡在水里面，饭也不吃。邹杰妈妈说："你吃不惯的话，那你就另做。"她说邹杰喜欢吃红烧肉，让莉做。莉说她不会做红烧肉，邹杰要吃的话就自己做。因为莉从小也不知道怎么和别人交往和相处，所以婆婆很明显地对她有意见。然后她洗衣服，手又洗破了，就说十指连心啊，邹杰说没关系。因为两个人的成长背景非常不一样，邹杰出生在工人家庭，那么小的一个伤口，对他来说肯定是没有什么关系。但是对于莉来说，她的成长的环境比较好一些，而且她又特别渴望有人能够关心她。

　　结婚之前，莉是把邹杰完全理想化，觉得邹杰可能会是她非常理想的一个完美的客体。但是对邹杰来说，这么小的一个伤口，肯定不算什么的。**有的时候，一个人感受不到别人对自己的好，不一定是说别人对自己不好，而是自己就没有那种心理上的接收器**，因为从小一直接收的都是负面的信息。说者无意，听者有心。说话的人可能也没有那个意思，但听话的人就特别敏感。因为他身上都是负性能量、负性信息的接收器。只接收到别人的负面信息，接收不到别人的正面信息。

他们俩发生了一些矛盾，就住不下去了，婆媳关系搞得也很糟糕。没有办法，莉就回家了。虽然她回家了，肯定还是希望邹杰能够到家里去找他。她一回到家里，她母亲就说："就知道你会回来的，毕竟是我女儿嘛，是不是他欺负你了？你早听我一句就不会到今天这个地步了。"而莉就很愤怒地说："你让我清静会儿吧！"母女之间的对话，又是一种批评、指责、冲突的关系的重复。所以，几代女性都在重复这样一种交往模式。

莉很期待邹杰来。还好，那天晚上，邹杰来了。莉很开心，她非常非常地在乎邹杰。她对邹杰的在乎，这种情感关系也像她母亲年轻的时候，非常在乎那个导演（老板）给她的一切，因为她们都没有得到过父爱，与理想化的男性客体的这段关系对她们来说是至关重要的。如果没有这段关系，对于她们的人生来说，就好像是什么都没有了，就会走向一种自我毁灭。

后面莉说了一句话，"如果你今天不来，我真的不知道以后该怎么办？"如果那天邹杰不来，也许莉真的会做出一些自我毁灭的行为。莉小时候的依恋模式，是非常不安全的一种依恋模式。

（电影片段）

这里我们可以看到，莉在收拾房间丢垃圾。茉还说，这个家就全靠你了小高（邹杰）。莉就很气愤，说："人家乱叫你名字，你也不管啊？什么小高啊，邹杰！"茉就说："小高真不错，我年轻的时候怎么没碰上这样的男人。"所以，邹杰和茉年轻时碰上的大老板还是有非常不一样的地方。邹杰相对来说，是比较阳光的一个男性，也比较有担当、有责任感。但是那个孟老板，绝对只是玩弄女性的一个人，至少电影里面反映的是这样。

莉为什么要把垃圾都丢出去呢？因为她非常害怕自己被抛弃，内心觉得自己特别的没有价值，和邹杰的这段关系，对她来说特别重要。她丢这些垃圾，是因为她觉得"旧的（关系）不去，新的不来"，可能就是因为这个原因，她才怀不上孩子。她对于怀孩子的事情如此的渴望，其中的一个心理原因，可能是她担心如果没有孩子，邹杰会离开她。也许邹杰并没有这样想，但如果一个人的内在有特别强烈的无价值感的话，别人再怎么说，她也吸收不到别人对她好的信息。所以她特别担心自己怀不上孩子，她特别没有安全感。后面在影片里可以看到，她出现一种幻觉，好像母亲半夜三更会在房间外面偷听他们的夫妻生活。小说里面也写到，她出现一种幻觉，好像母亲在偷窥他们的生活，然后她就起床去找母亲。

（电影片段）

我们看母女之间的情感关系是非常淡漠的。茉找了一个黄医生，关于黄医生的信息其他都没说，就是他头发梳得一丝不苟——她理想当中的男性就是头发梳得一丝不苟的样子。她跟莉说，如果他来，他们就要搬出去。

莉就跟邹杰说，让他申请房子。邹杰说他是党员，党员怎么能申请房子呢？不是可以住在这儿吗？而且不行的话，还可以住到邹杰家去，莉就很气愤，因为她没有办法住到邹杰的家。如果黄医生到他们家来的话，他们就要搬走。但是没有想到，这件事情就黄掉了。因为那个黄医生"勾勾搭搭小护士"。莉说："你不是也一样吗？"母亲很气愤地说："气死我了，气死我，你就有好日子过了。"

母女之间交流的模式，互相都在批评、指责，她们彼此伤害，看上去让人觉得特别痛心。因为每一代人都有很多未满足的期待，有很多愤怒、悲伤、难过等等的负面情绪，都没有能够被看到、被觉察到。所以，很多不良的情感模式就一代一代地传递下去。

茉和她的母亲就是既亲密又纠缠、非常冲突的关系，然后在茉和莉、莉和花的母女之间，每一代的母女之间都是不断重复这样的模式，所以这是家庭的一个代际传递。如果我们能觉察到自己和配偶、和孩子、和父母之间的相处模式，我们就可以通过一些方法，让自己看到既有的模式，然后能够跳出人生的脚本，不再去走自己熟悉的那个人生脚本，这就是一个个人成长的过程。所以，探索自己对于个人成长来说是非常重要的。探索我们和家庭成员的关系，甚至探索我们两代、三代人以内的生活事件，对个人成长都是很有帮助的。

（电影片段）

我们看到，莉和邹杰结婚生活在一起，之前也碰到很多矛盾和冲突，最后邹杰还是离开自己的家庭，和莉生活在一起。莉非常强烈地想要一个自己的孩子。我的猜测和假设至少有两种解读：为什么她这么强烈地想要一个孩子？第一个是她自己童年的经历。莉是一个被亲生父亲抛弃的孩子，她被生下来后，从来没有看到过自己的亲生父亲，她的母亲好像患了严重的产后抑郁，在她很小的时候都不抱她。在莉小的时候，无论是父亲还是母亲，两边的关爱都没有得到过，特别是在0—3岁的时候，没有被自己身边的养育者完全接纳的感觉和经历。所以，**如果童年没有一段被外在客体完全无条件接纳的经历的孩子，他内在会有一种非常强烈的无价值感，潜意识里觉得自己是不可爱的，没有人爱自己，内心有一种很强烈的**

无价值感。

当莉看到邹杰以后，她对邹杰的爱是一种非常强烈的爱，或者是依恋。和邹杰的关系，是莉人生历程中非常重要的一段关系。就像上次讲过的白雪公主和灰姑娘的故事。白雪公主和灰姑娘也是同样的，在童年的时候，父亲的角色好像是缺失的，她们都有一个非常恶毒的后母。无论是来自父亲还是母亲，她们都缺少一种无条件的关爱。在现实生活中也有很多这样的情况，就像莉一样，内在非常缺乏价值感，所以她非常强烈地想要一个孩子。另一个解读，就是她希望有了孩子，可以维系两个人的感情。

在后面，莉和邹杰有一段对话。

莉说："我们该怎么办？"

邹杰说："什么怎么办？"

莉说："我们以后不会有孩子了。"

邹杰说："我不是跟你说过吗，工作第一，家庭第二，有没有孩子都一样。"

莉说："不一样，时间长了就不一样了，我们不能永远都没有孩子！"

邹杰说："怎么不一样？你不相信我？"

莉说："你考虑过离婚吗？如果你愿意的话，我同意离婚。"

在对话里面，虽然莉说："你考虑过离婚吗？"因为她觉得不能生孩子，对邹杰也是不公平的，所以她说："你愿意的话，我同意离婚。"但其实她的内在——如果用精神分析的防御机制来讲，我觉得是一种反向形成。她内心非常希望和邹杰在一起，非常希望有一个外在的客体来爱她。只有外在的客体爱她的时候，她才能体会到自己内在的一种价值。

但是她又觉得，和邹杰在一起，如果邹杰特别想要一个孩子，如果她不说离婚的话，对邹杰也是不公平的。她说这些话，非常地言不由衷——她非常在乎和邹杰的这段关系，所以她强烈地想要生一个孩子。她觉得生一个孩子能够比较长久地维持他们的关系。我想，很多人也有这样的想法，夫妻之间如果没有一个孩子的话，万一时间长了，彼此之间的情感就会慢慢地淡下去。**好像孩子成了维系夫妻情感非常重要的纽带**。

第二个原因，因为莉从小非常缺乏父爱和母爱，缺乏身边的人对她的关爱。**我们很多人潜意识里面都有这样的想法，就是自己童年没有实现（得到）的东西，**

非常希望在自己与孩子的关系里面能够实现。比如说，有一种体现就是，自己没有实现的愿望会完全地放在孩子身上，希望孩子能够实现自己的理想。这是实现自己没有满足的需要的一种方式。第二种就是对孩子特别的好、特别的溺爱，其实也是在满足一种自己在童年想要得到关爱的需要。表面上看，是对孩子特别照顾，但从潜意识来讲，照顾孩子，其实就是照顾童年没有得到过爱的自己，把自己童年没有得到过的爱重复在孩子身上。从某种程度上讲，这也是一种重复。

在现实生活当中，如果说在童年没有得到过无条件的关爱，像莉这样，非常极端的一个情况就是，当她身边没有任何人给过她作为一个婴幼儿（非常必须）的那种无条件的关爱的时候，她常常会有一种自我毁灭的倾向。她觉得自己不能生孩子，对她来说是一种毁灭性的打击。因为她会真的担心自己活不下去，所以在后面我们会看到，莉就有自杀的行为。

（电影片段）

在这个影片里面，两个人之间的对话片段和场景非常多。每一个片段，两个人之间的对话都蕴含了很多内容。

这一段影片我们看到，邹杰问莉说："到底为什么呀？"因为莉要自杀。莉说："不为什么，就是有点害怕。"大家能想到茉吗？当她怀上孩子的时候，孟老板带她到医院去做流产手术，她的第一个反应就是怕。我们看到莉，这里也在说害怕。这样的害怕，到底是在害怕什么呢？莉说是害怕日子一天天地过去，邹杰的感情就会淡下去，这是她的担心。因为在莉的情感生活里，邹杰相对来说是一个比较阳光、情感各方面比较健康的一个人。因为他出身在一个工人阶级家庭，在当时的历史时代，他们的境遇和社会地位都是比较好的。对莉来说，她唯一的情感寄托就是邹杰。所以，有自杀倾向的人，往往有非常抑郁的情绪。我们可以看到，莉其实也有非常严重的抑郁情绪。

她的母亲（茉）在怀孕的时候，包括生下了莉以后，其实也有非常严重的产后抑郁。所以，**抑郁也有遗传的倾向**。在现实生活里，**抑郁症也有一个家族聚集性**。抑郁症的出现有很多因素，可能比较倾向于基因和环境的交互作用。当然，抑郁症在基因遗传方面的因素没有精神分裂症那么强，但是它也是一定的因素，更重要的是家庭环境的影响。在电影里面，茉本身就有产后抑郁，她自己的状态是非常差的。孩子生下来以后，母亲的抑郁对孩子最大的影响就是孩子得不到母爱，致使孩子没有经历被母亲无条件接纳的过程，所以，更多的还是家庭环境的影响。

我们来看这几代人：茉的母亲是跳黄浦江自杀，茉自己在生了孩子以后也有严重的产后抑郁，然后莉也有非常严重的抑郁，后来邹杰卧轨自杀。在这个家族里，好几代的女性都有自杀的行为。这种自杀，对家庭中的孩子的影响特别大。由于没有得到过母亲的关爱，内在的自我价值感特别低，自尊心特别低，特别强烈的期待外界的这样一种关系——可以说，像一个掉在泥沼当中的人，非常渴望有一根救命稻草。如果外界的亲密关系就是一种救命稻草，当这个救命稻草没有了以后，这个人可能就会走向绝路。

从经典的精神分析来讲，有的时候一个人抑郁，就是缺乏对丧失的哀悼。什么是丧失？**丧失在现实生活中无处不在。**比如影片中的莉，她的输卵管堵塞，在那个时间就不能生孩子。当然现在有很多技术和条件，比如可以做试管婴儿等，就算输卵管不通，也能让夫妻俩养育孩子。但在当时的情况下，不能生孩子对莉来说，对很多女性来说也是一种丧失，就是一种隐性的丧失。当她丧失了当母亲的权利的时候，她内心的自我价值感又遭受新一重的影响和打击。

此外，她是不太容易相信别人的，而且她内心还会有一种自我实现的预言，就是说，因为身边人一个个离开，她的亲生父亲把她抛弃了，她的外婆投黄浦江自杀，她的母亲和她有非常冲突的关系。在童年的时候都没有给到过她那个年龄段需要的无条件的接纳，所以她潜意识里觉得自己是不被爱的，就接收不到别人对自己的善意。在影片里面，邹杰对莉的感情还是很强烈的，但是莉不相信别人会不离开她，所以有一种强烈的恐惧，这就是内在抑郁的一个心理原因。

什么是日常的丧失？随着时间的推移，随着年纪的增长，青春的逝去，生命的流逝，对每个人来说，本身就是一种丧失。二十岁的人告别婴幼儿、告别青少年、告别青春，这是青春的丧失；三十岁的人，告别自己的二十岁，也是一种丧失；每隔十年，就是到二十、三十、四十的年龄节点的时候，会觉得自己身体的状况和年轻时候是没法比的。比如二十几岁的时候熬个通宵，根本没有什么关系，补一觉就可以生龙活虎。三十多岁的人，你让我熬一个通宵，可能就没有年轻时候那种劲儿，还能够熬得住。这些身体方面的流逝，这种精力的流逝，对我们来说也是一种丧失。还有随着时间的推移，随着孩子一天天的成长，到青少年、大学，再到离开家，这种情况对父母来说也是一种丧失。工作方面碰到一些挫折和困难，这些点点滴滴都是一种丧失。我们可能在生活当中不断地面对这些丧失。但是对抑郁症患者来说，丧失的影响就会大一些。

后来，他们俩领养一个孩子，这个孩子就叫阿花。一开始，一家三口的生活过得还是挺幸福的，随着阿花一天天长大，我们看看发生了什么事情。

3. 第三部分

（电影片段）

刚才阿花在洗澡的时候，邹杰递毛巾给她，他们就泼水玩。如果对于亲生女儿，可能是无所谓的，但阿花是领养的，和他们没有血缘关系。再加上莉心里有一种非常强烈的被抛弃感、被遗弃感、无价值感，所以就特别担心邹杰会离开她，特别担心邹杰会做一些不好的事情。

在前面的一个片段里面，我们看到莉的母亲（茉）让邹杰搬床，因为床后面掉了一本杂志。莉看到自己的母亲和邹杰在一起，心中生起一种强烈的愤怒（或嫉妒）或者是一种很复杂的情感。莉总是怀疑别人，不容易相信别人会对自己好，不相信别人不会离开自己，这和她自己内在的无价值感是有关系的。到后来，莉的一些精神症状越来越明显，这里就出现了一些幻觉。

（电影片段）

头一天晚上，莉出现了很严重的幻觉，其实很多精神症状（幻觉）都是一个人**内在的恐惧，特别担心的一些事情就会在幻觉里面出现（实现）。**莉的幻觉是，她看到床单上有红色的血迹，让她产生一种妄想，她觉得邹杰强暴了阿花，这对她来说是非常强烈的刺激。所以，她就对邹杰说，她要去告他。在那个年代，男女关系的事情对一个人的影响非常大，邹杰又是党员，名誉对他来说特别重要。后来，莉就在邹杰卧轨自杀的那个铁轨上说，她只是吓他的，她根本就没有打算要告他。为什么这样？为什么邹杰要离开她？

在这个地方，电影和小说描写得不太一样。在电影里面，邹杰是卧轨自杀。在小说里面，莉常年患非常严重的抑郁症，她根本没有可能和邹杰过正常的夫妻生活。有一天晚上，邹杰跑去箫（电影中叫阿花）的床边，跟箫说："箫，你懂男人和女人吗？"箫就说："我不懂，我要你出去，我要睡觉。"小说的描述比较隐晦，我们不知道他们之间有没有发生什么事情。我觉得小说的描写更贴近残酷的现实生活，包括小说最后，花的结局跟电影里的结局也是非常不一样的。电影的改编，为花最后的命运做了一些艺术的加工。

电影里这样的铺陈和安排，我是很喜欢的。因为生活当中，确实有这样残酷的现实。但是，如果一个人整天只看到残酷，根本看不到美好的东西，连一点点小小的闪光点、小小的美好都没有的话，那生活真的是太悲摧了。这个电影的处理有一些改动，让花成长为自立、自强的女性。当然这里有一个非常重要的原因是，花和莉之间没有血缘关系，她是从孤儿院领养的。假如莉可以生育，下一代子女患抑郁症的可能性更多的还是受到基因的影响，到底会发生什么，我们也不知道。

后来的花，逐渐走向自立自强，一是她跟这个家庭没有血缘关系。另外就是邹杰给过花比较好的父爱。从电影里面可以看到，在花小的时候，邹杰作为一个父亲，也许给了花一种信念，让她觉得自己是被无条件接纳的。这也许是花后来走向自我成长之路的因素。

当然也不排除，如果花有条件接触心理学的知识，也接受心理治疗，她有很好的自我觉察，慢慢走上自我成长之路，也是有可能的。我觉得很重要的一点，就是花本身是有资源的。她的重要资源在于，邹杰在她小时候给到的一种无条件的父爱。假设花接受心理咨询的话，父亲的无条件接纳对她后来的成长是非常重要的。

邹杰卧轨以后，莉是非常悲痛的。之前我们反复地讲，邹杰是莉整个人生过程当中非常重要（也可说是唯一）的情感支持和情感来源。但是，当这唯一的情感支持和情感来源失去以后，她是很难生活下去的。在小说里，莉有非常严重的抑郁症，后来被花送到了养老院。电影做了一些艺术加工，电影的处理是，莉走掉了。电影的画面拍得也很美，也许是自杀，也许是离家出走，总之就是离开了。这对花来说，也是非常重大的一个丧失——父亲相当于卧轨自杀，母亲有非常严重的抑郁，还伴随一些非常强烈的精神症状，这样重大的丧失，在电影里也没有做到哀悼。这样的丧失没有做到哀悼，也许是花之后人生命运的一个伏笔。是什么伏笔呢？我们接着看。

（电影片段）

外婆，也就是茉，她跟花说："你爸是被冤死的，他是个好人，等你妈平静下来，她会回来的。"这样的话语可能会在花的心中埋下一个种子——爸爸是个好人。也许在花的心里，她会有很大一部分认同她的父亲。这也确实是她后来成长的一个非常重要的资源。假设在花的成长过程当中，没有过这样的一段关系，也许她后来的个人成长就不会这么好。接下来，就到了第三代女性的命运——十三年以后的花。十三年以后的花，刚好赶上了知青返城。她恋爱的对象，电影里面叫小杜，这个角色是刘烨演的。他们在下乡的时候自由恋爱。

（电影片段）

这个也是很有时代特色，70 年代末、80 年代初的样子，播放着邓丽君的歌曲《小城故事多》。我们看花和小杜之间的对话。因为花在童年时父亲卧轨自杀，母亲不知所踪，对她来讲，拥有一个完美的家、和睦的家、温暖的家是非常重要的。

电影里，花跟小杜说："你又抽烟了，结婚以后一支都不能抽。"在小说里，花不让小杜抽烟，最重要的原因是，她要把所有的钱攒下来，好好地置办他们的家，好好地经营他们的家。这里我们也可以看到，**一个人在童年没有得到过的东西，在成年以后，有意无意地都想要，非常渴望**。就像花小的时候，爸爸妈妈都去世了，拥有一个温暖的家，这样的感觉对她来说非常重要。在小说里面，细节的描写非常到位。花返城以后，成为在菜市场卖肉的一个人。年纪轻轻的女孩子，天天在菜市场的肉案旁边切肉、卖肉。她特别抠门，特别能攒钱，希望能置办一个温暖的家。

花做了很多的事情。有一次，所有东西都要涨价了。她就买了好多的猪肉、鱼，腌了十多罐，把家里所有的瓶瓶罐罐都拿来装腌肉。他们每天都吃腌肉。有一天，可能是肉没有腌透，小杜吃了以后上吐下泻，就到医院去挂盐水。花去医院的第一句话就是："又住院了，又花钱了。"后来才意识到，他是生病住院了。

在日常生活中他们发生了很多很多的矛盾。在小说里，花是近乎偏执的，非常非常省钱，她做的很多事情让小杜没有办法理解。后来，两个人就走向了离婚之路。当然，电影做了另外的处理，电影是另外的一个版本。

这里我们也可以看到，当小杜去兰州读大学的时候，花跟他说，你不要抽烟，但是另外一方面，又送了他两条烟。她内心深处是非常爱小杜的。后来她做很多的粗活，供小杜读大学。在小杜读大学之前，花回到了家，跟外婆有一段对话，我们来看一看。

（电影片段）

花回到家，外婆就问她说："那个人还在追你吗？"花说："考上大学，下个月就入学了。"茉说："你们没有缘分。"然后花说："请他到家吃顿饭。"外婆很不喜欢她这样一段情感，就说自己做菜很难吃。但是不管怎么样，小杜还是来她们家吃饭了。

（电影片段）

小杜到阿花家吃饭，茉还是那种跟人沟通的方式——当年邹杰到她们家吃饭的时候,茉说话的语气、方式也是这样,让人很不爱听。所以,邹杰是特别讨厌茉的。到现在这么大年纪,说话的方式依然是一点都没有变。后来,小杜就去兰州念大学了。

（电影片段）

刚刚有一段对话。阿花跟小杜说结婚证带上一份,不要忘了。然后去学校不要抽烟了。小杜说:"连烟都不抽,那还叫什么男人。"阿花说:"你抽掉的不是烟,而是我们的家具,等我们置好了家以后再抽。"然后她在家等他。

家对阿花来说,特别的重要。这是她童年没有得到过的东西。**我们往往对于自己没有得到过的东西,会特别地看重,特别地希望得到,会把很多时间、精力和心思都放在这个事情上。**她虽然反对小杜抽烟,但是她又给了小杜两条烟。小杜去兰州念大学以后,阿花就在家做工挣钱。她在后面跟外婆有一段对话。外婆说:"你这样没日没夜的,身体都累垮了,何必这么辛苦呢?"因为外婆还不知道阿花和小杜已经结婚,领了证。我觉得这段对话也很重要,我们一起来看一下。

（电影片段）

这段对话很有意思,从这段对话我们可以获得很多信息。第一个信息是阿花整天没日没夜地挣钱,把身体都累垮了。很明显地看到,阿花把挣到的钱寄给小杜用。因为外婆说,都不晓得你把钱拿去了给谁。第二个信息是,阿花说这几年在农场,小杜对她很好。外婆就说不要把自己倒赔进去。茉原本也是一个天真浪漫的少女,孟老板让她出名,让她拍电影,其实也是满足了她许多童年未被满足的期待。一开始,她对孟老板也有一种理想化客体的期待,以为孟老板就是她想要找的那个可靠的男人。但是没有想到,他其实只是一个玩弄女性的人。

阿花说小杜对她很好。我们可以看到,阿花的童年成长经历,曾经有过一段和父母亲在一起还算开心的生活。我们可以假设,在阿花童年的时候,父亲给了她很多关爱,但母亲这边可能就没有什么,因为母亲本身有比较严重的抑郁症。她说小杜对她很好,就可以想见,她也是渴望有一段亲密关系的。尽管她只说了一句小杜对她很好,我们可以有一个猜测和假设:在这里,阿花也把小杜当作了一个很理想化的客体,可以给到她像父亲一样的关爱。也许就是说,她把找对象的期待放在对于父亲（缺乏的父爱）的一种弥补,这样一种寻求伴侣的模式,我们在茉的身上也可以看到。所以当一个男性对阿花（她觉得）特别好的时候,她就完全都是在牺牲自己,根本就没有自己的个人生活,她所有的一切都在为这个男人付出，没日没夜地熬身体，挣钱供这个男人上大学，完全是一种自我牺牲。

前段时候在微信公众号写了一篇文章，是对女性自我牺牲的心理学解读。在那篇文章里，我只是解读了心理学层面的，其实我更想解读的是社会文化大背景对女性这种自我牺牲的影响。从大的社会文化背景来看，比如封建社会所谓的三纲，"君为臣纲，父为子纲，夫为妻纲"，对于女性是"在家从父，出嫁从夫，夫死从子"，从大的社会文化背景来想，我们作为女性（男性），都在潜移默化地受到影响。也许对于女性有一种理想的期待，就是期望女性成为一个贤妻良母。但是"贤妻良母"这四个字里面，缺乏女性自身作为独立个体的需要。

在封建社会，不光是女性，每个个体的需要都是不重要的。作为一个大臣，最重要的就是无条件地服从君主，普天之下，莫非王土，全天下的东西都是属于皇帝的，所以很少谈个人的需要。特别是对于女性来说，个人的需要在哪里？个体的价值在哪里？好像是无关紧要的（对女性最大的期待好像就是贤妻良母）。所以，除了个体的心理学角度，除了家庭影响的角度，大的社会文化背景对于一个女性怎样才是好的，怎样才被社会所接受，怎样才是一个成功女性的标准也是有影响的。我想，社会对于女性的价值观也有一些影响。

在现实生活中，有很多女性都在作一种自我牺牲。我的一个同学，大学毕业以后回到家乡，本来她的学习成绩很好，本来可以留在大城市工作，但她是家里的老大，他们家只有姐妹两个孩子，她的父母特别期待她回到家乡，后来她就回去结婚生子。她觉得工作特别辛苦，想要换一个轻松的工作，但是家里人都不同意。原因是什么呢？家里人觉得，如果家里有一个人在医院工作的话，全家人看病就会很方便。所以我们可以看到，**一个人职业的选择、生活的选择并不仅仅是自己所能决定的，还有整个家庭的期待**。所以，我的同学就作出牺牲，她宁愿自己辛苦，还继续做这份很辛苦且不是自己很喜欢的工作。

她曾经有段时间得了很严重的病，本来以为是癌症，后来做了病理切片以后，发现原来不是。她后来跟我说，在生病的时候她也思考了很多。当一个人觉得自己得了癌症的时候，**就会有对生命的解构——到底人生最重要的是什么**？后来她的一个领悟是，她觉得如果她的牺牲能给全家人带来快乐，那么牺牲也是值得的。虽然她牺牲了自己，但是她想通了，所以她也牺牲得快乐。可能有的人不快乐，觉得自己作了很多牺牲，到头来什么也没有得到。所以，没有绝对的好和绝对的坏，我也没有说牺牲就一定是不好的,或者说牺牲就一定是好的,要看每一个人对自己生活现状的看法。就是不管怎么说,不管怎么样,不管做了什么样的选择,自己都能够接纳自己的选择,无论是牺牲也好,不牺牲也好,无论是为整个家庭放弃了自己的追求,或者说我就是追求自己想要的,最关键的是自己能够接纳自己的选择。那么,无论什么样的选择都是可以接受的,也能够让自己的心理平衡,就会过得比较快乐。总之,**就是不管做什么样的选择,最重要的就是接纳自己的选择。本来也没有绝对的错和对,绝对的好和坏。**

我们看看影片里面,花的牺牲,后面带来的是什么呢?

(电影片段)

我们可以看到,小杜考了全优,暑假要实习,所以就不回来了。外婆说:"他根本就没打算回来。"她们俩之间就发生了冲突,阿花说外婆:"以后他的事情,就不要管了。"外婆问她说:"如果他不回来,你怎么办? 而且回来连户口都没有。"阿花就跟外婆说,他们已经结婚了。外婆就非常的震惊,就问是什么时候? 这个地方反映了一种家庭沟通的氛围。

当一个人有话不能跟家里人说的时候,这样的家庭氛围是不能够给一个人提供安全和亲密的感觉的。从外婆的角度来讲,从老年人的角度来讲,子女结婚而不告诉家里面的人,对老人来说是一个特别大的打击。我们在后面看到,外婆突然去世了。这和她遭受到的打击也是有关系的。

后来小杜回来了,回来之后跟阿花之间有一段谈话。这个时候,他们俩的生活方式有了非常大的区别,因为一个是大学生,一个只是高中毕业(随便做一点活),两个人的思想肯定有一定的差距。我们看一下他们俩之间的对话。

(电影片段)

我们可以看到,小杜其实已经做好了准备,就是他专业没有选好,分配也不理想,所以他决定为了自己的前途去日本深造,而且很快就要走了。在这个当口,阿花发现自己怀孕了。下面是一段阿花和外婆的对话,我们来看一下。

(电影片段)

阿花怀孕,回去跟外婆说,外婆的第一个反应就是打掉。因为她之前偷看了阿花的信,小杜要跟阿花离婚。她第一个反应是想到了自己,觉得自己当年红透半边天,如果没有怀孕,没有生女儿的话,可能会是另外的好日子。但是阿花跟她说,她总是在做梦,做了一辈子怎么都还不醒?

　　已经过来的人生，没有办法再回去选择一次。但是我想，每一个人在作自己的人生选择的时候，都是作了自己当时认为是最好的选择。就像阿花说的，也许也不一定是错，也许不走这一步会更糟糕，这个我们不知道。假设莱当年真的把孩子打掉了，我想那个孟老板也不会和她一辈子走下去的，到时候会是什么样的生活，其实谁都不知道。

　　也许最重要的，不是作了一个什么样的选择，而是自己对于人生命运的一种觉察，真正地为自己的人生负责。当作选择的时候，就认真地斟酌。如果作了选择，那也不要后悔，因为后悔是没有用的。谁也不知道，如果作了不同的人生选择，是不是就真的有不同的命运。

　　我想，最重要的是对自己家庭的生活、命运的轨迹有一个很好的觉察。只有在觉察之后，我们才知道怎样重新开启自己的生活，怎样重新作出人生的选择。也许不再陷入家庭（家族）的重复、循环的人生模式，让我们的人生开启不一样的地方。

　　在这里可以看到，阿花其实有她自己的选择。外婆非常强烈地反对把孩子生下来，但是她说，她不能听她的，她要作自己的选择和决定，包括后来阿花选择生这个孩子。我想，这也是她作为一个成熟女性，在思考之后作的一个选择。而且作了这个选择以后，她也不后悔，因为她生这个孩子是为了她自己，不是为了别人。而当时莱没有打掉孩子，她是有很多的怕——她自己本身也是一个小孩子，所以她根本就不知道自己要作什么样的选择。

　　到了花这一代，作为一个女性，她已经开始有了一种觉察，有了一种觉醒。她是为自己做这件事情。后来外婆告诉她说，做了对不起她的事，偷看了她的信，外婆不忍心给她看，因为小杜已经变心了。再后来外婆就去世了。小杜从日本回来，要和阿花离婚。阿花跟小杜说，最后一晚上去家里住。

　　那个晚上，阿花就搬着煤气罐——也许她心里有很多的愤怒，毕竟她付出了很多，那么多年没日没夜地熬时间、熬身体，挣钱给小杜交学费，可以说是付出了整个的青春。我想她内心肯定是有愤怒和恨的，所以我的第一个反应，是她想报复，想要开煤气罐，把这个负心的男人杀死。但实际上，她没有开煤气。

　　没有开煤气的选择和决定，也是阿花自己的人生的升华。如果说开煤气，两个人都死掉了，这是一个决绝的自我毁灭，既毁灭别人又毁灭自己的行为。就像上一次讲到的，希腊神话里的美狄亚。其实在现实生活里面，也有这样的例子。不管是社会文化的影响也好，家庭的影响也好，自己个人成长的经历也好，也许妻子的人生历程当中就是没有自我，每天就是忙丈夫、忙家庭、忙孩子，唯独没有自己的生活，最后发现自己付出了很多，变成了黄脸婆，在个人事业方面也缺乏，夫妻俩不能共同进步。当丈夫在外面的事业越来越好，妻子没有个人的事业，没有个人生活空间的时候，两个人的思想境界就会有差距。如果老公又在事业上做得特别好的话，也许对家里的妻子（所谓的"黄脸婆"）自然而然会有一些别的想法。当女性面临中年危机，丈夫事业有成（所谓的"男人四十一枝花，女性四十豆腐渣"），自己的情感没有地方可以寄托，没有自己的事业，没有自己的朋友圈的时候，所有的东西都会垮掉了，可能就会走向一种自我毁灭的状态。

就像电影《万箭穿心》的女主角，当她发现自己的老公有第三者（有外遇）的时候，她的内心特别愤怒，她采取的方法是打匿名电话去报警，说某某旅馆有人卖淫嫖娼。但是以警察的经验，就知道不是卖淫嫖娼，其实就是两个在搞婚外情。由于这件事情，她老公又面临下岗，下岗是一个相当大的打击。当然，这可能不是最大的打击。对丈夫来说，当发现报警的人是他妻子时，他就彻底崩溃了，然后投江自杀了。**有的时候，当一个人付出了很多，自己又得不到回报，又没有很好的自我成长的渠道，没有很好的自我觉察的渠道，没有情感支持的时候，往往会走向一种自我毁灭。**当然首先会去毁灭别人，再去自我毁灭。其实不光是女性，男性面临同样境遇的时候，也会做出同样的自我毁灭。

外婆也去世了，亲人没有了，小杜回来要跟她离婚。所以我想，一开始她是想两个人同归于尽。但是，也许是由于她童年的生命资源，让她觉得自己还是要活下去，就算没有这个男人，她也需要坚强地活下去。再加上外婆去世了，如果自己和那个男人都走向毁灭，这也是非常极端的选择。所以，后来她也没有去开煤气。我想，是因为她自己也说，如果没有那个孩子的话，那可能就说不定了。或者在那个瞬间，孩子也给了她很多活下去的勇气和希望。

我曾经看过个电视节目《超级演说家》。我看的那期节目是一个四十多岁的女性，她演讲的内容是关于她和女儿之间的关系。她说在三十岁的时候遭遇了情感危机和离婚。离婚以后她就人工受孕，后来生了一个女儿。她好像有段时间有比较严重的抑郁症。在她患了严重的抑郁症以后，女儿给了她很多情感上的支持——在她抑郁症很严重的时候，她站在楼旁边要跳下去，是女儿上来抱住她。她在演讲过程中好几次要哭出来，她说女儿是上天给她的一个很好的礼物，在她很抑郁的时候，给了她很多的陪伴。我想，当一个人想到自己的孩子的时候，可能也会多一些生活下去的勇气。

后来外婆去世，花选择要生下这个孩子，这是她自己的选择，和外婆（茉）当年怀孕的时候不愿意做流产，是非常不同的选择。一个是被动的，有很多的怕在里面，但是花作出了自己的选择。一旦作了这个选择，她也非常坚强、勇敢地做孕妇操，然后去排练，如果到生产的时候，从家打车到医院要花多长的时间，看看时间是不是来得及，而且也为自己的选择承担了很多的责任。

在茉去世的时候，她床边的遗像旁还放着当年的那本杂志，还有那瓶花露水。直到茉老去、逝去，她都有一个一直未实现的梦。这个梦最终是碎了。就像花所说的，那么多年了，她还活在自己的梦里面。

后来，花就和小杜商议离婚的事情。也许是想到了肚里的孩子，让她对自己未来的生活有了更多的勇气。虽然当时流了点血，好在胎儿保住了。后来他们分手的时候，又有一段对话，一段花和小杜的对话。

（电影片段）

从这段开始，就是花自己作了一个选择，她生孩子是自己作的选择，她自己作的一个决定。之前小杜跟她说，要付给她孩子的抚养费。花说，孩子她自己生的，她自己养。在这个地方，我想到林语堂先生——林语堂先生写过《京华烟云》（以前还拍过电视剧），他写的《中国人》这本书使他在美国被很多人了解，是他的成名作，他还写过很多散文——林语堂先生有三个女儿，三个女儿都没有上过学，夫妻俩在家里面自己教育孩子。虽然三个女儿都没有上过学，但是姐妹三个后来都很有成就，特别是他的小女儿，被大学聘为特聘教授。

林语堂先生的大女儿很早就去世了。她当时处于一种文化矛盾中，就是不知道自己要认同哪一种文化——很多身受西方文化影响的人，其实都有这样一种文化之间的冲突。举个简单的例子，他的大女儿后来谈恋爱结婚，结婚的对象是一个美国人，尽管他们后来都是在国外生活，很多习俗和习惯都和西方很接轨，但是从骨子里来讲，她还是华人的身份，受到很多华人传统文化的影响。当他的大女儿和丈夫离婚的时候，因为她丈夫是美国人，如果夫妻俩离婚的话，妻子可以向丈夫提出，需要提供给妻子多少钱。但在华人的文化里面，好像觉得向对方要钱，是一件非常丢脸的事情。我可以为自己的人生负责。所以，就没有要那个男人的钱。后来她生活得很艰苦，又得了很严重的病，因为没有足够的钱医治，才四十出头，就因病去世了。

林语堂先生曾经写过一篇文章,哀悼他的大女儿。就是说,她虽然生活在西方的文化里面,受到西方文化的影响,但是在作很多人生选择的时候,她还是受到中国文化传统的影响,最后直接影响了身体的健康。她对于婚姻的选择,包括离婚以后作出的选择,有很多让人心痛的地方。

接下来的花,她非常的坚强。在这个地方,她去铁轨旁边烧纸。从心理学的角度讲,从个人成长的角度讲,这个仪式是非常重要的,因为这是对人生重大丧失的一个哀悼——父亲卧轨自杀,后来母亲又不知去向,都离开了这个家庭。在她和外婆之间,也许从来都没有很好地说过这件事,去完成对丧失亲人的悲痛哀悼。在下半段,在花的命运里面,很多细节和片段都谈到了她怎样重新开始面对自己新的人生、新的生活。包括她作自己的选择,希望生下这个孩子,也包括她生的孩子自己来养。在铁轨旁边烧纸,这是对既往丧失的哀悼。**通过完成这样一个仪式,完成对丧失的哀悼,能够更好地面对过去,也就能够更好地面对现在。**很多时候,我们的心中会有一些阴影的部分,这些阴影的部分也许是自己童年没有得到的东西,也许是童年没有得到的父爱(母爱),也许是没有实现(满足)的对父母的一些期待。当这些东西没有被我们看到,没有完成这个哀悼的仪式的时候,也许就会不断地在自己人生的轨迹里面重复同样的脚本。

但是,当我们能够面对自己人生的阴影(丧失),去拥抱既往的自己,去陪伴(既往的)没有得到过关爱的自己的时候,个人成长也就一步一步地发生了。那么也就是说,**通过看到自己人生的重复和轮回,继而觉察,觉察之后去陪伴、去实现、去哀悼,去实现那些没有完成的仪式,去实现那些没有完成的哀悼,去陪伴那些没有得到过满足的期望,对它作一个哀悼之后,人生就逐渐地走向完整。**

后面,就是突然羊水破了,半夜三更找不到车。电影也拍得很煽情,大家应该也都看到了那个镜头,在这里我就不放了。我第一次看到花在大雨中,一个人很艰难、很痛苦、很坚强,还自己带着生孩子需要的那些东西,在大雨中生孩子的过程还是挺感动的,觉得确实是好不容易啊。

后来孩子就出生了。原来的那个红旗照相馆拆迁,她和孩子要搬入新的楼房,这也是一个时代的变迁。我们看一看在影片最后,一个个人的整合。花最后带着孩子搬入新的楼房,走向新的生活。

(电影片段)

影片的最后一个场景,是花生了孩子。她一开始是站在那个老房子前,抱着她的女儿，非常温馨。我想，她们几代人的创伤，在花和她的孩子——她们母女之间的关系就是新的关系，几代人遗留下来的创伤也许可以在花这里作一个告别和终止。

我们看到母女之间的关系，可以预见是完全崭新的一个母女关系。也就是说，当花完成了自己对于生命很多丧失的哀悼之后，当她自己整合了以后，她可以以一种新的方式对待孩子，来建立和女儿的情感关系。

最后这个场景，我觉得是整个影片里面最美丽的画面。我们看到现在的花，她看到儿时的自己，看到父母在（温馨地）带着儿时的自己滑滑梯，还有一个少年的自己，在拉着儿时的自己，在陪伴着儿时的自己。我觉得这个画面，好美啊！

如果从叙事的角度来讲，我觉得这是一个跨越时空的对话。就是现在的自己看到儿时的自己，还有少年的自己。每个人的脸上都洋溢着幸福的微笑。我觉得**在个人成长里面，很重要的一点，我们也可以做一些跨越时空的对话的练习，就是我们要看到那个儿时的自己所缺乏的一些东西，看到不同年龄段的自己，然后去陪伴不同年龄段的自己。**

如果说儿时的自己，或是少年的自己，或者是不同年龄段的自己曾经遭遇到一些委屈，一些不公平的待遇，它们一定是需要被看到的，或者说这也是某种程度上的丧失，而这种丧失需要作一个哀悼，需要作一个整合，需要被看到。**当这些丧失能够被哀悼、能够被看到、能够被陪伴的时候，如果受到创伤的每一个年龄段的自己都受到这样的陪伴，那么现在的自己也就完整了。**也许，家庭遗留给我们的创伤，可以在我们这一代作一个终止，那么我们可以和自己的孩子建立一种新的亲子关系。

还有，就是女性的自我意识的觉醒。花和自己的外婆，和自己的母亲最大的不同就在于，她为自己作了一个选择，而且更重要的，她为自己的选择负责，她坚强地负起了这样的责任，最后走向了自己人生的整合和新生。

温暖片段

大概是三年前的春天，中夜无眠，便在群里看人聊天。其间提到一个人的名字，发现竟有个字不认识，悄悄脸红，默默查阅。

因为一个字，而记住一个人，虽然我们毫无交集。待我从字典里返回时，发现屏幕上的评论惊人一致。印象最深的，多是说不简单，除了美丽温婉，更是学识丰富，是一个有"干货"的人。

道听途说，不足为信。但主人不在场而被频频称赞，而且都是不相识的陌生人。我有我的好奇。

这个人，是王继堃博士。

或许是内在的愿望使然，忘记了怎样的机缘巧合，没有多久，就有好友引荐我进入后现代与家庭群，第一次见到王继堃老师。网络初遇，被欢迎的那份热情，至今还像雨后阳光打在树叶上，闪耀着点点金光。大概，这就是幸福的样子吧！否则，还有什么是更美好的呢？

倒也奇怪，我这万事由天的性子，本事没学上，竟破天荒主动发短信说，"老师，我第一，跑步报到！"哈哈，这是参加老师第一期网络小组课程的前奏，美丽的开端实在是让人喜欢，第一次看到自己在陌生人面前的勇气，讶异之时，也与继堃老师结下了不解之缘。

我还记得那年，那座花园，就是在那里，见识了传说中的叙事女神，博学多才，桃李春风。数月的陪伴与滋养，难言的苦涩，生命的不甘，隐隐的渴望，深深的期待。再度经历生命的春秋冬夏，看见岁月的四季花开。同学、伙伴不止一次惊诧，带着光晕的形象一再闪现，直到各自遇见自己。那是神的意旨么？还是继埕老师的魔力？

主流故事的洗礼，予我一片河岸。让生命自然流动。风沙与风光，不完美的构成，生命枝头的花朵。从此去爱，这又恨又爱的滚滚红尘。

与家庭共舞，听起来好美。请原谅我的一厢情愿，时常将其与古典美人月下舞的意象联系起来，真是一幅美丽的画图。

可事实远非如此。你为什么不开心？你为什么不快乐？你为什么不满意？你为什么不满足？着实心中纠结，困惑无解。十万个为什么的烦恼，时时拷打着自己的灵魂。因为站在世俗的角度，无论如何都会认为这是矫情，是无事生非，是不可理喻(捂脸)。而继埕老师后来的新课，仿若一把无形的锁子，促使我必须要去找到配它的那把钥匙。

很期待，那该是一番怎样的舞蹈，会惊醒梦中人么？

从夜的入口进去，穿冬越夏，将近半年的浅斟慢酌，个人感受如同季节更迭所带来的奖赏，坚冰融，春水生，骤然步入明朗境地。基础理论学习层层递进，个人成长体验感悟深深。世界如同泼墨画卷渐次展开，方知天高地阔，山高水长。

跟随老师的指引，慢慢有光照进来。站在原野上，重新回望自己，及至家庭里的每个人，似乎压在心上的每一块石头都找到了出处。带着系统观的视野去理解个体行为，去看待家庭选择，去探索文化对方方面面的影响，一切的生活课题都会绽放本来面目，所有生命也都会渐渐变得厚实起来。

人从家庭中来，没有什么是理所当然的。人生在世，每个人有每个人的功课。打开枷锁，饶恕自己。学着与父母和解，与自己和解，与世界和解。那些沉重的存在，看似荒唐的要求，不被看见的痛苦以及没有来由的情绪，且都物归原位，各自安好，直到石头上慢慢地开满鲜花。

而我，也不再关自己的禁闭，尝试去触摸世界，体悟生活。重获自由的感觉，真的很好。

去色达的朝圣路上，沿一条河流盘旋而上，便能寻得云中寺院。大河流水日夜不息，奔腾在时间之外，常常让人忘了自己身处何方。像极了一个人对生命不断地回溯与探索：我是谁？我从哪里来？欲往何处去？

大地的胸怀是无比宽阔的，它能容纳人世间的所有痛苦。于我而言，继埕老师就是一株温暖的"稻草"，于暗流的拐角救我上岸。老师却很淡然：大家都是普通人,我也曾有过自己的"稻草",我们都需要不断地学习与成长。

这份体贴与周到,也是一种传承么?

时间累积,极致之美。我更为尊敬的是,一个美貌与才华并存的女子,还能够不负韶华的去努力、去绽放,那才是生命最好的舞蹈啊!

纪伯伦说:"从工作里爱了生命,就是贯彻了生命最深的秘密。"我极想,像继塑老师一样,于世间播洒知识,纵横生命深处,做一个温暖的传道者。

工作室内,经常会上演着各种人间百态。

穿过重重迷雾,这份专业助人的工作,让我拥有了全新的自己。面对厌学的孩子,受困扰的夫妻,焦虑的父母……温和倾听,耐心陪伴,爱与温暖始终充盈着周围的每一寸空气。

当我能够以全新的视角去陪伴来访者,当我看到家庭成员的眉角渐渐舒展,当我看到每一个受困的灵魂开始起飞,师道传承的幸福,助人自助的快乐,这个过程,何其之美!

泰戈尔在诗中写道:"我黑夜扬帆来到人生的盛宴上,早晨的金杯为我斟满了光明。"很幸运能够遇到继塑老师,仿若光明的使者,予人知识,予我光明。带我穿过夜的黑,行至生命葱茏处。

学会与家庭共舞,学习与自己相处,是每个人必修的功课。愿每个亲爱的你,都能够找到自己的金杯,光明所至,照见未来。

李海霞
山西晋城

致谢

　　书稿终于完成了，她就像我的另一个孩子。书稿完成之时，也是我的宝贝女儿一周岁之际。书稿是在我给学员讲解"家庭治疗入门"课程的基础之上整理而成的。

　　看着这个"孩子"呱呱坠地，我的心情万分激动。我要感谢一下同走在家庭治疗之路上的师友们。

　　首先要感谢我的恩师赵旭东教授，引领我进入了家庭治疗的神奇大门，为我展现了一个全新的世界和看待问题的视角。赵旭东老师，是我生命中的"重要会员"之一。无论是在学业上，还是在生活中，在我的生命之旅中，一直给予着我无私的指导和帮助。一日为师，终生为父。温暖的父亲形象，在我的家庭治疗之旅上一直如影相随。

　　孟馥老师也是引领我进入家庭治疗，并且倾心指导我的恩师。孟老师不仅在家庭治疗之路上，一路教导我们这一群小老师（姚玉红师姐、马希权师兄、刘亮师兄、石振宇师兄、翠莲姐、艳霞姐、张磊姐、史靖宇、陈发展师弟等），在生活上也一直给予我们无私的帮助和关怀。在我怀孕后期，因为特别严重的咳嗽向孟老师求助时，她迅速地为我推荐了很好的医生。当我怀孕后期备受严重耻骨分离的疼痛折磨时，向她求助，她马上为我推荐了某妇产科医院最好的医生。当我请孟老师在百忙之中为我的新书写序时，尽管她还在国外出差，非常忙，但是她依然非常爽快地答应了。孟老师温暖亲切，就如同慈母一般，一路呵护着我们，欣慰地看着我们一步步成长。

　　家庭治疗的路上，还有其他给予了我许多帮助和支持的敬爱的老师们，包括陈向一老师、盛晓春老师、林红老师、陈珏老师、刘军老师、雷榕老师等等。

　　感谢学习家庭治疗的各位小伙伴们的一路相伴！

　　感谢山西晋城的海霞对讲座文稿的整理！